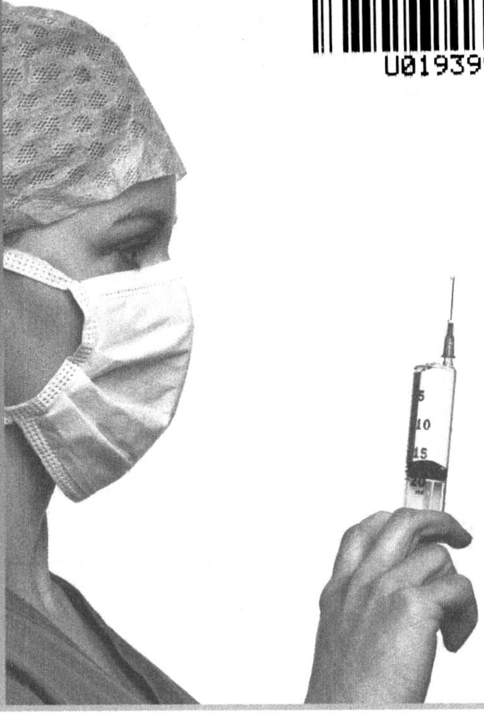

实用专科疾病护理技术

SHIYONG ZHUANKE JIBING HULI JISHU

主编 李孝荣 安 茜 刘吉琴 张世红 朱小清

科学技术文献出版社
SCIENTIFIC AND TECHNICAL DOCUMENTATION PRESS
·北京·

图书在版编目（CIP）数据

实用专科疾病护理技术 / 李孝荣等主编. — 北京：科学技术文献出版社, 2018.9
ISBN 978-7-5189-4419-4

Ⅰ. ①实… Ⅱ. ①李… Ⅲ. ①护理学 Ⅳ. ①R473

中国版本图书馆CIP数据核字(2018)第201499号

实用专科疾病护理技术

策划编辑：曹沧晔　　责任编辑：曹沧晔　　责任校对：赵　瑗　　责任出版：张志平

出 版 者　科学技术文献出版社
地　　址　北京市复兴路15号　邮编 100038
编 务 部　(010) 58882938，58882087（传真）
发 行 部　(010) 58882868，58882870（传真）
邮 购 部　(010) 58882873
官方网址　www.stdp.com.cn
发 行 者　科学技术文献出版社发行　全国各地新华书店经销
印 刷 者　济南大地图文快印有限公司
版　　次　2018年9月第1版　2018年9月第1次印刷
开　　本　880×1230　1/16
字　　数　386千
印　　张　12
书　　号　ISBN 978-7-5189-4419-4
定　　价　148.00元

前 言

随着医学模式的转变，护理学已经成为现代医学的重要组成部分。我们在总结国家级规划教材建设经验的基础上，与国内多所医院的护理专家共同探讨商榷，结合创新型护理人才培养目标，吸取护理教育发展成果，体现护理学科的新进展、新方法、新趋势，适应新时期护理人才的需要，共同编写了本书。

本书首先详细介绍了护理基础操作，如口服服药法、注射给药法、骨髓穿刺术与活检术、腰椎穿刺术、洗胃术、胸腔穿刺与引流术等内容；其次介绍了常见临床疾病护理，如心内科疾病护理、内分泌系统疾病护理等内容；最后介绍了 ICU 护理等内容。本书的作者，从事本专业多年，具有丰富的临床经验和深厚的理论功底。希望本书能为医务工作者处理相关问题提供参考，本书也可作为医学院校学生和基层医生学习之用。

在编写的过程中，由于作者较多，写作方式和文笔风格不一，再加上编者时间和篇幅有限，难免存在疏漏和不足之处，望广大读者提出宝贵意见和建议，以便再版时修订，谢谢。

编 者

2018 年 8 月

目　录

第一章

临床护理基本操作

第一节　口服给药法

药物经口服后，经胃肠道吸收后，可发挥局部或全身治疗的作用。

一、摆药

（一）药物准备类型

1. 中心约房摆药　目前国内不少医院均设有中心药站，一般设在医院内距离各病区适中的地方，负责全院各病区患者的日间用药。

病区护士每日上午在医生查房后把药盘、长期医嘱单送至中心药站，由药站专人处理医嘱，并进行摆药、核对。口服药摆每日 3 次量，注射药物按一日总量备齐。然后由病区护士当面核对无误后，取回病区，按规定时间发药。发药前须经另一人核对。

各病区另设一药柜，备有少量常用药、贵重药、针剂等，作为临时应急用。所备的药物须有固定基数，用后及时补充，交接班时按数点清。

2. 病区摆药　由病区护士在病区负责准备自己病区患者的所需药品。

（二）用物

药柜（内有各种药品）、药盘（发药车）、小药卡、药杯、量杯（10 ~ 20mL）、滴管、药匙、纱布或小毛巾、小水壶（内盛温开水）、服药单。

（三）操作方法

1. 准备　洗净双手，戴口罩，备齐用物，依床号顺序将小药卡（床号、姓名）插于药盘上，并放好药杯。

2. 按服药单摆药　一个患者的药摆好后，再摆第 2 个患者的药，先摆固体药再摆水剂药。

（1）固体药（片、丸、胶囊）：左手持药瓶（标签在外），右手掌心及小指夹住瓶盖，拇指、示指和中指持药匙取药，不可用手取药。

（2）水剂：先将药水摇匀，左手持量杯，拇指指在所需刻度，使与视线处于同一水平，右手持药瓶，标签向上，然后缓缓倒出所需药液。应以药液低面的刻度为准。同时有几种水剂时，应分别倒入不同药杯内。更换药液时，应用温开水冲洗量杯。倒毕，瓶口用湿纱布或小毛巾擦净，然后放回原处。

3. 其他　如下所述。

（1）药液不足 1mL 须用滴管吸取计量，1mL = 15 滴。为使药量准确，应滴入已盛好少许冷开水药杯内，或直接滴于面包上或饼干上服用。

（2）患者的个人专用药，应注明床号、姓名、药名、剂量、时间，以防差错。专用药不可借给他人用。

（3）摆完药后，应根据服药单查对 1 次，再由第 2 人核对无误后，方可发药。如需磨碎的药，可用乳钵研碎。用清洁巾盖好药盘待发。清洗滴管、乳钵等，清理药柜。

二、发药

（一）用物

温开水、服药单、发药车。

（二）操作方法

1. 准备　发药前先了解患者情况，暂不能服药者，应作交班。

2. 发药查对，督促服药　按规定时间，携服药单送药到患者处，核对服药单及床头牌的床号、姓名，并询问患者姓名，回答与服药本一致后再发药，待患者服下后方可离开。

3. 根据不同药物的特性正确给药　如下所述。

（1）抗生素、磺胺类药物应准时给药，以保持药物在血液中的有效浓度。

（2）健胃、助消化药物宜在饭前或饭间服。对胃黏膜有刺激的药宜在饭后服。

（3）对呼吸道黏膜有安抚作用的保护性镇咳药，服后不宜立即饮水，以免稀释药液降低药效。

（4）某些由肾排出的药物，如磺胺类，尿少时可析出结晶，引起肾小管堵塞，故应鼓励多饮水。

（5）对牙齿有腐蚀作用和使牙齿染色的药物，如铁剂，可用饮水管吸取，服后漱口。

（6）服用强心苷类药物应先测脉率、心率及节律，若脉率低于60次/分或节律不齐时不可服用。

（7）有配伍禁忌的药物，不宜在短时间内先后服用，如呋喃妥因与碳酸氢钠溶液等碱性药液。

（8）催眠药应就寝前服用。

发药完毕，再次与服药单核对一遍，看有无遗漏或差错。药杯集中处理。清洁药盘放回原处。需要时做好记录。

（三）注意事项

（1）严格遵守三查七对制度（操作前、中、后查，核对床号、姓名、药名、浓度、剂量、方法、时间），防止发生差错。

（2）老、弱、小儿及危重患者应协助服药，鼻饲者应先注入少量温开水，后将药物研碎、溶解后由胃管注入，再注入少量温开水冲洗胃管。更换或停止药物，应及时告诉患者。若患者提出疑问，应重新核对清楚后再给患者服下。

（3）发药后，要密切观察服药后效果及有无不良反应，若有反应，应及时与医生联系，给予必要的处理。

（李孝荣）

第二节　注射给药法

注射给药是将无菌药液或生物制品用无菌注射器注入体内，达到预防、诊断、治疗目的的方法。

一、药液吸取法

1. 从安瓿内吸取药液　将药液集中到安瓿体部，用消毒液消毒安瓿颈部及砂轮，在安瓿颈部划一锯痕，重新消毒安瓿颈部，拭去碎屑，掰断安瓿。将针尖斜面向下放入安瓿内的液面下，手持活塞柄抽动活塞吸取所需药量。抽吸毕将针头套上空安瓿或针帽备用。

2. 从密封瓶内吸取药液　除去铝盖的中央部分并消毒密封瓶的瓶塞，待干。往瓶内注入与所需药液等量空气（以增加瓶内压力，避免瓶内负压，无法吸取），倒转密封瓶及注射器，使针尖斜面在液面下，轻拉活塞柄吸取药液至所需量，再以示指固定针栓，拔出针头，套上针帽备用。

若密闭瓶或安瓿内系粉剂或结晶时，应先注入所需量的溶剂，使药物溶化，然后吸取药液。黏稠药液如油剂可先加温（遇热变质的药物除外），或将药瓶用双手搓后再抽吸，混悬液应摇匀后再抽吸。

3. 注射器内空气驱出术　一手指固定于针栓上，拇指、中指扶持注射器，针头垂直向上，一手抽动活塞柄吸入少量空气，然后摆动针筒，并使气泡聚集于针头口，稍推动活塞将气泡驱出。若针头偏于一侧，则驱气时应使针头朝上倾斜，使气泡集中于针头根部，如上法驱出气泡。

二、皮内注射法

皮内注射法是将少量药液注入表皮与真皮之间的方法。

（一）目的

（1）各种药物过敏试验。

（2）预防接种。

（3）局部麻醉。

（二）用物

（1）注射盘或治疗盘内盛2%碘酊、75%乙醇、无菌镊、砂轮、无菌棉签、开瓶器、弯盘。

（2）1mL注射器、4½号针头，药液按医嘱。药物过敏试验还需备急救药盒。

（三）注射部位

（1）药物过敏试验在前臂掌侧中、下段。

（2）预防接种常选三角肌下缘。

（四）操作方法

（1）评估：了解患者的病情、合作程度、对皮内注射的认识水平和心理反应，过敏试验还需了解患者的“三史”（过敏史、用药史、家族史）；介绍皮内注射的目的、过程，取得患者配合；评估注射部位组织状态（皮肤颜色、有无皮疹、感染及皮肤划痕阳性）。

（2）准备用物：并按医嘱查对后抽好药液，放入铺有无菌巾的治疗盘内，携物品至患者处，再次核对。

（3）助患者取坐位或卧位，选择注射部位，以75%乙醇消毒皮肤、待干。乙醇过敏者用生理盐水清洁皮肤。

（4）排尽注射器内空气，示指和拇指绷紧注射部位皮肤，右手持注射器，针尖斜面向上，与皮肤呈5°刺入皮内，放平注射器，平行将针尖斜面全部进入皮内，左手拇指固定针栓，右手快速推注药液0.1mL。也可右手持注射器左手推注药液，使局部可见半球形隆起的皮丘，皮肤变白，毛孔变大。

（5）注射毕，快速拔出针头，核对后交代患者注意事项。

（6）清理用物，按时观察结果并正确记录。

（五）注意事项

（1）忌用碘酊消毒皮肤，并避免用力反复涂擦。

（2）注射后不可用力按揉，以免影响结果观察。

三、皮下注射法

皮下注射法是将少量药液注入皮下组织的方法。

（一）目的

（1）需迅速达到药效和不能或不宜口服时采用。

（2）局部供药，如局部麻醉用药。

（3）预防接种，如各种疫苗的预防接种。

（二）用物

注射盘，1～2mL注射器，5～6号针头，药液按医嘱准备。

（三）注射部位

上臂三角肌下缘、上臂外侧、股外侧、腹部、后背、前臂内侧中段。

（四）操作方法

（1）评估患者的病情、合作程度、对皮下注射的认识水平和心理反应；介绍皮下注射的目的、过程，取得患者配合；评估注射部位组织状态。

（2）准备用物，并按医嘱查对后抽好药液，放入铺有无菌巾的治疗盘内，携物品至患者处，再次核对。

（3）助患者取坐位或卧位，选择注射部位，皮肤做常规消毒（2%碘酊以注射点为中心，呈螺旋形向外涂擦，直径在5cm以上，待干，然后用75%乙醇以同法脱碘2次，待干）或安尔碘消毒。

（4）持注射器排尽空气。

（5）左手示指与拇指绷紧皮肤，右手持注射器、示指固定针栓，针尖斜面向上，与皮肤呈30°～40°，过瘦者可捏起注射部位皮肤，快速刺入针头2/3，左手抽动活塞观察无回血后缓缓推注药液。

（6）推完药液，用干棉签放于针刺处，快速拔出针后，轻轻按压。

（7）核对后助患者取舒适卧位，整理床单位，清理用物，必要时记录。

（五）注意事项

（1）持针时，右手示指固定针栓，切勿触及针梗，以免污染。

（2）针头刺入角度不宜超过45°，以免刺入肌层。

（3）对皮肤有刺激作用的药物，一般不做皮下注射。

（4）少于1mL药液时，必须用1mL注射器，以保证注入药量准确无误。

（5）需经常做皮下注射者，应建立轮流交替注射部位的计划，以达到在有限的注射部位吸收最大药量的效果。

四、肌内注射法

肌内注射法是将少量药液注入肌肉组织的方法。

（一）目的

（1）给予需在一定时间内产生药效，而不能或不宜口服的药物。

（2）药物不宜或不能静脉注射，要求比皮下注射更迅速发生疗效时采用。

（3）注射刺激性较强或药量较大的药物。

（二）用物

注射盘、2～5mL注射器，6～7号针头，药液按医嘱准备。

（三）注射部位

一般选择肌肉较丰厚、离大神经和血管较远的部位，其中以臀大肌、臀中肌、臀小肌最为常用，其次为股外侧肌及上臂三角肌。

1. 臀大肌内注射射区定位法　如下所述。

（1）十字法：从臀裂顶点向左或向右侧画一水平线，然后从该侧髂嵴最高点做一垂直线，将臀部分为4个象限，选其外上象限并避开内角（内角定位：髂后上棘至大转子连线）即为注射区。

（2）连线法：取髂前上棘和尾骨连线的外上1/3处为注射部位。

2. 臀中肌、臀小肌内注射射区定位法　如下所述。

（1）构角法：以示指尖与中指尖分别置于髂前上棘和髂嵴下缘处，由髂嵴、示指、中指所构成的三角区内为注射部位。

（2）三指法：髂前上棘外侧三横指处（以患者的手指宽度为标准）。

（3）股外侧肌内注射射区定位法：在大腿中段外侧，膝上10cm，髋关节下10cm处，宽约7.5cm。

此处大血管、神经干很少通过，范围较大，适用于多次注射或2岁以下婴幼儿注射。

（4）上臂三角肌内注射射区定位法：上臂外侧、肩峰下2～3横指处。此处肌肉不如臀部丰厚，只能做小剂量注射。

（四）患者体位

为使患者的注射部位肌肉松弛，应尽量使患者体位舒适。

（1）侧卧位下腿稍屈膝，上腿伸直。

（2）俯卧位足尖相对，足跟分开。

（3）仰卧位适用于病情危重不能翻身的患者。

（4）坐位时座位稍高，便于操作。非注射侧臀部坐于座位上，注射侧腿伸直。一般多为门诊患者所取。

（五）操作方法

（1）评估患者的病情、合作程度、对肌内注射的认识水平和心理反应；介绍肌内注射的目的、过程，取得患者配合；评估注射部位组织状态。

（2）准备用物，并按医嘱查对后抽好药液，放入铺有无菌巾的治疗盘内，携物品至患者处，再次核对。

（3）协助患者取合适卧位，选择注射部位，常规消毒或安尔碘消毒注射部位皮肤。

（4）排气，左手拇指、示指分开并绷紧皮肤，右手执笔式持注射器，中指固定针栓，用前臂带动腕部的力量，将针头迅速垂直刺入肌内，一般刺入2.5～3cm，过瘦者或小儿酌减，固定针头。

（5）松左手，抽动活塞，观察无回血后，缓慢推药液。如有回血，酌情处理，可拔出或进针少许再试抽，无回血方可推药。推药同时注意观察患者的表情及反应。

（6）注射毕，用干棉签放于针刺处，快速拔针并按压。

（7）核对后协助患者穿好衣裤，安置舒适卧位，整理床单位。清理用物，必要时做记录。

（六）Z径路注射法和留置气泡技术

1. Z径路注射法　注射前以左手示指、中指和环指使待注射部位皮肤及皮下组织朝同一方向侧移（皮肤侧移1～2cm），绷紧固定局部皮肤，维持到拔针后，迅速松开左手，此时位移的皮肤和皮下组织位置复原，原先垂直的针刺通道随即变成Z形，该方法可将药液封闭在肌肉组织内而不易回渗，利于吸收，减少硬结的发生，尤其适用于老年人等特殊人群，以及刺激性大、难吸收药物的肌内注射。

2. 留置气泡技术　方法为用注射器抽吸适量药液后，再吸入0.2～0.3mL的空气。注射时，气泡在上，当全部药液注入后，再注入空气。其方法优点：将药物全部注入肌肉组织而不留在注射器无效腔中（每种注射器的无效腔量不一，范围从0.07～0.3mL），以保证药量的准确；同时可防止拔针时，药液渗入皮下组织引起刺激，产生疼痛，并可将药液限制在注射肌肉局部而利于组织的吸收。

（七）注意事项

（1）切勿将针梗全部刺入，以防从根部衔接处折断。万一折断，应保持局部与肢体不动，速用止血钳夹住断端取出。若全部埋入肌肉内，即请外科医生诊治。

（2）臀部注射，部位要选择正确，偏内下方易伤及神经、血管，偏外上方易刺及髋骨，引起剧痛及断针。

（3）推药液时必须固定针栓，推速要慢，同时注意患者的表情及反应。如系油剂药液更应持牢针栓，以防用力过大针栓与乳头脱开，药液外溢；若为混悬剂，进针前要摇匀药液，进针后持牢针栓，快速推药，以免药液沉淀造成堵塞或因用力过猛使药液外溢。

（4）需长期注射者，应经常更换注射部位，并用细长针头，以避免或减少硬结的发生。若一旦发生硬结，可采用理疗、热敷或外敷活血化瘀的中药如蒲公英、金黄散等。

（5）2岁以下婴幼儿不宜在臀大肌处注射，因幼儿尚未能独立行走，其臀部肌肉一般发育不好，有可能伤及坐骨神经，应选臀中肌、臀小肌或股外侧肌内注射。

（6）两种药液同时注射又无配伍禁忌时，常采用分层注射法。当第一针药液注射完，随即拧下针筒，接上第二副注射器，并将针头拔出少许后向另一方向刺入，试抽无回血后，即可缓慢推药。

五、静脉注射法

（一）目的

（1）药物不宜口服、皮下或肌内注射时，需要迅速发生疗效者。

（2）做诊断性检查，由静脉注入药物，如肝、肾、胆囊等检查需注射造影剂或染料等。

（二）用物

注射盘、注射器（根据药量准备）、7～9号针头或头皮针头、止血带、胶布，药液按医嘱准备。

（三）注射部位

1. 四肢浅静脉　肘部的贵要静脉、正中静脉、头静脉；腕部、手背及踝部或足背浅静脉等。

2. 小儿头皮静脉　额静脉、颞静脉等。

3. 股静脉　位于股三角区股鞘内，股神经和股动脉内侧。

（四）操作方法

1. 四肢浅表静脉注射术　如下所述。

（1）评估患者的病情、合作程度、对静脉注射的认识水平和心理反应；介绍静脉注射的目的、过程，取得患者配合；评估注射部位组织状态。

（2）准备用物，并按医嘱查对后抽好药液，放入铺有无菌巾的治疗盘内，携物品至患者处，再次核对。

（3）选静脉，在注射部位上方6cm处扎止血带，止血带末端向上。皮肤常规消毒或安尔碘消毒，同时嘱患者握拳，使静脉显露。备胶布2～3条。

（4）注射器接上头皮针头，排尽空气，在注射部位下方，绷紧静脉下端皮肤并使其固定。右手持针头使其针尖斜面向上，与皮肤呈15°～30°，由静脉上方或侧方刺入皮下，再沿静脉走向刺入静脉，见回血后将针头与静脉的角度调整好，顺静脉走向推进0.5～1cm后固定。

（5）松止血带，嘱患者松拳，用胶布固定针头。若采血标本者，则止血带不放松，直接抽取血标本所需量，也不必胶布固定。

（6）推完药液，以干棉签放于穿刺点上方，快速拔出针头后按压片刻，无出血为止。

（7）核对后安置舒适卧位，整理床单位。清理用物，必要时做记录。

2. 股静脉注射术　常用于急救时加压输液、输血或采集血标本。

（1）评估、查对、备药同四肢静脉注射。

（2）患者仰卧，下肢伸直略外展（小儿应有人协助固定），局部常规消毒或安尔碘消毒皮肤，同时消毒术者左手示指和中指。

（3）于股三角区扪股动脉搏动最明显处，予以固定。

（4）右手持注射器，排尽空气，在腹股沟韧带下一横指、股动脉搏动内侧0.5cm垂直或呈45°刺入，抽动活塞见暗红色回血，提示已进入股静脉，固定针头，根据需要推注药液或采集血标本。

（5）注射或采血毕，拔出针头，用无菌纱布加压止血3～5分钟，以防出血或形成血肿。

（6）核对后安置舒适卧位，整理床单位。清理用物，必要时做记录，血标本则及时送检。

（五）注意事项

（1）严格执行无菌操作原则，防止感染。

（2）穿刺时务必沉着，切勿乱刺。一旦出现血肿，应立即拔出，按压局部，另选他处注射。

（3）注射时应选粗直、弹性好、不易滑动而易固定的静脉，并避开关节及静脉瓣。

（4）需长期静脉给药者，为保护静脉，应有计划地由小到大，由远心端到近心端选血管进行注射。

（5）对组织有强烈刺激的药物，最好用一副等渗生理盐水注射器先行试穿，证实针头确在血管内后，再换注射器推药。在推注过程中，应试抽有无回血，检查针梗是否仍在血管内，经常听取患者的主诉，观察局部体征，如局部疼痛、肿胀或无回血时，表示针梗脱出静脉，应立即拔出，更换部位重新注射，以免药液外溢而致组织坏死。

（6）药液推注的速度，根据患者的年龄、病情及药物的性质而定，并随时听取患者的主诉和观察病情变化，以便调节。

（7）股静脉穿刺时，若抽出鲜红色血，提示穿入股动脉，应立即拔出针头，压迫穿刺点5～10分钟，直至无出血为止。一旦穿刺失败，切勿再穿刺，以免引起血肿，有出血倾向的患者，忌用此法。

（六）特殊患者静脉穿刺法

1. 肥胖患者　静脉较深，不明显，但较固定不滑动，可摸准后再行穿刺。

2. 消瘦患者　皮下脂肪少，静脉较滑动，穿刺时须固定静脉上下端。

3. 水肿患者　可按静脉走向的解剖位置，用手指压迫局部，以暂时驱散皮下水分，显露静脉后再穿刺。

4. 脱水患者　静脉塌陷，可局部热敷、按摩，待血管扩张显露后再穿刺。

六、动脉注射法

（一）目的

（1）采集动脉血标本。

（2）施行某些特殊检查，注入造影剂如脑血管检查。

（3）施行某些治疗，如注射抗癌药物做区域性化疗。

（4）抢救重度休克，经动脉加压输液，以迅速增加有效血容量。

（二）用物

（1）注射盘、注射器（按需准备）7～9号针头、无菌纱布、无菌手套、药液按医嘱准备。

（2）若采集血标本需另备标本容器、无菌软塞，必要时还需备酒精灯和火柴。一些检查或造影根据需要准备用物和药液。

（三）注射部位

选择动脉搏动最明显处穿刺。采集血标本常用桡动脉、股动脉。区域性化疗时，应根据患者治疗需要选择，一般头面部疾病选用颈总动脉，上肢疾病选用锁骨下动脉或肱动脉，下肢疾病选用股动脉。

（四）操作方法

（1）评估患者的病情、合作程度、对动脉注射的认识水平和心理反应；介绍动脉注射的目的、过程，取得患者配合；评估注射部位组织状态。

（2）准备用物，并按医嘱查对后抽好药液，放入铺有无菌巾的治疗盘内，携物品至患者处，再次核对。

（3）选择注射部位，协助患者取适当卧位，消毒局部皮肤，待干。

（4）戴手套或消毒左手示指和中指，在已消毒范围内摸到欲穿刺动脉的搏动最明显处，固定于两指之间。

（5）右手持注射器，在两指间垂直或与动脉走向呈40°刺入动脉，见有鲜红色回血，右手固定穿刺针的方向及深度，左手以最快的速度注入药液或采血。

（6）操作完毕，迅速拔出针头，局部加压止血5～10分钟。

（7）核对后安置患者舒适卧位，整理床单位。清理用物，必要时做记录，如有血标本则及时送检。

（五）注意事项

（1）采血标本时，需先用1∶500的肝素稀释液湿润注射器管腔。

（2）采血进行血气分析时，针头拔出后立即刺入软塞以隔绝空气，并用手搓动注射器使血液与抗凝剂混匀，避免凝血。

（李孝荣）

第三节　外周静脉通路的建立与维护

一、外周留置针的置入

（1）经双人核对医嘱，对患者进行评估，告知患者用药的要求，征得同意后，开始评估血管，血管选择应首选粗直弹性好的前臂静脉，注意避开关节。

（2）按六步法洗手、戴口罩。按静脉输液，进行物品准备，包括利器盒、6cm×7cm 透明贴膜、无菌贴膜、清洁手套，22～24G 留置针，要注意观察准备用物的质量有效期。

（3）将用物推至床边，经医患双向核对、协助患者取舒适体位。再次选择前臂显露好，容易固定的静脉。

（4）核对液体后，开始排气排液，连接头皮针时，要将头皮针针尖插入留置针肝素帽前端，进行垂直排气，待肝素帽液体注满后再将头皮针全部刺入，回挂于输液架，准备无菌透明敷料。

（5）用含碘消毒剂，以穿刺点为中心进行螺旋式、由内向外皮肤消毒 3 次，消毒范围应大于固定敷料尺寸。

（6）将止血带扎于穿刺点上方 10cm 处。戴清洁手套。再次排气，双向核对，调松套管及针芯。

（7）穿刺时，将针头斜面向上，一手的拇指、示指夹住两翼，以血管上方 15°～30°进针，见到回血后，压低穿刺角度，再往前进 0.2cm，注意进针速度要慢，一手将软管全部送入，拔出针芯，要注意勿将已抽出的针芯，再次插入套管内。

（8）穿刺后要及时松止血带、松拳、松调节器。

（9）以穿刺点为中心，无张力方法粘贴透明敷料，要保证穿刺点在敷料中央。脱手套，在粘贴条上注明穿刺的时间和姓名，然后覆盖于白色隔离塞，脱去手套，用输液贴以 U 形方法固定延长管。

（10）调节滴速，填写输液卡。核对并告知患者注意事项。

二、外周静脉留置针封管

（1）按六步法洗手、戴口罩。

（2）准备治疗盘：无菌盘内备有 3～4mL 肝素稀释液、无菌透明敷料（贴膜）、棉签、含碘消毒液、弯盘。

（3）显露穿刺部位，关闭调节器。

（4）分离头皮针与输液导管后，用肝素稀释液以脉冲式方法冲管，当剩至 1mL 时，快速注入，夹闭留置针，拔出针头。用输液贴以 U 形方法固定延长管。

（5）整理床单位，取下输液软袋及导管按要求进行处理。

三、外周静脉留置针置管后再次输液

（1）经双人核对医嘱后，按照六步法洗手、戴口罩。准备用物，包括 75% 乙醇、小纱布、输液贴、头皮针、输入液体、弯盘。

（2）查对床号姓名，对患者说明操作目的、观察穿刺局部，查对液体与治疗单，排气排液。

（3）揭开无菌透明敷料、反垫于肝素帽下，用 75% 乙醇棉球（棉片）摩擦消毒接口持续 10 秒（来回摩擦 10 遍）。

（4）再次排气排液后，将头皮针插入肝素帽内，打开留置针及输液调节器，无菌透明敷料固定肝素帽，头皮针导管。

（5）调节滴速，填写输液卡。整理好患者衣被，整理用物并做好观察记录。

四、外周静脉留置针拔管

（1）按六步法洗手后，准备治疗盘，内装：棉签、无菌透明敷料、含碘消毒液、弯盘。

（2）显露穿刺部位，去除固定肝素帽的无菌透明敷料，轻轻地将透明敷料边缘搓起，以零角度揭开敷料，用含碘消毒液消毒穿刺点2遍。

（3）用干棉签按压局部，拔出留置针，无渗血后用输液贴覆盖穿刺点。

（4）整理床单位并做好拔管记录。

（李孝荣）

第四节　中心静脉通路的建立与维护

一、中心静脉穿刺置管术

中心静脉置管术是监测中心静脉压（CVP）及建立有效输液给药途径的方法，主要是经颈内静脉或锁骨下静脉穿刺，将静脉导管插到上腔静脉，用于危重患者抢救、休克患者、大手术患者、静脉内营养、周围静脉穿刺困难、需要长期输液及使需经静脉输入高渗溶液或强酸强碱类药物者。局部皮肤破损、感染，有出血倾向者是其禁忌证。

（一）锁骨下静脉穿刺

锁骨下静脉是腋静脉的延续，起于第一肋骨的外侧缘，成年人长3～4cm。

1. 选择穿刺点　锁骨上路、锁骨下路。后者临床常用。

2. 穿刺部位　为锁骨下方胸壁，该处较为平坦，可进行满意的消毒准备，穿刺导管易于固定，敷料不易跨越关节，易于清洁和更换；不影响患者颈部和上肢的活动，利于置管后护理。

3. 置管操作步骤　以右侧锁骨下路穿刺点为例。

（1）穿刺点为锁骨与第一肋骨相交处，即锁骨中1/3段与外1/3交界处，锁骨下缘1～2cm处，也可由锁骨中点附近进行穿刺。

（2）体位：平卧位，去枕、头后仰，头转向穿刺对侧，必要时肩后垫高，头低位15°～30°，以提高静脉压使静脉充盈。

（3）严格遵循无菌操作原则，局部皮肤常规消毒后铺无菌巾。

（4）局部麻醉后用注射器细针做试探性穿刺，使针头与皮肤呈30°～45°向内向上穿刺，针头保持朝向胸骨上窝的方向，紧靠锁骨内下缘徐徐推进，可避免穿破胸膜及肺组织，边进针边抽动针筒使管内形成负压，一般进针4cm可抽到回血。若进针4～5cm仍见不到回血，不要再向前推进以免误伤锁骨下动脉，应慢慢向后退针并边退边抽回血，在撤针过程中仍无回血，可将针尖撤至皮下后改变进针方向，使针尖指向甲状软骨，以同样的方法徐徐进针。

（5）试穿确定锁骨下静脉的位置后，即可换用导针穿刺置管，导针穿刺方向与试探性穿刺相同，一旦进入锁骨下静脉位置，即可抽得大量回血，此时再轻轻推进0.1～0.2cm，使导针的整个斜面在静脉腔内，并保持斜面向下，以利导管或导丝推进。

（6）让患者吸气后屏气，取下注射器，以一只手固定导针并以手指轻抵针尾插孔，以免发生气栓或失血，将导管或导丝自导针尾部插孔缓缓送入，使管腔达上腔静脉，退出导针。如用导丝，则将导管引入中心静脉后再退出导丝。

（7）抽吸与导管相连接的注射器，如回血通畅说明管端位于静脉内。

（8）取下输液器，将导管与输液器连接，先滴入少量等渗液体。

（9）妥善固定导管，无菌透明敷料覆盖穿刺部位。

（10）导管放置后需常规行X线检查，以确定导管的位置。插管深度，左侧不宜超过15cm，右侧不宜超过12cm，已能进入上腔静脉为宜。

（二）颈内静脉穿刺

颈内静脉起源于颅底，上部位于胸锁乳突肌的前缘内侧；中部位于胸锁乳突肌锁骨头前缘的下面和颈总动脉的后外侧；下行至胸锁关节处与锁骨下静脉汇合成无名静脉，继续下行与对侧的无名静脉汇合成上腔静脉进入右心房。

1. 选择穿刺点部位　颈内静脉穿刺的进针点和方向，根据颈内静脉与胸锁乳突肌的关系，分为前路、中路、后路3种。

2. 置管操作步骤　如下所述。

（1）以右侧颈内中路穿刺点为例，确定穿刺点位，锁骨与胸锁乳突肌的锁骨头和胸骨头所形成的三角区的顶点，颈内静脉正好位于此三角区的中心位置，该点距锁骨上缘3～5cm。

（2）体位：患者平卧，去枕，头后仰，头转向穿刺对侧，必要时肩后垫一薄枕，头低位15°～30°使颈部充分外展。

（3）严格遵循无菌操作原则，局部皮肤常规消毒后铺无菌巾。

（4）局部麻醉后用注射器细针做试探性穿刺，使针头与皮肤呈30°，与中线平行直接指向足端。进针深度一般为3.5～4.5cm，以进针深度不超过锁骨为宜。边进针边抽回血，抽到静脉血即表示针尖位于颈内静脉。如穿入较深，针已对穿颈静脉，则可慢慢退出，边退针边回抽，抽到静脉血后，减少穿刺针与额平面的角度（约30°）。

（5）试穿确定颈内静脉的位置后，即可换用导针穿刺置管，导针穿刺方向与试探性穿刺相同。当导针针尖到达颈静脉时旋转取下注射器，从穿刺针内插入引导钢丝，插入时不能遇到阻力。有阻力时应调整穿刺位置，包括角度、斜面方向和深浅等。插入导丝后退出穿刺针，压迫穿刺点同时擦净钢丝上的血迹。需要静脉扩张器的导管，可插入静脉扩张器扩张皮下或静脉。将导管套在引导钢丝外面，导管尖端接近穿刺点，引导钢丝必须伸出导管尾端，用手抓住，右手将导管与钢丝一起部分插入，待导管进入颈静脉后，边退钢丝、边插导管。一般成年人从穿刺点到上腔静脉右心房开口处约10cm，退出钢丝。

（6）抽吸与导管相连接的注射器，如回血通畅说明管端位于静脉内。

（7）用生理盐水冲洗导管后即可接上输液器或CVP测压装置进行输液或测压。

（8）妥善固定导管，用无菌透明敷料（贴膜）覆盖穿刺部位。

二、外周静脉置入中心静脉导管

外周静脉置入中心静脉导管，是指经外周静脉穿刺置入的中心静脉导管，其导管尖端的最佳位置在上腔静脉的下1/3处，临床上常用于7天以上的中期和长期静脉输液治疗，或需要静脉输注高渗性、有刺激性药物的患者，导管留置时间可长达1年。

（一）置管操作步骤

（1）操作前，要先经双人核对医嘱。再对患者进行穿刺前的解释工作，得到患者的理解配合。

（2）对患者的穿刺部位静脉和全身情况进行评估。血管选择的标准：在患者肘关节处，取粗而直，静脉瓣少的贵要静脉、正中静脉或头静脉，要注意避开穿刺周围有皮肤红肿、硬结、皮疹和感染的情况。当血管选择好以后，要再次向患者告知穿刺时可能发生的情况，以及穿刺配合事项，经同意，签署知情同意书。

（3）操作前，要按照六步法进行洗手、戴口罩。准备用物，具体包括：治疗盘内装有75%乙醇、含碘消毒液、生理盐水100mL、利多卡因1支。治疗盘外装有三向辨膜PICC穿刺导管套件1个、PICC穿刺包（穿刺包内装有测量尺、无菌衣、无粉手套2副、棉球6个、镊子2～3把、止血带、大单1条、治疗巾2块、洞巾1块、20mL空针2副、5mL空针1副、1mL空针1副、大纱布3块、小纱布2块。剪刀、10cm×12cm无菌透明敷料1张）、免洗手消毒液。

（4）查对患者床号与姓名，嘱患者身体移向对侧床边，打开PICC穿刺包，手臂外展与身体呈90°，拉开患者袖管，测量置管的长度与臂围，具体测量方法是：从穿刺点沿静脉走行，到右胸锁关节，再向下至第3肋间，为置入导管的长度。接着，在肘横纹上10cm处，绕上臂一圈，测出臂围值，做好测量的记录。

（5）戴无菌手套，取出无菌巾垫于穿刺手臂下方，助手协助倒消毒液。消毒皮肤要求是先用乙醇棉球，以穿刺点为中心，进行螺旋式摩擦消毒，范围为直径≥10cm，当去除皮肤油脂后，再用碘剂以同样的方法，顺时针方向与逆时针方向分别交叉，重复两次进行消毒。建立无菌屏障。铺治疗巾，将止血带放于手臂下方，为扩大无菌区域，还应铺垫大单，铺洞巾。

（6）穿无菌衣、更换无粉手套，先抽取20mL生理盐水2次，再用2mL，最后用1mL注射器抽取利多卡0.5mL。打开PICC穿刺导管套件。用生理盐水预冲导管，用拇指和示指轻轻揉搓瓣膜，以确定导管的完整性。再分别预冲连接器、减压套筒、肝素帽和导管外部，最后，将导管浸入生理盐水中充分润滑导管，以减少对血管的刺激。打开穿刺针，去除活塞，将穿刺针连接5mL注射器。

（7）扎止血带，并瞩患者握拳，在穿刺点下方，皮下注射利多卡因呈皮球状，进行局部麻醉。静脉穿刺时，一手固定皮肤，另一手持针以进针角度呈15°～30°的方向进行穿刺。见到回血后，保持穿刺针与血管的平行，继续向前推进1～2mm，然后，保持针芯位置，将插管鞘单独向前推进，要注意避免推进钢针，造成血管壁的穿透。

（8）松开止血带，嘱患者松拳，以左手拇指与示指固定插管鞘，中指压住插管鞘末端处血管，防止出血，接着，从插管鞘内撤出穿刺针。一手固定插管鞘，另一手将导管自插管鞘内缓慢、匀速地2cm长度推进。当插入20cm左右时，嘱患者头侧向穿刺方，转头并低头，以确保穿刺导管的通畅。在送管过程中，左手的中指要轻压血管鞘末端，以防出血。当导管置入预定的长度时，在插管鞘远端，用纱布加压止血并固定导管。将插管鞘从血管内撤出，连接注射器抽回血，冲洗导管。双手分离导管与导丝衔接处，一手按压穿刺点并固定导管，另一手将导丝以每次3～5cm均匀的速度轻轻抽出，然后撤出插管鞘。当确认预定的置入长度后，在体外预留5～6cm，以便于安装连接器。

（9）修剪导管长度，注意勿剪除毛茬，安装连接器。先将减压套筒套到导管上，将导管连接到连接器翼形部分的金属柄上，使导管完全平整的套住金属柄，再将翼形部分的倒钩和减压套筒上的沟槽对齐锁定，最后，轻轻牵拉导管以确保连接器和导管完全锁定。用生理盐水，以脉冲式方法进行冲管，当推至所剩1mL液体时，迅速推入生理盐水，连接肝素帽。

（10）导管的固定，是将距离穿刺点0.5～1cm处的导管安装在固定翼的槽沟内。在穿刺点上方，放置一块小纱布吸收渗血，使导管呈弧形，用胶带固定接头，撤出洞巾，再用无菌透明敷料固定导管，要注意无菌透明敷料下缘与胶带下缘平齐。用第2条胶带，以蝶形交叉固定于贴膜上，用第3条胶带，压在第2条胶带上，将签有穿刺时间与患者姓名胶带固定于第3条胶带上。用小纱布或输液贴，包裹导管末端，固定在皮肤上。为保护导管以防渗血，用弹力管状绷带加压包扎穿刺处。

（11）向患者交代注意事项。整理用物并洗手。摄胸部X线片，以确定导管末端的位置，应在上腔静脉下1/3处。

（12）最后在病历上填写置管情况并签名。

（二）PICC置管后输液

（1）输液前，要先进行双人核对医嘱和治疗单，按照六步洗手法进行洗手、戴口罩。准备治疗盘，盘内装有：乙醇棉片、无菌贴膜、已经连有头皮针的含20mL生理盐水的注射器、预输入的液体、弯盘、治疗单，以及免洗手消毒液。

（2）进入病房先查对床号姓名，并与患者说明操作的目的，观察穿刺部位，必要时测量臂围。

（3）查对液体与治疗单，常规排气、排液。揭开输液无菌透明敷料反垫于肝素帽下。用75%乙醇棉球，擦拭消毒接口约10秒钟。再接入头皮针，抽回血，确定导管在血管腔内后，以脉冲式方法冲洗导管，当推至所剩液体为1mL时，快速推入。

（4）分离注射器，连接输液导管，松调节器。最后，用无菌透明敷料固定肝素帽和头皮针，在固定头皮针时，固定完毕后，整理患者衣被，调节滴数，交代注意事项并做好记录。

（三）PICC 冲洗与正压封管

为了预防导管堵塞，保持长期使用，给药前、后，使用血液制品，静脉采血后应冲管。休疗期应每周冲洗 1 次并正压封管。

（1）用六步法洗手、戴口罩。

（2）准备治疗盘，内装贴膜、含 10～20mL 生理盐水注射器 1 副、弯盘。

（3）经查对床号姓名，观察穿刺部位，关闭输液调节器。

（4）揭开输液无菌透明敷料反垫于肝素帽下分离输液导管与头皮针，接 10～20mL 生理盐水注射器，以脉冲式方法冲洗导管。推至最后 1mL 时，进行正压封管。具体方法是：将头皮针尖斜面退至肝素帽末端，待生理盐水全部推入后，拔出头皮针，用无菌透明敷料固定肝素帽。

（5）整理患者衣被，做好观察记录。

（四）PICC 维护操作

为保证外周中心静脉导管的正常使用，应保证每天对患者进行消毒维护。

（1）要按六步洗手法进行洗手、戴口罩。

（2）准备用物：治疗盘内装有石油烷、免洗手消毒液、棉签、皮尺、胶布、肝素帽、头皮针连接预冲注射器、弯盘、PICC 维护包（包内装有无菌手套、2 副、75% 乙醇、碘附棉棒各 3 根、乙醇棉片 3 块、小纱布 1 块、10cm×12cm 高潮气通透贴膜 1 张、胶带 4 条）。

（3）查对床号和姓名，与患者说明导管维护的目的。观察穿刺部位情况，必要时测量臂围。

（4）揭敷料时，要注意由下往上揭，以防带出导管，同时，还要避免直接接触导管。消毒双手，用石油烷擦除胶布痕迹。

（5）戴无菌手套：用消毒棉片消毒固定翼 10 秒钟。用 75% 的乙醇棉棒，去除穿刺点直径约 1cm 以外的胶胨，再用碘附棉棒，以穿刺点为中心进行皮肤消毒 3 次，消毒范围应大于无菌透明敷料范围，包括消毒导管。预冲肝素帽，去除原有肝素帽，用 75% 乙醇棉片，擦拭导管末端。

（6）将注满生理盐水的肝素帽连接导管，用生理盐水，以脉冲式方法进行冲管，当冲至剩 1mL 液体时，将头皮针拔出，使针尖位于肝素帽内，快速推入，然后拔出头皮针。

（7）更换无菌手套，安装固定翼，随后，将导管呈弧形进行胶带固定接头。用透明敷料固定导管，固定时，要保证贴膜下缘与胶带下缘平齐，第 2 条胶带以蝶形交叉固定于无菌透明敷料上，第 3 条胶带压在第 2 条胶带上，第 4 条签上姓名与时间后固定于第 3 条胶带上。用无菌小纱布包裹导管末端，用胶带固定于皮肤，做好维护记录。

三、植入式输液港建立与维护

（一）操作前准备

1. 置管部位的选择　置管部位的选择要综合比较其他发生机械性并发症、导管相关性血流感染的可能性。置管部位会影响发生继发导管相关性血流感染和静脉炎的危险度。置管部位皮肤菌群的密度是造成 CRBSI 的一个主要危险因素。由经过培训的医生依不同的治疗方式和患者体型来选输液港植入的途径：大静脉植入、大动脉植入、腹腔内植入，输液座放于皮下。输液港导管常用的植入部位主要为颈内静脉与锁骨下静脉。非随机实验证实了颈内静脉置管发生相关性感染的危险率高。研究分析显示，床旁超声定位的锁骨下静脉置管与其他部位相比，可以显著降低机械性并发症。对于成年患者，锁骨下静脉对控制感染来说是首选部位。当然，在选择部位时其他的一些因素也应该考虑。目前临床应用较多的是锁骨下静脉，实际植入的位置要根据患者的个体差异决定。植入位置解剖结构应该能保证注射座稳定，不会受到患者活动的影响，不会产生局部压力升高或受穿衣服的影响，注射座隔膜上方的皮下组织厚度在 0.5～2cm 为适宜厚度。

2. 经皮穿刺导管植入点选择　自锁骨中外 1/3 处进入锁骨下静脉，然后进入胸腔内血管。

（二）输液港的选择

由医生依不同的治疗方式和患者体型做出选择。标准型及急救凹形输液港适用于不同体型的成年人及儿童患者。双腔输液港适用于同时输入不兼容的药物。术中连接式导管可于植入时根据需要决定静脉导管长度。

输液港种类有多种选择：①单腔末端开口式导管输液港或单腔三向瓣膜式导管输液港；②小型单腔末端开口式导管输液港或小型单腔式三向瓣膜式导管输液港；③双腔末端开口式导管输液港或双腔三向瓣膜式导管输液港。

输液港附件——无损伤针的选择：①蝶翼针输液套件适用于连续静脉输注；②直形及弯形无损伤针适用于一次性静脉输注。

（三）穿刺输液操作步骤

（1）向患者说明操作过程并做好解释工作。

（2）观察穿刺点和局部皮肤有无红、肿、热、痛等炎性反应，若有应随时更换敷料或暂停使用。

（3）消毒剂及消毒方法：先用乙醇棉球清洁脱脂，向外用螺旋方式涂擦，其半径 10 ~ 12cm。以输液港为圆心，再用碘附棉球消毒 3 遍。

（4）穿刺输液港：触诊定位穿刺隔，一手找到输液港注射座的位置，拇指与示指、中指呈三角形，将输液港拱起；另一手持无损伤针自三指中心处垂直刺入穿刺隔，直达储液槽基座底部。穿刺时动作要轻柔，感觉有阻力时不可强行进针，以免针尖与注射座底部推磨，形成倒钩。

（5）穿刺成功后，应妥善固定穿刺针，不可任意摆动，防止穿刺针从穿刺隔中脱落。回抽血液判断针头位置无误后即可开始输液。

（6）固定要点：用无菌纱布垫在无损伤针针尾下方，可根据实际情况确定纱布垫的厚度，用无菌透明敷料固定无损伤针，防止发生脱落。注明更换无菌透明敷料的日期和时间。

（7）输液过程中如发现药物外渗，应立即停止输液，并即刻给予相应的医疗处理。静脉连续输。

（8）退针，为防止少量血液反流回导管尖端而发生导管堵塞，撤针应轻柔，当注射液剩下最后 0.5mL 时，为维持系统内的正压，以两指固定泵体，遍推注边撤出无损伤针，做到正压封管。

（9）采血标本时，用 10mL 以上注射器以无菌生理盐水冲洗，初始抽至少 5mL 血液并弃置，儿童减半，在更换注射器抽出所需的血液量，诸如备好的血标本采集试管中。

（10）连接输液泵设定压力超过 25psi（磅/平方英寸）时自动关闭。

（11）以低于插针水平位置换肝素帽。

（12）封管，以加压的形式从圆形注射港的各角度边推注药液边拔针的方法拔出直角弯针针头暂停输注，每月用肝素盐水封管 1 次即可。

（四）维护时间及注意事项

1. 时间　如下所述。

（1）连续性输液，每 8 小时冲洗 1 次。

（2）治疗间歇期，正常情况下每 4 周维护 1 次。

（3）动脉植入、腹腔植入时，每周维护 1 次。

2. 维护注意事项　如下所述。

（1）冲、封导管和静脉注射给药时必须使用 10mL 以上的注射器，防止小注射器的压强过大，损伤导管、瓣膜或导管与注射座连接处。

（2）给药后必须以脉冲方式冲管，防止药液残留注射座。

（3）必须正压封管，防止血液反流进入注射座。

（4）不能用于高压注射泵推注造影剂。

（安　茜）

第五节　骨髓穿刺术与活检术

一、骨髓穿刺术

骨髓穿刺术是采取骨髓液的一种常用诊断技术。

（一）目的

采取骨髓液进行骨髓象检查，协助诊断造血系统疾病、传染病及寄生虫病，以作为某些遗传代谢性疾病和感染性疾病的辅助诊断，判断疾病预后及观察治疗效果。

（二）适应证

（1）各种造血系统疾病的诊断、鉴别诊断及治疗随访。

（2）放疗、化疗及应用免疫抑制剂后观察骨髓造血情况。

（3）不明原因的红细胞、白细胞、血小板数量增多或减少及形态学异常。

（4）不明原因发热的诊断与鉴别诊断，可做骨髓培养，骨髓涂片找寄生虫等。

（三）禁忌证

骨髓穿刺的绝对禁忌证少见，遇到下列情况要注意：

（1）血友病、穿刺部位皮肤感染的患者。

（2）凝血功能障碍的患者。

（3）小儿及不合作者不宜做胸骨穿刺。

（四）术前准备及护理

（1）了解、熟悉患者病情，对患者进行评估。

（2）心理指导：①向患者说明骨髓穿刺诊断的主要作用：骨髓是各类血细胞的“制造厂”，是人体内最大、最主要的造血组织。诊断血液病常需做骨髓穿刺。如白血病是造血系统疾病，其特征为白细胞在生长发育过程中异常增生。常规的抽血化验只能反映外周血中细胞的变化，不能准确反映出造血系统的变化。抽取骨髓液做检查，既能诊断白血病又能区分其类型，为治疗提供相应的资料。②消除患者思想顾虑，以取得合作：向患者说明骨髓检查所抽取的骨髓是极少量的，一般约 0.2g，而人体正常骨髓量平均约为 2 600g。身体内每天要再生大量的血细胞，因此，骨髓穿刺对身体没有影响。③骨髓穿刺操作简单，先行局部消毒、麻醉，然后将穿刺针刺入骨髓，除在骨髓抽取的瞬间稍有酸痛感外，基本上感觉不到疼痛。骨髓抽出后，患者可以马上起床活动。

（3）与患者及家属谈话，交代检查目的、简要说明检查过程及可能发生情况，打消患者恐惧心理，并请患者在知情同意书上签字。

（4）器械准备：一次性骨髓穿刺针、一次性骨髓穿刺包、一次性口罩、一次性帽子、75% 酒精、0.5% 活力碘、2% 利多卡因、治疗盘、无菌棉签等。

（5）操作者熟悉操作步骤，戴口罩、帽子。

（五）分类

（1）髂嵴穿刺术。

（2）脊椎棘突穿刺术。

（3）胸骨穿刺术。

（六）操作方法

（1）穿刺部位选择：①髂前上棘：常取髂前上棘后上方 1～2cm 处作为穿刺点，此处骨面较平，容易固定，操作方便安全。②髂后上棘：穿刺点位于骶骨两侧髂骨上缘 6～8cm 与脊椎旁开 2～4cm 之交点处。③胸骨柄：此处骨髓含量丰富，当上述部位穿刺失败时，可做胸骨柄刺，但此处骨质较薄，其后有心房及大血管，严防穿透而发生危险，较少选用。④腰椎棘突：位于腰椎棘突突出处，极少选用。

（2）体位：胸骨及髂前上棘穿刺时取仰卧位，前者还需用枕头垫于背后，以使胸部稍突出。髂后上棘穿刺时应取侧卧位。腰椎棘突穿刺时取坐位或侧卧位。

（3）常规消毒皮肤，戴无菌手套、铺消毒洞巾，用2%利多卡因做局部浸润麻醉直至骨膜。

（4）将骨髓穿刺针固定器固定在适当长度上（髂骨穿刺约1.5cm，肥胖者可适当放长，胸骨柄穿刺约1.0cm），以左手拇、示指固定穿刺部位皮肤，右手持针于骨面垂直刺入（若为胸骨柄穿刺，穿刺针与骨面成30°~40°角斜行刺入），当穿刺针接触到骨质后则左右旋转，缓缓钻刺骨质，当感到阻力消失，且穿刺针已固定在骨内时，表示已进入骨髓腔。

（5）用干燥的20mL注射器，将内栓退出1cm，拔出针芯，接上注射器，用适当力度缓慢抽吸，可见少量红色骨髓液进入注射器内，骨髓液抽吸量以0.1~0.2mL为宜，取下注射器，将骨髓液推于玻片上，由助手迅速制作涂片5~6张，送检细胞形态学及细胞化学染色检查。

（6）如需做骨髓培养，再接上注射器，抽吸骨髓液2~3mL注入培养液内。

（7）如未能抽得骨髓液，可能是针腔被皮肤、皮下组织或骨片填塞，也可能是进针太深或太浅，针尖未在髓腔内，此时应重新插上针芯，稍加旋转或再钻入少许或再退出少许，拔出针芯，如见针芯上带有血迹，再行抽吸可望获得骨髓液。

（8）抽吸完毕，插入针芯，轻微转动，拔出穿刺针，随后将消毒纱布盖在针孔上，稍加按压，用胶布加压固定。

（9）嘱患者卧床休息，整理用物，将标本及时送检。

（七）注意事项

（1）穿刺针进入骨质后避免摆动过大，以免折断。

（2）胸骨柄穿刺不可垂直进针，不可用力过猛，以防穿透内侧骨板。

（3）抽吸骨髓液时，逐渐加大负压，做细胞形态学检查时，抽吸量不宜过多，否则会使骨髓液稀释，但也不宜过少。

（4）骨髓液抽取后应立即涂片。

（5）多次干抽时应进行骨髓活检。

（6）注射器与穿刺针必须干燥，以免发生溶血。

（7）术前应行出凝血时间、血小板等检查。

（八）术后处理

（1）术后应嘱患者静卧休息，同时做好标记并送检骨髓片，清洁穿刺场所，做好穿刺记录。

（2）抽取骨髓和涂片要迅速，以免凝固。需同时做外周血涂片，以作对照。

（九）术后护理

骨髓穿刺虽为有创性检查，但因操作简单、骨髓液抽取少、患者痛苦小，故对机体无大的损害，不需要特殊护理。对于体质弱、有出血倾向者，检查后应采取下列措施。

（1）止血：一般以压迫止血为主。

（2）卧床休息：检查后，穿刺局部会有轻微的疼痛。患者可卧床休息，限制肢体活动，即可恢复正常。

（3）防止感染：穿刺时，局部组织应经过严格消毒。保持穿刺局部皮肤的清洁、干燥，覆盖的纱布被血或汗打湿后，要及时更换。针孔出现红、肿、热、痛时，可用2%碘酊或0.5%活力碘等涂搽局部，每天3~4次。若伴有全身发热，则应与医生联系，根据病情适当选用抗生素。

二、骨髓活检术

骨髓活检术全称为骨髓活体组织检查术，是采用特制的穿刺针取一小块0.5~1cm长的圆柱形骨髓组织来做病理学检查的技术。操作方法与骨髓穿刺术完全相同，取出的材料保持了完整的骨髓组织结构，能弥补骨髓穿刺的不足。

（一）目的

骨髓穿刺检查在大部分患者中可以成功，但是如果遇到了“干抽”现象，即抽不出骨髓液时，就无法诊断。这种情况见于骨髓硬化症、骨髓纤维化症（原发性和继发性），尤其是恶性肿瘤（像乳腺癌、肺癌、前列腺癌、胃癌等）的骨髓转移所致骨髓纤维化以及某些白血病（例如毛细胞白血病）、淋巴瘤患者的骨髓穿刺术常不能成功。采用骨髓活检术就能够弥补骨髓穿刺术的不足，而且活检取材大，不但能了解骨髓内的细胞成分，而且能保持骨髓结构，恶性细胞较易识别，便于病理诊断。还有些疾病的诊断需要了解骨髓组织结构，比如再生障碍性贫血、骨髓增生异常综合征、恶性肿瘤骨髓转移等就需要骨髓病理学检查。骨髓活检术对再生障碍性贫血骨髓造血组织多少的了解有一定意义；骨髓活检组织切片的原始细胞分布异常（ALIP）现象对骨髓增生异常综合征的诊断有重要意义。另外，骨髓活检对骨髓坏死或脂肪髓的判断也有意义。

（二）适应证

（1）多次抽吸取材失败。

（2）为正确判定血细胞减少症患者骨髓增生程度及其病因。

（3）可疑罹患骨髓纤维化、真性红细胞增多症、原发性血小板增多症、骨髓增生异常综合征、恶性淋巴瘤、多发性骨髓瘤、淀粉样变性、肉芽肿病、转移瘤和再生障碍性贫血的患者。

（4）骨髓活检对急性粒细胞白血病的诊断以及化疗是否达到真正完全缓解的判断有意义。凡涂片已达完全缓解，但一步法双标本取材之活检切片内仍可检出白血性原始细胞簇，就应继续给予巩固化疗，直至切片内此种异常定位的白血性原始细胞簇消失为止。

（5）在急性粒细胞白血病缓解后化疗及长期无病生存期，应定期做骨髓一步法双标本取材，倘若涂片细胞计数未达复发标准，而切片内出现了异常原始细胞簇，提示已进入早期复发，应及时作再诱导处理。

（6）慢性粒细胞白血病慢性期应常规做骨髓活检，以测定患者属何种组织学亚型。

（7）未正确判断骨髓铁贮存，尤其疑为贮铁降低或缺铁时，在骨髓活检切片上做铁染色较涂片为优。

（8）对骨病本身和某些骨髓疾患，例如囊状纤维性骨炎、骨纤维发育异常症、变应性骨炎、骨软化症、骨髓疏松症和骨髓腔真菌感染等的诊断，骨髓活检也能提供有意义的资料。

（三）禁忌证

除血友病外，骨髓活检目前尚无绝对的禁忌证，即使在血小板减少和其他许多出血性疾病时，进行此项操作也比较安全，患者一般均能接受。

（四）术前准备及护理

（1）了解、熟悉患者病情，对患者进行评估。

（2）心理指导：①向患者说明骨髓活检术的主要作用。②消除患者的思想顾虑，以取得患者合作。

（3）与患者及家属谈话，交代检查目的、简要说明检查过程及可能发生情况，打消患者恐惧心理，取得并请患者在知情同意书上签字。

（4）器械准备：一次性骨髓穿刺针、一次性骨髓穿刺包、一次性口罩、一次性帽子、75%酒精、0.5%活力碘、2%利多卡因、治疗盘、无菌棉签等。

（5）操作者熟悉操作步骤，戴口罩、帽子。

（五）操作方法

骨髓检查需要抽取骨髓标本，骨髓穿刺一般是由有经验的医生和护士执行的特殊穿刺检查，穿刺前会为患者进行认真的消毒处理，并严格按无菌操作规程进行操作。术前会给患者注射麻药做局部麻醉，以减轻患者痛苦。骨髓穿刺一般在患者的髂骨上进行。患者需要侧身卧床，医生会在髂后上棘或髂前上棘选取适当的部位进行穿刺，一般只抽取极少量的骨髓。这不会使得患者的骨髓量有明显减少，也不会影响患者的骨髓造血功能。抽取的骨髓标本一般需要立即做涂片处理或抗凝处理，以便进行各种化验检查。在患某些血液病或怀疑有骨髓转移的恶性肿瘤时，骨髓检查可能要进行多次，用于判断疾病进展和治疗效果，此时患者应积极配合医生进行骨髓检查。

（六）注意事项

（1）开始进针不宜太深，否则不宜取得骨髓组织。

（2）由于骨髓活检穿刺针内径较大，抽取骨髓液的量不易控制。因此，一般不用于吸取骨髓液做涂片检查。

（3）穿刺前应检查出凝血时间，有出血倾向者，穿刺时应特别注意，血友病患者禁止做骨髓活检检查。

（安　茜）

第六节　淋巴结穿刺与活检术

一、淋巴结穿刺术

淋巴结分布于全身各部位，许多原因可使淋巴结肿大，如感染（细菌、病毒、真菌、丝虫）、结核病、造血系统肿瘤（白血病、淋巴瘤）、转移瘤等。淋巴结穿刺取得抽出液，以其制作涂片做细胞学或细菌学检查可协助上述疾病的诊断。

（一）方法

（1）选择适合穿刺的部位，一般取肿大较明显的淋巴结。

（2）常规消毒局部皮肤和术者手指。

（3）术者以左手示指和拇指固定淋巴结，右手持10mL干燥注射器将针头直接刺入淋巴结内，深度依淋巴结大小而定，然后边拔针边用力抽吸，利用空针内的负压将淋巴结内的液体和细胞成分吸出。

（4）固定注射器内栓，拔出针头后将注射器取下，充气后再将针头内的抽出液喷射到玻璃片上制成均匀涂片，染色镜检。

（5）术后穿刺部位用无菌纱布覆盖，并以胶布固定。

（二）注意事项

（1）最好在饭前刺，以免抽出物中含脂质过多，影响染色。

（2）若未能获得抽出物，可将针头再由原穿刺点刺入，并在不同方向连续刺，抽吸数次，直到取得抽出物为止。

（3）注意选择易于固定的部位，淋巴结不宜过小，且应远离大血管。

（4）在制作涂片之前要注意抽出物的外观性状。一般炎症抽出液呈微黄色，结核病变可见干酪样物，结核性脓液呈黄绿色或乌灰色黏稠状液体。

二、淋巴结活检术

淋巴结的疾病，用望诊和触诊可查知淋巴结表面皮肤的色泽和紧张度、与周围组织的粘连情况，淋巴结的性状以及有无压痛，并结合肿大的速度以及全身症状，再参考血象和血清蛋白的变化，大致可以得出相当准确的诊断。但是，一般来说，为了确诊常常需要对肿大的淋巴结进行活组织检查。

淋巴结活检是采取有创伤的方法取到淋巴结组织做病理检查。取到淋巴结组织的方法主要有两种：①淋巴结穿刺术；②淋巴结切除术。淋巴结切除不会激发其他淋巴器官引起异常；如果切除的淋巴结是正常的，对身体也没有什么影响。

1. 淋巴结穿刺术 如下所述。

（1）淋巴结穿刺取得抽出液制作出涂片进行细胞学或病原学检查可以协助诊断导致淋巴结肿大的有关疾病，如感染（细菌、病毒、真菌、虫）、结核病及白血病、淋巴瘤、恶组、转移癌等。

（2）操作步骤：选择适于穿刺的肿大的淋巴结，常规消毒皮肤及术者手指，用左手示指及拇指固定淋巴结，右手用18～19号针头将针头沿淋巴结长轴刺入淋巴结内，边拔针边用力抽吸，将注射器取下充气后再将针头内抽吸血液，喷到涂片上制成均匀玻片，染色镜检。术后盖以无菌纱布并用胶布固定。

（3）注意事项：①最好在餐前穿刺，以免脂质过多，影响涂片。②若未能抽出吸出物，可将针头在不同方向连续穿刺。③注意选择较大淋巴结，且远离大血管。④涂片前注意抽出物的性状。

2. 淋巴结切除术（淋巴结活体组织检查术） 如下所述。

（1）适应证：淋巴结肿大患者经淋巴结穿刺涂片不能确诊，怀疑淋巴瘤白血病、恶组、免疫母细胞性淋巴结病、结核、肿瘤转移或结节病，应选择淋巴结活检。

（2）活检部位：一般取肿大的淋巴结，周身淋巴结均肿大者应尽量少取腹股间淋巴结。

3. 摘除的淋巴结 应立即用10%甲醛或95%乙醇固定送检。

（安 茜）

第七节 腰椎穿刺术

腰椎穿刺术是神经科临床常用的检查方法之一，对神经系统疾病的诊断和治疗有重要价值，该法简便易行，亦比较安全；但如果适应证掌握不当，轻者可加重原有病情，重者甚至危及病员安全。

一、适应证

（1）中枢神经系统炎症性疾病的诊断与鉴别诊断：包括化脓性脑膜炎、结核性脑膜炎、病毒性脑膜炎、霉菌性脑膜炎、乙型脑炎等。

（2）脑血管意外的诊断与鉴别诊断：包括脑溢血、脑梗死、蛛网膜下隙出血等。

（3）肿瘤性疾病的诊断与治疗：用于诊断脑膜白血病，并通过腰椎穿刺鞘内注射化疗药物治疗脑膜白血病。

（4）测定颅内压和了解蛛网膜下隙是否阻塞等。

（5）椎管内给药。

二、禁忌证

（1）可疑颅内高压、脑疝。

（2）可疑颅内占位病变。

（3）休克等危重患者。

（4）穿刺部位有炎症。

（5）有严重凝血功能障碍的患者，如血友病患者等。

三、穿刺方法

通常取弯腰侧卧位，自腰$_2$至骶$_1$（以腰$_{3\sim4}$为主）椎间隙穿刺。局部常规消毒及麻醉后，戴橡皮手套，用20号穿刺针（小儿用21～22号）沿棘突方向缓慢刺入，进针过程中针尖遇到骨质时，应将针退至皮下待纠正角度后再进行穿刺。成人进针4～6cm（小儿3～4cm）时，即可穿破硬脊膜而达蛛膜网下隙，抽出针芯流出脑脊液，测压和缓慢放液后（不超过2～3mL），再放入针芯，拔出穿刺针。穿刺点稍加压止血，敷以消毒纱布并用胶布固定。术后平卧4～6h。若初压超过2.94kPa（300mmH_2O）时则不宜放液，仅取测压管内的脑脊液送细胞计数及蛋白定量即可。

（1）嘱患者侧卧于硬板床上，背部与床面垂直，头向前，胸部屈曲，两手抱膝紧贴腹部，使躯干呈弓形；或由助手在术者对面用一手抱住患者头部，另一手挽住双下肢腘窝处并用力抱紧，使脊柱尽量后凸以增宽椎间隙，便于进针。

（2）确定穿刺点，以髂后上棘连线与后正中线的交会处为穿刺点，一般取第 3 ~ 4 腰椎棘突间隙，有时也可在上一或下一腰椎间隙进行。

（3）常规消毒皮肤后戴无菌手套与盖洞贴，用 2% 利多卡因自皮肤到椎间韧带逐层做局部浸润麻醉。

（4）术者用左手固定穿刺点皮肤，右手持穿刺针以垂直背部的方向缓慢刺入，成人进针深度为 4 ~ 6cm，儿童则为 2 ~ 4cm。当针头穿过韧带与硬脑膜时，可感到阻力突然消失并有落空感。此时可将针芯慢慢抽出（以防脑脊液迅速流出，造成脑疝），即可见脑脊液流出。

（5）在放液前先接上测压管测量压力，正常侧卧位脑脊液压力为 0.69 ~ 1.764kPa 或40 ~ 50 滴/分。若想了解蛛网膜下隙有无阻塞，可做 Queckenstedt 试验，即在测定初压后，由助手先压迫一侧颈静脉约 10s，然后再压迫另一侧，最后同时按压双侧颈静脉；正常时压迫颈静脉后，脑脊液压力立即迅速升高一倍左右，解除压迫后 10 ~ 20s，迅速降至原来水平，称为梗阻试验阴性，示蛛网膜下隙通畅。若压迫颈静脉后，不能使脑脊液压力升高，则为梗阻试验阳性，示蛛网膜下隙完全阻塞；若施压后压力缓慢上升，放松后又缓慢下降，示有不完全阻塞。凡颅内压增高者，禁做此试验。

（6）撤去测压管，收集脑脊液 2 ~ 5mL 送检；如需做培养时，应用无菌操作法留标本。

（7）术毕，将针芯插入后一起拔出穿刺针，覆盖消毒纱布，用胶布固定。

（8）术后患者去枕俯卧（如有困难则平卧）4 ~ 6h，以免引起术后低颅压性头痛。

四、并发症防治

1. 低颅压综合征　低颅压综合征指侧卧位脑脊液压力在 0.58 ~ 0.78kPa（60 ~ 80mmH_2O）以下，较为常见。多因穿刺针过粗，穿刺技术不熟练或术后起床过早，使脑脊液自脊膜穿刺孔不断外流所致。患者于坐起后头痛明显加剧，严重者伴有恶心、呕吐，或眩晕、昏厥，平卧或头低位时头痛等即可减轻或缓解。少数尚可出现意识障碍、精神症状、脑膜刺激征等，持续一至数日。故应使用细针穿刺，术后去枕平卧（最好俯卧）4 ~ 6h，并多饮开水（忌饮浓茶、糖水）常可预防之，如已发生，除嘱患者继续平卧和多饮开水外，还可酌情静脉注射蒸馏水 10 ~ 15mL 或静脉滴注 5% 葡萄糖盐水 500 ~ 1 000mL，1 ~ 2 次/天，数日，常可治愈。也可再次腰穿在椎管内或硬脊膜外注入生理盐水 20 ~ 30mL，消除硬脊膜外间隙的负压以阻止脑脊液继续漏出。

2. 脑疝形成　在颅内压增高，当腰穿放液过多过快时，可在穿刺当时或术后数小时内发生脑疝，故应严加注意和预防。必要时，可在术前先快速静脉输入 20% 甘露醇液 250mL 等脱水剂后，以细针穿刺，缓慢滴出数滴脑脊液化气进行化验检查。如一旦出现不幸，应立即采取相应抢救措施，如静脉注射 20% 甘露醇 200 ~ 400mL 和高渗利尿脱水剂等，必要时还可自脑室穿刺放液和自椎管内快速推注生理盐水 40 ~ 80mL，但一般较难奏效。

3. 原有脊髓、脊神经根症状突然加重　多见于脊髓压迫症，因腰穿放液后由于压力的改变，导致椎管内脊髓、神经根、脑脊液和病变之间的压力平衡改变所致。可使根性疼痛、截瘫及大小便障碍等症状加重，在高颈段脊髓压迫症则可发生呼吸困难与骤停，上述症状不严重者，可先向椎管注入生理盐水 30 ~ 50mL，疗效不佳时应急请外科考虑手术处理。

此外，并发症中，还可因穿刺不当发生颅内感染和马尾部的神经根损伤等，但较少见。

五、注意事项

（1）严格掌握禁忌证，凡疑有颅内压升高者必须先做眼底检查，如有明显视盘水肿或有脑疝先兆者，禁忌穿刺。凡患者处于休克、衰竭或濒危状态以及局部皮肤有炎症、颅后窝有占位性病变者均禁忌穿刺。

（2）穿刺时患者如出现呼吸、脉搏、面色异常等症状，应立即停止操作，并做相应处理。

（3）鞘内给药时，应先放出等量脑脊液，再等量转换性注入药液。

（刘吉琴）

第八节　吸痰术

一、适应证

吸除气道内沉积的分泌物；获取痰标本，以利培养或涂片确定肺炎或其他肺部感染，或送痰液做细胞病理学检查；维持人工气道通畅；对不能有效咳嗽导致精神变化的患者，通过吸痰刺激患者咳嗽，或吸除痰液，缓解痰液刺激诱导的咳嗽；因气道分泌物潴积导致肺不张或实变者，吸痰可促进肺复张。

二、禁忌证

气管内吸痰术对人工气道患者是必要的常规操作，无绝对禁忌证。

三、主要器械

（1）必要器械：负压源，集痰器，连接管，无菌手套，无菌水和杯，无菌生理盐水，护目镜、面罩和其他保护装置，氧源，带活瓣和氧源的人工气囊，听诊器，心电监护仪，脉氧监测仪，无菌痰标本收集装置等。

（2）吸痰管：吸痰管直径不超过气管插管内径的1/2。

四、吸痰操作

（1）患者准备：如条件允许，吸痰前应先予100% O_2 >30s（最好吸纯氧2min）；可适当增加呼吸频率和（或）潮气量，使患者稍微过度通气，吸痰前可调节呼吸机“叹息（sigh）”呼吸1~2次，或用呼吸球囊通气数次（3~5次）；机械通气患者最好在不中断通气的情况下吸痰或密闭式吸痰；吸痰前后最好有脉搏氧饱和度监测，以观察患者有无缺氧；吸痰时可向气道内注入少许生理盐水以稀释痰液或促使气内道的痰液移动，以利吸除。

（2）吸引负压：吸引管负压一般按新生儿60~80mmHg，婴儿80~100mmHg，儿童100~120mmHg，成人100~150mmHg。吸引负压不超过150mmHg，否则可能因吸引导致气道损伤、低氧血症和肺膨胀不全等。

（3）吸痰目的至少达到下列之一：①呼吸音改善。②机械通气患者的吸气峰压（PIP）与平台压间距缩小，气道阻力下降或顺应性增加，压力控制型通气患者的潮气量增加。③PaO_2或经皮氧饱和度（SPO_2）改善。④吸除了肺内分泌物。⑤患者症状改善，如咳嗽减少或消失等。

（4）吸痰前、中、后应做好以下监测：呼吸音变化，血氧饱和度或经皮氧饱和度，肤色变化，呼吸频率和模式，血流动力学参数如脉搏、血压、心电，痰液特征如颜色、量、黏稠度、气味，咳嗽有无及强度，颅内压（必要时），通气机参数如PIP、平台压、潮气量、FiO_2，动脉血气，以及吸痰前后气管导管位置有无移动等。

（5）吸痰：吸痰时遵守无菌操作原则，术者戴无菌手套，如有需要可戴防护眼镜、隔离衣等。吸痰管经人工气道插入气管/支气管时应关闭负压源，待吸痰管插入到气管/支气管深部后，再开放负压吸引，边吸引边退出吸痰管，吸痰管宜旋转式返出，而非反复抽插式吸痰。每次吸痰的吸引时间10~15s，如痰液较多，可在一次吸引后通气/吸氧至少10s（最好能吸氧1min左右）再吸引，避免连续吸引，以防产生低氧血症和肺膨胀不全等。吸痰完成后，应继续给予纯氧约2min，待血氧饱和度恢复正常或超过94%后，再将吸氧浓度调至吸痰前水平。目前不少多功能呼吸机有专用的吸纯氧键，按压该键后，会自动提供纯氧约2min（具体时间因厂品不同而异）。吸除气道内的痰后，再吸除患者口鼻中的分泌物（特别是经口气管插管或吞咽功能受影响者）。

五、并发症

气管内吸引主要并发症包括低氧血症或缺氧；气管/支气管黏膜组织损伤；心搏骤停；呼吸骤停；心律失常；肺膨胀不全；支气管收缩/痉挛；感染；支气管/肺出血；引起颅内压增高；影响机械通气疗效；高血压；低血压。这些并发症大多是吸引不当所致，规范的操作，可大大降低有关并发症的风险。

（刘吉琴）

第九节　洗胃术

洗胃（gastric lavage）是一种清除胃内物方法，主要是消除胃内摄入过多的药物或毒物。

一、适应证

洗胃主要是在摄入过量药物或毒物后1～2小时内、在无禁忌的情况下清除胃内容物，已知或疑有胃排空延迟如摄入抗胆碱能药或鸦片类摄入时或毒物为片剂尚未完全溶解或排空时，超过2小时仍可考虑洗胃。

具体来说，洗胃主要适于以下情况：

（1）农药中毒：有机磷酸酯类、有机氯类或氨基甲酸酯类农药等，这仍是我国最常见的毒物中毒。

（2）明显或高危病死率的药物：β阻滞剂、钙通道阻滞剂、氯喹、秋水仙碱、氰化物、重金属、杂环类抗抑郁药、铁、百草枯、水杨酸盐、亚硒酸。

（3）活性炭难吸收的物质：重金属、铁、锂、有毒醇类。

（4）形成凝结块：肠溶制剂、铁、酚噻嗪类、水杨酸盐。

（5）无抗毒剂或治疗无效者：钙通道阻滞剂、秋水仙碱、百草枯、亚硒酸。

（6）其他不明原因摄入中毒又无洗胃禁忌者。

二、禁忌证

意识进行性恶化且无气道保护性反射者是绝对禁忌证，如必须洗胃者，应在洗胃前先作气管插管做好气道保护和通气，而后再考虑洗胃。腐蚀性物质摄入者禁忌洗胃；局部黏膜损害可能引起插管穿孔，应权衡利弊后进行；较大片剂、大块异物、有锐利边缘的异物禁忌洗胃；烃类如苯、N己烷、杀虫剂等摄入是洗胃的相对禁忌；少数情况下有严重上气道或上胃肠道异常如狭窄、畸形或新近完成移植等限制进行插胃管。呕吐可排出胃内毒物，反复呕吐已排出大量毒物者，洗胃应权衡利弊；其他相对禁忌包括凝血功能障碍者、摄入无毒或低毒物质者等。

三、洗胃器械

洗胃器械包括：脉氧仪、心电监护仪、无创血压监测仪、防毒服装、开口器或牙垫、经口气道、呕吐盆、吸引源、吸引管、大注射器（50～100mL）、清水或生理盐水、球形吸引装置或自动洗胃机、水溶性润滑剂、经口洗胃管、必要的复苏装置和药物。

1. 胃管插入深度估算方法　如下所述。

（1）根据不同身高估算经鼻或经口胃管插入的长度（cm）方法见（图1-1）。

（2）根据体表标志估算胃管插管深度：①传统的也是临床上最常用的估算方法采用（图1-2）中A的方法，即经鼻插入胃管的深度为“耳垂经鼻翼至剑突的距离”。②或按照（图1-2）中B的方法，即经鼻插入胃管的深度为“左口角或鼻翼经耳郭至肋缘的距离”。③按照耳垂经剑突至脐的距离来估算。

通常经口插入胃管的深度比经鼻胃管插入更短些，插入深度具体估算方法可参照上述四种方法，并根据不同患者的实际情况和临床医生个人经验综合确定，不宜完全教条。

2. 胃管选择　成人一般选择法氏 30～50 号胃管，青少年选择法氏 30～34 号胃管，儿童可选择法氏 24 号胃管，新生儿和婴儿一般禁忌洗胃或充分权衡利弊后请儿科专家指导处理。值得注意的是，如拟洗出胃内容物，应经口插入大口径胃管，经鼻插入胃管仅适于向胃内灌溶液或吸出稀薄胃内容物，很难吸出胃内残渣类物质，更不可能吸出未溶解的药片或药丸等。

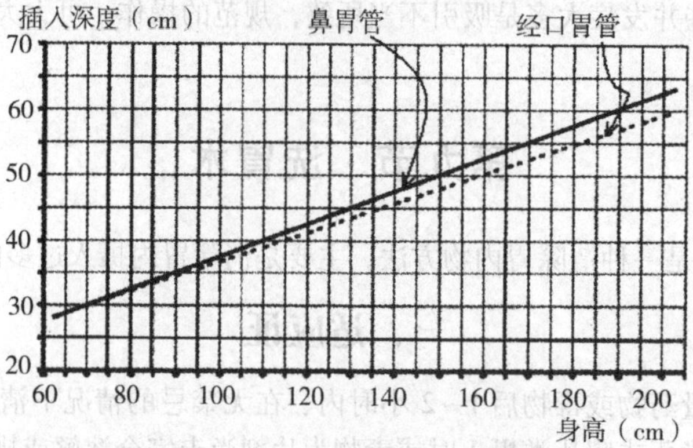

图 1－1　身高－胃管插入深度估算图

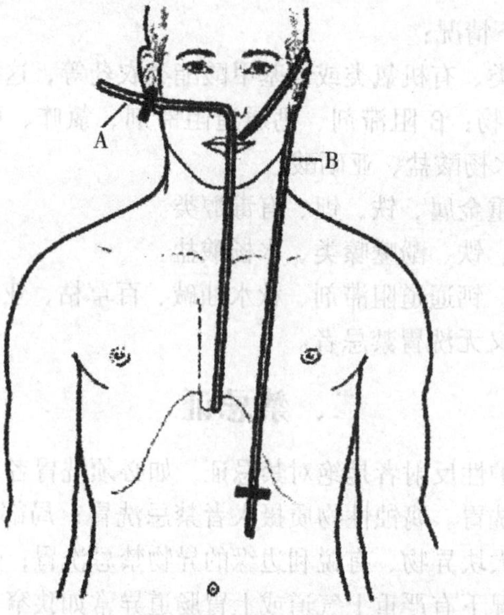

A.耳垂经鼻翼至剑突的距离；B.左口角或鼻翼经耳廓至肋缘的距离

图 1－2　体表标志估算胃管插入深度

3. 洗胃液　通常用清水或生理盐水洗胃，但儿童避免使用清水洗胃，否则易导致电解质紊乱。某些特殊物质可能需要特定的洗胃液，如氟化物摄入宜用 15～30mg/L 的葡萄糖酸钙溶液（可产生不溶性的氟化钙而起解毒作用）；甲醛摄入宜用 10mg/L 的醋酸铵水溶液；铁剂摄入宜用 2% 的碳酸氢钠生理盐水溶液（可产生碳酸亚铁）；草酸摄入宜用 5～30g/L 的葡萄糖酸钙溶液（可产生不溶性的草酸钙）；碘摄入宜用 75g/L 的淀粉溶液等。但无特殊洗胃液时，仍考虑使用清水或生理盐水进行洗胃。

四、洗胃操作

（1）胃管插入：患者取 Trendelenburg 位（垂头仰卧位），头低 15°～20°，这种体位有利于最大限度地排出胃内容物，仰卧位或侧卧位增加误吸风险。胃管插入和确认方法参见“经鼻胃管插入”。插入胃管后应常规地抽吸有无胃内容物，而后再注入 50mL 气体听诊左上腹部有无吹气音或气过水声，只有完全确认胃管在位后才可开始洗胃。虽然 X 线是最可靠的确认方法，但由于条件限制，有时无法在洗胃时拍摄X线片。另外，插管和洗胃时最好行心电监护、脉氧监测和无创血压监测。

（2）洗胃：灌洗液温度最好与体温相当，但临床上很难做到，灌洗液温度与室温一样是合适的。洗胃前应尽量抽空胃内容物，再向胃内灌入洗胃液。每次最大灌入液量为300mL左右（儿童可按10～15mL/kg计算，最大也不超过300mL）。灌入量过大会导致呕吐、误吸，促进胃内容物向下进入十二指肠或空肠，加快毒物进一步吸收。至洗出液澄清、无颗粒物或无明显药物气味方可停止洗胃，洗胃液总量一般需数升，有时需10 000mL或更多。必要时洗胃后可向胃管内灌入活性炭（30g＋240mL生理盐水或清水）。

五、并发症

从插胃管开始直至洗胃后6～8小时均应监测有无并发症。一般很少发生严重并发症，但如未经认真确认或插管者操作不熟练，并发症的发生风险大大增加。

洗胃相关性并发症包括：心律失常、电解质异常、脓胸、食管撕裂或穿孔、胃穿孔、低体温、喉痉挛、鼻或口或咽喉损伤、气胸、误吸、梨状隐窝穿孔、误插入气管内、胃管阻塞等。

为防误吸，洗胃液量不宜过大，通常每次不超过300mL；由于经口胃管较粗且弹性差，插管时不应过大用力插入或粗暴插管。一旦发现严重并发症如气管内插管、穿孔等应立即拔管并给予机械通气或请外科专家会诊处理。

（刘吉琴）

第十节　导尿术

一、适应证

导尿是临床上最常用的泌尿外科和非泌尿道疾病的诊断和治疗措施之一。其适应证包括：外科手术、急诊和危重患者，常需导尿观察尿量变化；急慢性阻塞性尿潴留或神经性膀胱，需导尿缓解症状；膀胱功能不全者，导尿用作排尿后残余尿量评估；导尿留取非污染尿标本检查作为泌尿系感染的重要诊断手段（多为女性患者）；其他如利用导尿作为逆行性膀胱造影和尿动力学检查的方法。

二、禁忌证

导尿唯一的绝对禁忌证是确定性或疑似下尿道损伤或断裂者，主要见于骨盆骨折或盆腔创伤者，多表现为会阴部血肿、尿道口出血或前列腺高位骑跨（high－riding）。只有尿道连续性得到确认后，方可进行导尿术，非创伤者镜下或肉眼血尿并非导尿的禁忌证。相对禁忌证如尿道狭窄、近期尿道或膀胱手术、狂躁或不合作者等。

三、主要器械

消毒剂如聚维酮碘，水溶性润滑剂如甘油，无菌巾，无菌棉球及纱布，无菌手套，连接管，无菌盐水，10mL注射器，尿量计，接尿器（或接尿袋），固定胶带等。

四、导尿管选择

成人常用Foley－16或18号导尿管，儿童多用5～8号导尿管。尿道狭窄者宜选择较小导尿管如Foley－12或14号，而有血尿者应选择相对较大的导尿管如Foley－20至24号，以免导尿管被血块阻塞。多数导尿管为乳胶管，如条件允许，对乳胶过高敏或过敏者可选用硅胶管，有高危感染风险者，可选用银合金涂层的抗菌导尿管。

五、操作前准备

操作前先向患者作适当解释，消除顾虑，取得其充分合作。患者多取仰卧位或半卧位，双大腿可略外展。男性包茎者应翻开包皮暴露尿道口，清除包皮垢。然后用浸有消毒液的棉球或海绵块消毒，注意，在消毒时，应以尿道口为中心向外消毒。消毒后常规铺无菌巾或洞巾，导尿管外涂润滑剂备用。

六、导尿操作

（一）男性患者导尿术

术者戴无菌手套，消毒铺巾后，一手握阴茎，使之垂直向上，另一手持带有滑润剂的导尿管，自尿道口插入，导尿管至少插入大部分或见尿液流出，见有尿液自导尿管流出后仍应继续推入导尿管数厘米，而后将导尿管外端接上接尿袋，用 10mL 注射器抽取无菌生理盐水注入球囊管，再将向外牵拉导尿管，直到遇到阻力，固定导尿管于一侧大腿上，完成导尿（图 1－3）。

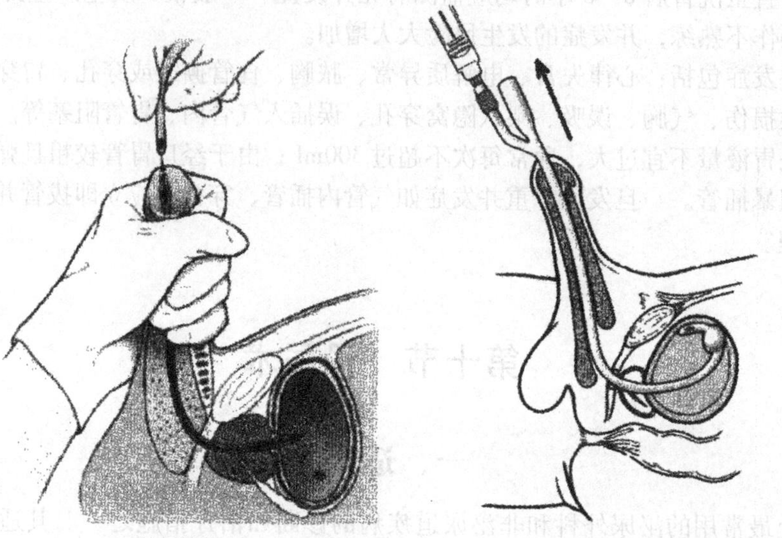

A. 导尿管插入　　B. 充填球囊后外拉

图 1－3　男患者导尿管插入方法示意图

有时导尿管插入阻力较大，可能是在前列腺膜部狭窄或尿导尿管硬度较大，致使导管前端阻于前列腺膜部前方的尿道后皱襞处，此时可用手指在前列腺下方轻托尿道或适当旋转导尿管方向，便于导尿管前端顺利进入尿道前列腺部（图 1－4）。

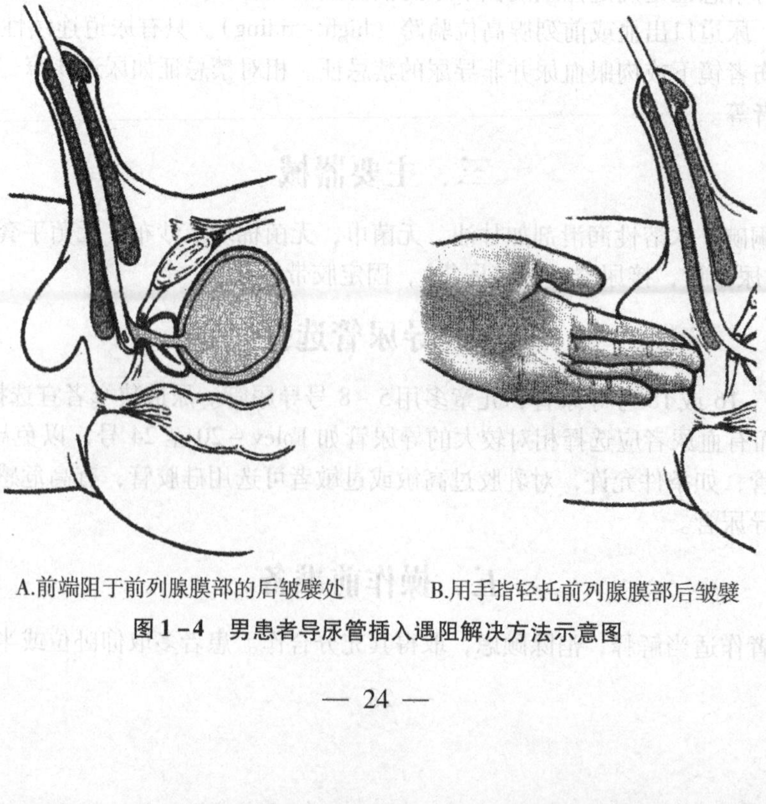

A.前端阻于前列腺膜部的后皱襞处　　B.用手指轻托前列腺膜部后皱襞

图 1－4　男患者导尿管插入遇阻解决方法示意图

（二）女患者导尿术

患者取仰卧位，双大腿略向外展或呈膀胱截石位，用手指撑开阴唇后自尿道口向周围消毒并常规铺无菌巾。术者用一手拇、示指分别撑开两侧小阴唇，另一手持导尿管自尿道口插入导尿管（图1－5），见尿液处导尿管外流时，继续向内插入导尿管数厘米，用注射器抽取10mL无菌生理盐水，向球囊导管内注入生理盐水，而后向外牵拉导尿管，直到遇到阻力即可，而后固定导尿管于一侧大腿根部即完成导尿。

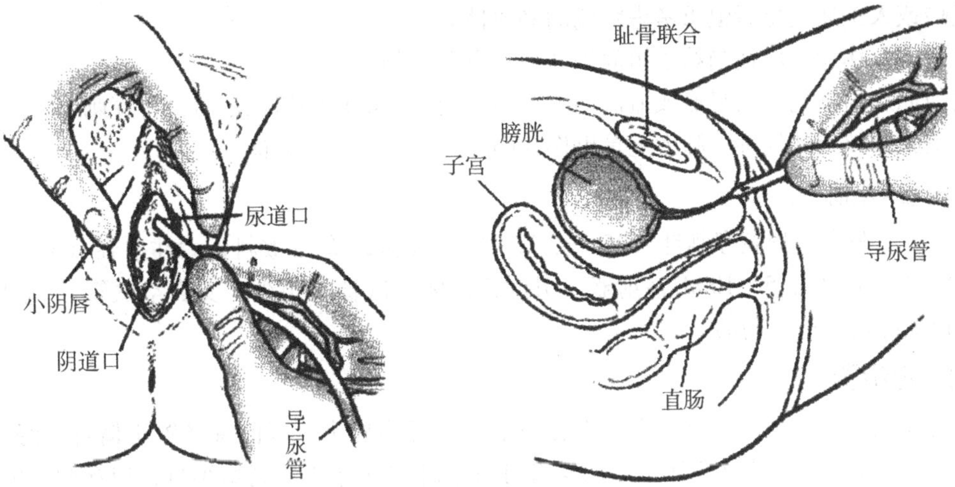

拇、食指分别撑开两侧小阴唇，自尿道口插入导尿管

图1－5 女性导尿方法示意图

七、并发症

导尿的主要并发症包括造成假通道，尿道穿孔，出血，感染。尿道炎是最常见的并发症，发生率达3%～10%。每个导尿管留置口，特别多见于尿道狭窄或前列腺肥大者，主要是无症状性菌尿；附睾炎，膀胱炎和肾盂肾炎是少见并发症，多见于长期留置导尿管并发感染者。减少感染的最有效方法是尽可能减少导尿管的留置时间，严格无菌操作。导尿者无须常规预防性使用抗生素，但感染高危风险者如免疫功能受抑、经尿道前列腺切除术、肾移植者等，需要预防性使用抗生素。医源性创伤可导致尿道狭窄，出血和血尿，少量出血大多是自限性的，无须特殊处理，但出血较多者，应给予止血药如立止血1KU肌内注射或静脉注射，凝血功能障碍者应处理原发病。包茎者导尿后包皮未复原易致包皮嵌顿。

（张世红）

第十一节 胸腔穿刺与引流术

一、胸腔穿刺术

（一）适应证

（1）诊断：胸腔穿刺作为新发或不明原因性胸腔积液的诊断性穿刺，抽取胸液分析是渗出液抑或漏出液，胸液涂片、培养、细菌学和生化学检查有助于进一步判断病因，诊断性胸腔穿刺抽液一般抽取50～100mL即可，但明确为充血性心力衰竭所致的少量胸腔积液如不并发感染，可不做胸腔穿刺抽液。

（2）治疗：胸腔穿刺抽液可缓解大量胸腔积液产生的压迫症状。

（3）气胸抽气。

（二）禁忌证

胸腔穿刺无绝对禁忌证。相对禁忌证包括：

（1）严重凝血障碍，如血小板 $<5\times10^9$/L、凝血酶原时间（PT）或部分凝血酶原时间（APTT）延长 >2 倍正常值上限者，如必须穿刺，操作前宜给予适当纠正措施，如输注血小板、新鲜血浆等，穿刺后应密切观察有无出血表现。

（2）局部皮肤感染者，避开此处进行穿刺。

（3）机械或人工通气患者慎重考虑穿刺的必要性。

（4）患者不合作者，可适当给予镇静等处理后再行穿刺。

（5）其他如病情垂危、大咯血或血流动力学不稳定者，应待病情稳定后再行穿刺。

（6）严重肺结核或肺气肿、肺大疱等也作为胸腔穿刺的相对禁忌证。

（三）主要器械

消毒液、无菌洞巾，胸腔穿刺针（25 号、22 号），无菌纱布或敷料，大注射器（35～60mL），麻药（1%～2% 利多卡因），5～10mL 注射器，引流管，标本试管（至少 1 支真空试管），装废液广口容器等。备好肾上腺素等抢救药品。

（四）穿刺步骤

（1）患者体位：患者坐位，可反坐在靠背椅上，椅背垫枕头，双前臂平置于椅背上缘，头伏于枕头上；或让患者坐于床边，头伏于床上。病重者可取半卧位（床头抬高≥30°），拟穿刺侧的手臂上举，置于枕后，无力支撑手臂者，可由助手协助托起患者手臂。

（2）穿刺定位：胸腔积液的穿刺部位应取叩诊实音处，一般于肩胛下第 7～8 肋间、腋中线第 6～7 肋间、腋前线第 5 肋间进针，或超声定位标志处。包裹性积液应经超声检查决定穿刺部位。气胸应取患侧锁骨中线第 2 肋间（床头抬高≥30°）。

（五）操作过程

（1）消毒与麻醉：术者戴口罩及无菌手套，常规消毒皮肤，铺无菌洞巾，以利多卡因行局部浸润性麻醉直达壁层胸膜，抽到胸液或气体者不必再注入麻醉药。麻醉进针应与胸壁垂直，进针时应固定皮肤，以免皮肤滑动移位，麻醉穿刺时注意进针深度。

（2）穿刺抽液：沿麻醉进针方向应沿肋间隙下交或肋骨上缘缓慢刺入，进针时注射器应抽吸成负压状态，边抽吸边进针；如用带乳胶管的穿刺针穿刺时，乳胶管应先用钳子夹闭。当穿过壁层胸膜时，多有突空感。穿刺成功后，接上注射器或三通管及引流袋，再放开钳子，进行抽液或引流。断开注射器前，应确保乳胶管夹闭或关闭三通管，以防空气进入胸腔形成液气胸。抽液完毕，拔出穿刺针，以无菌纱布外敷，胶布固定，如有凝血功能障碍，拔针后应压迫数分钟，直至针眼无出血再作固定。嘱患者卧床休息。目前，不少单位使用静脉穿刺导管，更加方便引流，但成本增加，积液黏稠者易致堵管。

（3）穿刺抽气：一般取病侧锁骨中线第二肋间，麻醉及进针同抽液。注意，在更换注射器过程中，防止气体进入胸腔。如一侧胸腔已抽出 4L 气体，抽吸时仍无明显阻力，表明肺与胸膜腔的破口仍未闭合，此类患者应行胸腔闭式引流。张力性气胸者，胸腔穿刺排气减压只能作为临时措施，在快速完成减压后，应行胸腔闭式引流。

（4）拔针与观察：闭合性气胸穿刺完毕拔针后应拍摄胸片，了解肺复张情况，至少观察 4～6 小时后，再复查胸片，如肺复张且气体不再增加者，可考虑离院；张力性气胸者经胸腔闭式引流肺持续复张 24～48 小时后可考虑夹管观察至少 6～12 小时，以评估患者是否有症状再现，并应复查胸片，如经至少 6～12 小时观察胸腔内仍无新的积气，可考虑拔管。拔管后应备有重新插管所需的各种器械，以便病情反复随时插管。拔管观察至少 12 小时且经胸片证实无新发气胸者，可考虑出院随访，并告之如发生新的变化及时就诊。注意，短期内应避免重体力劳动或剧烈活动，保持大便通畅以避免增加腹压导致再次发生气胸。

（六）并发症

最常见的并发症是损伤脏层胸膜引起气胸或加重气胸，甚至造成张力性气胸，如胸腔穿刺抽液过程中吸出气体，表明已造成气胸，应动态观察，必要时作胸腔引流。通常穿刺后应拍摄胸片，既有利于了解胸腔积液减少情况，又可及时发现气胸等并发症。如抽到气体，或出现胸痛、呼吸困难、低氧血症，或多部位穿刺，或危重患者，或机械通气患者，穿刺后必须拍摄胸片。

其他并发症包括胸痛、咳嗽、局部感染（<2%），严重并发症如血胸、损伤腹腔脏器如肝或脾、气体栓塞、复张性肺水肿（<1%）。一般每次抽液不超过1 500mL者极少出现复张性肺水肿；如为急性气胸，全部抽气也很少发生复张性肺水肿，但发病时间不明的慢性大量气胸，如一次抽尽，可能会出现复张性肺水肿。复张性肺水肿的处理以对症为主，必要时给予机械通气支持。另外，穿刺时出现头晕、出汗、咳嗽、心悸、面色苍白、胸部压迫感或剧痛等，可能是胸膜反应，轻者可暂停观察数分钟，症状缓解后继续操作；重者宜立即拔针终止操作，让患者平躺，必要时可给予肾上腺素0.5mg皮下注射，可择期再做穿刺。壁层胸膜充分麻醉，可大大减少胸膜反应的发生。

二、胸腔引流术

（一）适应证

气胸（任何通气的患者、张力性气胸针刺抽气缓解后、简单抽吸后持续或反复气胸、50岁以上者继发大量自发性气胸）；反复胸腔积液；恶性胸腔积液；脓胸和肺炎旁胸腔积液；血胸；创伤性血气胸；乳糜胸；胸膜剥脱术；手术后引流（如开胸术后、食管手术后或心脏手术后引流）。

（二）禁忌证

需要开胸手术治疗者、肺与胸廓紧密粘连者是胸腔引流的绝对禁忌证。创伤特别是钝性创伤后少量气胸（<20%），如不伴血胸者可不必引流，但应密切观察，并在3~6小时后复查胸片，以排除气胸扩大或迟发性血胸。相对禁忌证包括凝血功能障碍，肺大疱，肺粘连，分房性胸腔积液，结核和既往有胸腔引流术史者，这类患者应在CT或超声引导下行胸腔引流。肺切除术后的空隙作胸腔引流应先请胸心外科医生会诊或咨询。有凝血功能障碍者如不必紧急胸腔引流，宜先纠正凝血状况，再作引流。引流前充分鉴别包裹性气胸还是大疱性疾病，如COPD伴随的肺大疱；还应鉴别胸片提示的单侧“大白肺”是肺炎还是胸腔积液，超声检查可鉴别。另外，院前胸腔引流虽有报道，但尚未得到广泛认可。

（三）主要器械

胸腔引流的器械包括：无菌手套和手术衣；皮肤消毒剂如碘酒或聚维酮碘；无菌巾；无菌纱布；21~25号注射器；局部麻醉药如1%~2%的利多卡因；手术刀柄及刀片；缝线如“1”号线；钝性分离器具虹弯钳；带扩张器的导丝（如用小引流管）；胸腔引流管；连接管；密闭引流系统（或一次性引流瓶）；敷料。一些医院现已包装成胸腔引流专用包。

（四）操作步骤

（1）患者体位：引流术前应取得患者或家属认可，告之手术操作的器官损害风险、感染、其他可能的并发症等。一般情况下患者可采取仰卧位或半卧位，拟引流侧上臂向上举起或手放在颈下，以充分暴露手术视野。

（2）手术部位：第5肋间腋中线至腋前线是引流的最佳部位，因为呼吸时隔肌可升达乳头水平，第五肋间腋中-腋前线处不会损伤膈肌和腹腔脏器，同时此处肌肉最少，最容易进入胸膜腔。如为气胸，一般选择锁骨中线第二肋间。由于肋间血管和神经多靠近肋骨下缘或肋间隙上缘，一般手术切开选择肋骨上缘或肋间隙下缘。2003年英国胸科协会推荐胸腔引流的穿刺部位是“安全三角区”，分别以腋窝、腋前线、腋中线和乳头水平线为边界构成的类似三角形区域，作为引流的入口（图1-6）。

安全三角边界分别是：上界为腋窝，前为腋前线，后为腋中线，下为乳头水平线，在安全三角进行穿刺引流相对安全。

（五）操作过程

完成定位后，术者穿手术衣，戴帽子和口罩，用碘酒或聚维碘酮常规消毒、铺无菌巾，再用1%～2%利多卡因局部浸润麻醉，直至壁层胸膜。

麻醉成功后，用10号手术刀片在肋间隙下缘沿患者横轴作一长度3～5cm的切口，深达皮肤全层，而后用止血钳行钝性分离肌肉，分离肌肉长径约1cm，直至胸膜，见胸膜后用止血钳尖端刺破胸膜，插管胸腔，但钳子尖端不应插入过深，以免伤及肺脏，插入胸腔后可有气体或液体会向外溢出或喷出（减压引流时），而后用止血钳扩大胸膜开口，并用手指探查肺和壁层胸膜有无粘连，如广泛粘连，应另选引流部位。

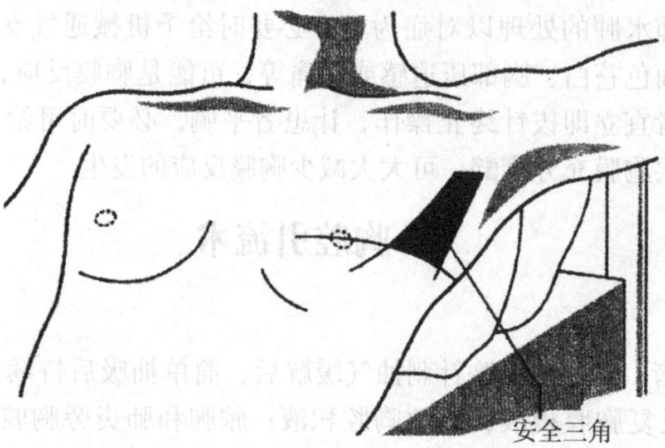

安全三角

安全三角边界分别是：上界为腋窝，前为腋前线，后为腋中线，下为乳头水平线，在安全三角进行穿刺引流相对安全

图1－6　胸腔引流“安全三角”示意图

完成胸腔探查后，以止血钳夹住预先准备好的带侧孔的引流管前端，将引流管送入胸腔，插入深度为胸腔引流口距离引流管的侧口4～5cm［引流管后端（接引流瓶端）预先用另一止血钳夹闭］，引流管就位后，拔出止血钳，用0号或1号缝线缝合切口并固定引流管于合适的深度。缝合结束后，用消毒液（碘酒或聚维碘酮）消毒切口及周围皮肤，无菌凡士林纱布包绕引流管入口处，再用无菌纱布外敷手术切口，胶带固定。引流管的另一端与引流瓶相连接后方可放开夹管的止血钳，可见胸液引出或气体溢出（引流瓶装置见气胸）。注意固定时避免直接将胶带粘在乳头上，如确要经过乳头，应用小纱布片盖住乳头后粘上胶带。完成引流手术后听诊两肺呼吸音并拍摄胸片，以了解引流管的位置，发现有无气胸、手术相关性皮下气肿等并发症。简要操作步骤见（图1－7）。

（1）引流管选择：一般血胸或血气胸者应选用大口径导管（＞24F），以免血块堵塞引流管；如为脓胸或较稠厚的胸腔积液，可选择中号导管（16～24F）；如为气胸、普通胸腔积液或分房性脓胸，可选用小口径导管（8～14F）。注意引流管应有侧孔以防阻塞。

（2）引流管的拔除：胸腔放置引流管后，应定时观察水柱波动，如肺复张持续24～48小时，可考虑夹闭引流管观察至少6～12小时，夹管后要密切观察有无新的临床症状发生，如持续6～12小时无新的气胸或肺持续张开，可考虑拔除引流管。拔管后至少应观察12小时，经胸片复查确定无新发气胸者可考虑离院。

近年来，不少临床医生特别是内科性胸腔积液做胸腔引流时，选用深静脉穿刺导管作为引流管，穿刺方法与静脉导管相似，即在完成定位、消毒、铺无菌巾和局部浸润麻醉后，用穿刺针完成胸腔穿刺，而后沿穿刺针孔插入导丝，导丝插入胸腔后退出穿刺针，再将扩孔针沿导丝插入，扩开胸腔入口处皮肤、皮下组织和壁层胸膜后，退出扩孔针，最后将深静脉穿刺导管沿导丝插入胸腔内，插入胸腔内的导管深度一般约5～10cm（过短易滑出，过长易打结，酌情确定），穿刺导管插入后退出导丝，消毒胸腔入口后固定导管，引流导管远端接引流袋完成操作。此法多适于胸腔积液，且积液稀薄者较好。优点是患者痛苦少，操作简便易学，可持续引流，无须外科手术，导管易于固定，操作后患者舒适度好，微创易愈，穿刺孔不易感染。缺点是导管价格仍较贵，导管口径较细，易堵塞，不适合血胸或脓胸等胸液黏稠的胸腔积液。

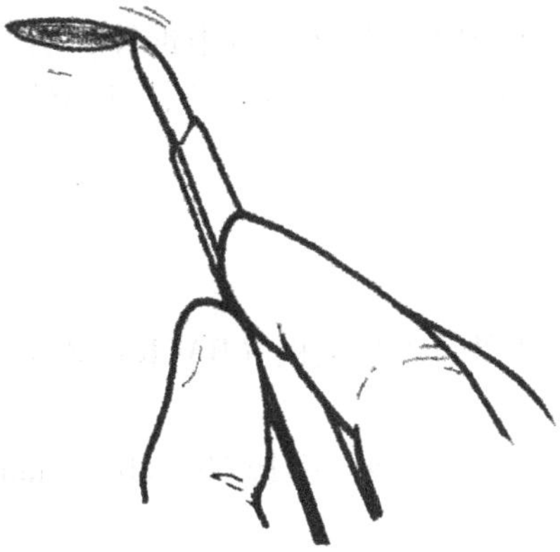

A.在肋骨上缘处沿患者横轴做一直径3～5cm的皮肤切口

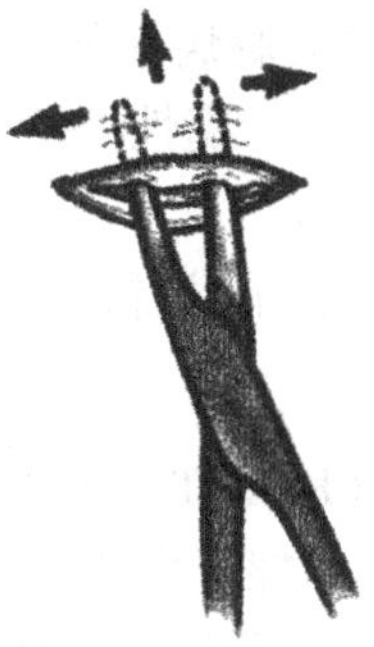

B.钝性分离，扩张皮肤及皮下组织至直径约1cm，并用Kelly钳穿过壁层胸膜

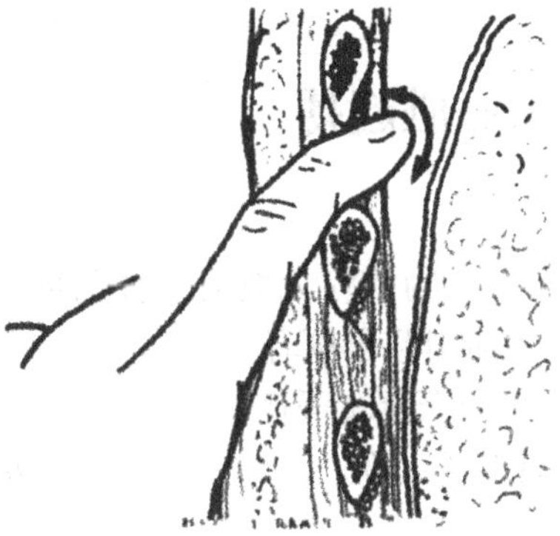

C.用手指探查有无肺–胸膜粘连

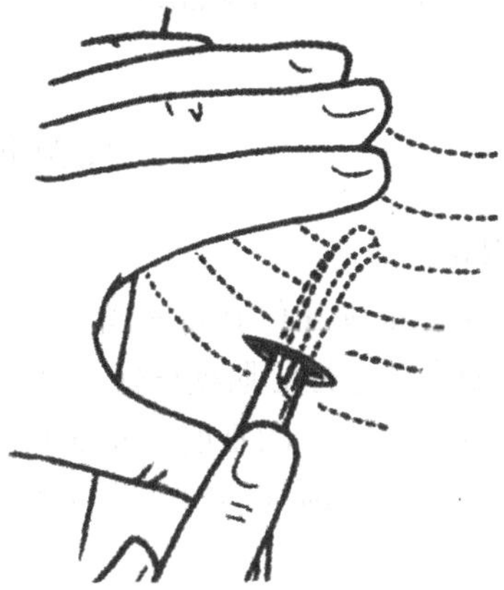

D.以Kelly钳持引流管沿切口送入胸腔内，引流管所有侧孔均需进入胸膜腔内，再行固定

图1–7 胸腔引流管插入操作示意图

（六）并发症

胸腔引流操作相对简单，但如操作不慎，也可能发生严重并发症，包括损伤肺脏和（或）腹部脏器，已有发生死亡的报告。如果损伤迷走神经，会刺激发生心动过缓；如左前胸腔引流可能损伤心脏和大血管；止血钳插入过深过猛也会损伤或刺破肺脏，因此插入止血钳时应控制深度。如用套管针作引流，更易引起严重的肺损伤。其他并发症包括气胸再发、气体残留、胸腔感染、出血、疼痛和复张后肺水肿等。

（张世红）

第十二节　心脏起搏

心脏起搏分为临时性和永久性两种，危重症患者的抢救以临时心脏起搏为主，包括经静脉心内膜起搏、心外膜起搏、经食管心脏起搏和经胸壁心外起搏等多种类型。本节主要介绍临床应用最广、疗效最好的经静脉临时人工心脏起搏。

一、体外心脏起搏

体外心脏起搏是一种非介入性临时人工心脏起搏的方法，此方法具有使用方便、快捷、无创伤等优点，使用时机选择得当则效果肯定。

（一）适应证

（1）各种原因［包括器质性心脏病（如心梗）和药物中毒，如洋地黄中毒等］引起的缓慢性心律失常（包括Ⅱ度以上房室传导阻滞、窦性停搏、窦性心动过缓、心搏骤停等），且导致了血流动力学障碍者。

（2）高危心血管患者需行外科手术者，可作备用对象。

（二）操作方法

（1）电极位置：圆形电极（FRONT）置于相当于心尖部，方形电极（BACK）置于左肩胛下约第6肋水平，安置电极前应用酒精棉球擦洗皮肤。

（2）将电极与导线连接好，起搏电流一般选40～80mA，起搏频率选60～80次/min，将工作旋钮置于起搏方式（PACE ON）即可。

（3）注意每一起搏是否能激动心室，外周动脉有无搏动，若不能激动心室，动脉无搏动，应调大起搏输出电流（可选范围0～140mA），若仍无效，应争取立即安装经静脉临时心脏起搏，同时行心外按摩。

二、经静脉临时人工心脏起搏

（一）适应证

（1）急性下壁心肌梗死伴有高度或三度房室传导阻滞、药物治疗无效或急性前壁心肌梗死伴Ⅱ度以上的房室传导阻滞；急性心肌梗死伴窦性停搏、窦－房阻滞引起晕厥者。

（2）急性心肌炎症引起的Ⅲ度、Ⅱ度Ⅱ型房室传导阻滞或严重窦缓伴晕厥者。

（3）慢性房室传导阻滞和病窦综合征症状加重，出现晕厥或阿－斯综合征者在安装永久性起搏器前。

（4）心肺复苏成功后出现完全性或Ⅱ度Ⅱ型房室传导阻滞、双束支或三束支阻滞、窦缓（＜40次/min）、由于心动过缓而引起频发室性早搏或室速须用抗心律失常药物治疗时，以及心室率过缓造成组织灌注不足者。

（5）心脏外伤或心脏手术后引起的Ⅲ度房室阻滞、逸搏心律（＜40次/min）者。

（6）药物中毒（如洋地黄、奎尼丁、锑剂等）以及电解质紊乱（如高血钾）引起的严重窦缓和高度房室传导阻滞伴晕厥者。

（7）具有心律失常潜在危险的患者施行大手术、心血管造影检查和电击复律时。

（8）超速起搏抑制以治疗其他方法不能终止的折返性室上性或室性心律失常。

（二）操作方法

临时心脏起搏的起搏器为体外佩戴式，其电极导管经静脉植入。常用的静脉有颈内静脉、锁骨下静脉和股静脉。目前全部采用经皮静脉穿刺法进行，穿刺用具包括穿刺针、短导引钢丝、扩张管和导引鞘管。

穿刺前先用肝素液冲洗穿刺用具。常规消毒、铺巾。以1%奴夫卡因或利多卡因局部麻醉。在穿刺处，先用刀尖切一0.2cm小口。以止血钳轻扩皮下组织，右手持针与皮肤呈一定角度进针，当有“阻力消失感”，回抽针尾的注射器或撤出穿刺针芯后有静脉血涌出时，即由穿刺针尾送入导引钢丝至血管内，退出穿刺针，顺导引钢丝送入扩张导管及外鞘管，最后将扩张管与导丝一同撤出，仅将外鞘管留于静脉内，将起搏导管由外鞘管尾孔送入静脉，经右房、三尖瓣送达右室心尖部。

关于颈内静脉、锁骨下静脉和股静脉的解剖与定位可见前面章节。值得一提的是，经股静脉起搏穿刺部位距会阴部较近，导管走行长，易并发感染或血栓形成，仅用于上肢血管穿刺失败时。

一般情况下，临时起搏多用于危重患者的床旁急救，导管的推送过程无X线指导，可利用心内心电图作为电极定位的参考。具体方法是：将起搏电极的负极（端电极）与心电图机V_1导联连接，观察并记录心内膜心电图。电极头端进入右心房时，P波振幅高而QRS振幅低。电极进入右心室时，P波振幅减小，QRS 振幅增大。当电极接触到心内膜时，心电图上 ST 段高抬可达数毫米到十几毫米。此时可进行起搏阈值、心内膜 R 波振幅等起搏参数的测定，并立即开始起搏。常用的起搏电压 5V，脉宽 0.5ms，起搏频率 70 次/min 左右。如果心内膜心电图引导插管不成功，则应在 X 线引导下插管。

临时起搏期间应注意起搏器的起搏功能和感知功能是否良好、有无电极脱位或电极穿孔、穿刺处有无感染等，并注意有无自身节律的恢复，如果自身节律恢复，应根据自身节律逐渐增加相应地减低起搏频率，以至完全撤除临时起搏。临时起搏的持续时间以 2 周内为宜，最长不应超过 3 周，否则因临时起搏电极较硬，易造成手术切口感染、血栓形成或心肌穿孔。如果 3 周内自身心律仍无恢复正常的可能，应尽早更换永久起搏器。

三、永久性人工心脏起搏

各种原因引起的不可逆性心脏自搏或传导功能障碍者须酌情安装永久性人工心脏起搏器。

（张世红）

第十三节　心律转复与除颤

临床上多数心律失常是可以通过药物转复的，但由于抗心律失常药物有一定的不良反应、起效时间慢，对于一些严重的心律失常如室颤等，药物转复不能作为首选手段，而应选电击复律，此方法安全、有效、快速且不良反应小，自 20 世纪 50 年代以来，已广泛应用于危重患者救治。

一、原理

异位心律的出现是由于心肌内存在一异常的连续折返运动，如果能于短时间内给予一适当量的电流刺激，使心肌全部除极，这一异常折返激动即可去除；如窦房结和房室传导功能良好，即刻可转复为正常窦性心律。应用电击造成瞬间心脏停搏，排除异位节律点所发出冲动的干扰，使窦房结重新成为心脏起搏点，从而恢复窦性心律，必须具备两个条件：①必须使心肌纤维全部除极。②窦房结要有正常起搏功能。心脏接受外来电流刺激并非绝对安全。正常的心动周期中存在一个所谓“易损期”（vulnerable period），约相当于 T 波顶峰前 20～30ms 时间内（约等于心室肌的相对不应期），在室速、室上速等情况下，如果这一时期内心肌受电流刺激，则容易引起心室纤颤。这是由于此期间正是心肌刚开始复极不久，各部心肌复极程度不等，彼此存在极化程度差异，此时若有电刺激，则易形成折返激动。同步电击转复心律可避开这个“易损期”，它利用心电图 R 波触发放电，其同步装置使电流刺激落在心室肌的绝对不应期，而不落在 T 波上，避免发生室性心动过速及心室纤颤的危险。带此装置的机器，称为“同步心律转复器”，其方法临床上常称作“直流电同步电击转复”。若患者存在心室纤颤须紧急处理时，则直接按压触发电钮，放出电流除颤，此称为直流电非同步电击转复心律。

二、适应证和禁忌证

（一）适应证

（1）心室纤颤：为电击复律的紧急适应证。采用直流电非同步除颤，除颤距发生室颤时间越早，成功率越高。

（2）室性心动过速：若药物治疗无效且伴有血流动力学障碍，临床出现低血压或肺水肿，或阿－斯综合征发作，应行紧急同步直流电击复律。

（3）预激综合征伴室上性心动过速或房颤、房扑：当出现血流动力学障碍时，首先直流电同步电击复律。

（二）禁忌证

由于以上各种心律失常如已导致血流动力学改变，不紧急电击复律将危及患者生命，所以临床上往往顾不及患者有无电击复律禁忌证，尤其是心室纤颤。对于非室颤的心律失常若病情不是十分危重，应在电击复律前纠正水电解质失衡。在病态窦房结综合征，应先安装临时起搏器，以防电击后心脏停搏。

三、操作步骤

（1）选择病例时应严格掌握紧急电击复律的适应证。

（2）若患者清醒，应解除思想顾虑，使患者密切配合。电击前静脉推注地西泮 20～50mg，应边注射边注意患者神志，待患者进入朦胧状态时即行电击。

（3）准备好各种抗心律失常药、升压药及临时起搏器及呼吸机，并建立静脉输液通道。

（4）电击前去除假牙，解开衣领。操作者不要与患者、病床相接触，以防触电。

（5）所用电极不宜太小，否则因电流密度过高导致心肌损伤。电极板放置位置有多种，在紧急电击时通常将一个置于左侧乳头下（心尖部），另一个置于右侧第 2 肋间隙胸骨旁（心底部），两电极板距离约 10cm。注意不要使导电糊或盐水散开，以免放电时短路。

（6）心室纤颤使用非同步装置，电功率为 200～400W/s。若除颤后仍为室颤应增加电功率 50W/s，再次除颤，直至室颤转复为窦性心律为止。若室颤为细颤，可静推异丙肾上腺素 1mg，使细颤变为粗颤，再行除颤，以提高成功率。室颤以外的心律失常用同步电击复律，电功率 100～200W/s，若无效，可增加电功率行再次电击，但两次电击间隔最好不短于 3min，以尽量减少心肌坏死的发生。

（7）电击时应用除颤器连续监测，若电击后心跳未恢复，应立即行胸外按压，静脉推注肾上腺素、异丙肾上腺素，注意监测血压，必要时紧急行临时心脏起搏。

（8）电击心律转复成功后注意患者神志、肢体活动情况及言语功能，注意有无血尿、腹痛，防止栓子脱落，并注意电击部位皮肤保护。

四、电击复律的有关问题

（一）影响疗效的因素

1. 与心脏病病因的关系　据文献报道，风湿性心脏病较缺血性心脏病疗效为好，而风湿性心脏病中又以手术后才发生房颤者疗效较好。风心病联合瓣膜疾患的房颤电除颤后最易复发，其次为二尖瓣病变，但二尖瓣狭窄（尤以手术后出现房颤进行电击者）复发率则较小。电击复律不易成功，或容易复发的可能原因是：心肌损伤程度较重，使心房内起搏点兴奋性提高，心房肌应激性不一致而诱发环行运动或折返，或因窦房结损害严重，对心律失去正常控制。

不同室颤类型对电击转复成败的影响：既往分为原发性室颤及继发性室颤。近年有人将室颤分为五类：①原发性室颤。②药物引起的室颤（如奎尼丁、锑剂、洋地黄等）。③并发性室颤，并发于休克或心力衰竭，但非临终前出现的。④人工起搏器引起的室颤。⑤终末期室颤（即临死前心律）。据观察，对①、②型电击除颤效果较好，③型次之，对⑤型（终末期室颤）则无效。

2. 与电功率大小的关系　理想的是以最小、不损伤心肌的功率获得转复成功。上海部分学者报告强调，对心房纤颤的转复以 150～200W/s 为好，而北京阜外医院则认为 100～150W/s 为宜，有学者介绍曾用 75W/s 获得成功的病例。临床实践表明，如用较低的功率转复无效，即使采用大功率也往往告失败，对此国内外文献已不乏报道。为减少转复对交感及副交感神经的影响，近年来多提倡采用尽量小的电能进行转复心律。

3. 与心律失常的种类和病程的关系　一般文献均认为心房扑动效果最好。上海学者报道 90 例次中 10 例心房扑动均以 80～200W/s 一次电击成功，重复电击两次以上或失败者均为心房纤颤。北京学者介绍心房扑动 15 次亦全获成功。有人认为心房纤颤的 f 波的高低与电击转复率存在一定关系，高于 2mm 以上者仅 4% 无效，低于 1mm 者无效率可达 20%，但也有人持不同意见。心房纤颤发生时间的长短与电击转复成功率成反比，即心房纤颤时间越长，转复越困难，且转复后亦较难维持。上海在一组 90 例次的经验介绍中，心房纤颤在一年以内 40 例中仅 3 例（7.5%）电击转复失败，心房纤颤在 3 年以上者 21 例中有 6 例（30%）电击转复失败。哈尔滨医科大学在一组 112 例次电击转复中，心房纤颤病程在半年内者转复成功率为92.5%；3年以内者为86.7%；5年以上者效果极差，5例中仅1例成功，并且不能巩固。

4. 心脏功能　心脏功能的好坏对电击转复成功率也有影响。同一病例，在心力衰竭控制、心功能好转后用相同电功率可获转复成功。

5. 电解质、酸碱平衡对电击转复成败的重要性　心律失常的发生与这些因素有密切关系，如有异常则须及时纠正，特别是保持正常的钾浓度、氧分压及pH是保证电击转复成功的重要因素。低血钾时，心肌兴奋性升高，电击后易发生异位心律，而且在低血钾时，Q－T间期延长，期前收缩易落在心动周期的易损期而诱发心室纤颤。此外，如并发有感染、风湿活动等，须先给充分治疗，否则势必影响电击转复效果。

（二）心律转复后用药维持的问题

室颤及室性心动过速电击复律后患者往往存在室性早搏，甚至再次出现室速或室颤，若静脉输注利多卡因1～4mg/min，可减少心律失常的复发。对于房颤、房扑、室上速心律转复后可用Ⅰa、Ⅲ类抗心律失常药如奎尼丁、胺碘酮口服预防复发，由于同时有预激，Ⅱ类、Ⅳ类抗心律失常药疗效差。电击复律后如仍存在心功能不全或电解质紊乱常常易导致心律失常复发，所以应同时纠正电解质失衡及心功能不全。

（三）电击复律并发症问题

据日前国内报道，还未见过电击转复而直接致死亡者。在临床上所出现的某些并发症，多因患者的选择或准备工作欠妥或机器操作存在技术错误之故，出现率为4.1%～14.5%。此外有资料介绍，并发症发生率与所用电功率有一定关系，在用150W/s电功率时为6%，400W/s时可增高至30%以上。常见的有：

1. 心律失常　电击转复后出现其他短暂的心律失常是最常见的并发症，如窦性心动过缓、交界性逸搏、房性期前收缩等。这是由于窦房结长期未发出激动，异位节律点消除后，仍需一定的“温醒”时间（“warming－up” time）之故。多在数分钟之内即能恢复稳定的窦性心律，但在短时间内还可见短阵的房性期前收缩连续出现。有些房颤持续较久的患者转复后可出现形状较奇特的“窦性P波”插入一些房性期前收缩。这一异常现象为“病态窦房结综合征”所致。这种患者房颤常不久即复发。Duvernoy等（1976年）报道一组203例患者，经电击转复心律后，其中6例（3%）于电击后4～105s才转复为窦性心律。心律失常经电击后出现延迟转复的机制可能有：①在心房易损期电击可引起不稳定的心房节律；再自行转为正常窦性节律；电击时使血管活性物质（如乙酰胆碱和儿茶酚胺）释放。②电击可能仅引起心房部分除极，当同步心房纤维达一定数量时，才转为正常窦性心律。③电击可暂时引起以窦性心律为主导心律的房室分离，再转复为窦性心律。基于此现象，若电击转复心律失败时，不宜立即进行较高能量的再次电击，因延迟转复可见于电击后2min，故应观察2min后才考虑再次电击。

电击后室性异位心律的出现并不多见，其发生率有人报道为0.8%～9.05%之间，但较为危险。一种是电击时立刻出现室性心动过速或心室纤颤，此常系机器同步性能发生故障所致，国外曾有因此而死亡的病例报道。另一种是电击后（常出现于过高功率转复）在正常心律或室上性异位心律的基础上，出现室性异位节律点，可能是因为心肌条件不好、洋地黄过量或电解质紊乱等所造成。有的未做特殊处理而很快自行恢复正常心律，少数须用抗心律失常药物。

2. 栓塞　有人报道用奎尼丁转复心房纤颤400例，栓塞发生率约1.1%；450次电击转复中栓塞发生率为1.22%；100例接受过抗凝治疗的转复病例治疗中没有发生栓塞，但这并不能说明抗凝疗法的效果，因栓塞的发生率本来就不高，所以目前主张抗凝治疗只用于过去曾有反复栓塞史者。

3. 皮肤灼伤　如电极板接触不良或有其他短路，则可灼伤皮肤。多次电击的患者，与电极板接触的皮肤可有充血，局部有轻微疼痛，多在2～3天内自行消失。

4. 低血压　有学者报道，在用高能量电击后可出现低血压（约3%），可持续数小时，但常不须特殊处理。

5. 其他　有的资料报道，电击后可能发生肺水肿。有人认为可能为“肺栓塞”所致，亦有人认为此与电击转复后左房机械性功能抑制有关。另外可出现短时间的呼吸变浅、乏力、嗜睡、头晕等，多在数小时内恢复。

此外曾有报道，电击转复后个别病例可出现心电图的 ST 段下降，QRS 波增宽，甚至出现心肌梗死图形，多在短期内恢复。也有资料介绍，在电击转复后 SGOT 有明显升高，而 SGPT 及 LDH 无改变，据认为 SGOT 的升高并不是由于心肌受损伤，而是因为胸壁和骨骼肌受损的结果。最近有报告证明在部分患者，肌酸磷酸激酶（MB）的心肌部分增高。

（朱小清）

第十四节　常用药物过敏试验

一、青霉素过敏试验

（一）皮内试验液的配制

皮内试验药液为每毫升含 100～500U 的青霉素 G 等渗盐水，以 0.1mL（含 10～50U）为注入标准。各地对注入剂量的规定不一，以 20U 或 50U 为例，具体配制方法如下。

（1）40 万单位青霉素瓶内注入 2mL 生理盐水，稀释为每毫升含 20 万单位。

（2）取 0.1mL 青霉素溶液加生理盐水至 1mL，每毫升含 2 万单位。

（3）取 0.1mL 青霉素溶液加生理盐水至 1mL，每毫升含 2 000U。

（4）取 0.1mL 或 0.25mL 青霉素溶液加生理盐水至 1mL，每毫升含 200U 或 500U。

（5）每次配制时均需将溶液混匀。

（二）试验方法

皮内注射青霉素试验液 0.1mL（含 20U 或 50U），20min 后观察结果。

（三）结果的观察与判断

1. 阴性　皮丘无改变，周围不红肿，无红晕，无自觉症状。

2. 阳性　局部皮丘隆起，出现红晕硬块，直径 >1cm，或周围出现伪足、有痒感。严重时可有头晕、心慌、恶心，甚至出现过敏性休克。

（四）过敏性休克的急救

一旦发生过敏性休克必须争分夺秒、迅速及时、就地急救。

（1）立即停药，患者就地平卧，进行抢救。

（2）立即皮下注射 0.1% 盐酸肾上腺素 0.5～1.0mL，患儿酌减。此药是抢救过敏性休克的首选药物，具有收缩血管、增加外周阻力、提升血压，兴奋心肌、增加心血排血量及松弛支气管平滑肌的作用。如症状不缓解，可每隔 30min 皮下或静脉注射该药 0.5mL，直至脱离危险。如发生心搏骤停，立即行胸外心脏按压术。

（3）维持呼吸：给予氧气吸入。呼吸受抑制时，肌内注射尼可刹米（可拉明）或洛贝林（山梗菜碱）等呼吸兴奋药。喉头水肿影响呼吸，可行气管插管或气管切开术。

（4）抗过敏：根据医嘱，立即给予地塞米松 5～10mg 静脉注射或氢化可的松 200～400mg 加入 5%～10% 葡萄糖注射液 500mL，静脉滴注。应用抗组胺类药，如肌内注射异丙嗪 25～40mg 或苯海拉明 20mg。

（5）补充血容量：静脉滴注 10% 葡萄糖注射液或平衡液扩充血容量。如血压下降不回升，可用右旋糖酐 -40，必要时可用多巴胺、间羟胺（阿拉明）等升压药物。

（6）纠正酸中毒：可给 5% 碳酸氢钠注射液静脉输注。

（7）密切观察患者体温、脉搏、呼吸、血压、尿量及其他病情变化，并做好病情动态记录。

（五）注意事项

（1）用药前应详细询问用药史、过敏史和家族史。对有青霉素过敏史者应禁止做过敏试验，对有其他药物过敏史或变态反应疾病史者应慎用。

（2）试验结果为可疑阳性，应做对照试验：可疑阳性表现为皮丘不扩大，周围有红晕，但直径 < 1cm；或局部皮试部位皮肤阴性，但患者有胸闷、头晕等全身症状。对可疑阳性患者，应在对侧手臂皮肤相同部位用 0.9% 氯化钠注射液做对照试验，如出现同样结果，说明前者不是阳性。确定青霉素皮试结果阴性方可用药。

（3）药液应现用现配，青霉素水溶液极不稳定，放置时间过长除药物被污染或药物效价降低外，还可分解产生各种致敏物质引起过敏反应，因此使用青霉素应现用现配。配制试验液或稀释青霉素的等渗盐水应专用。

（4）不宜空腹进行皮肤试验或药物注射，个别患者因空腹用药，或晕针、疼痛刺激等，产生头晕眼花、出冷汗、面色苍白、恶心等反应，易与过敏反应相混淆，应注意区别，因此不宜空腹进行皮肤试验或药物注射。

（5）在皮内试验和用药过程中，严密观察过敏反应：很多严重的药物过敏反应发生于药物注射后 5 ~ 15min，应让患者注射后在室内停留 20min（尤其首次注射青霉素者），如无不良反应再离开，以免患者在途中发生意外，造成救治困难。

皮试观察期间嘱咐患者：不可用手拭去药液和按压皮丘；20min 内不可离开、不可剧烈活动；如有不适，及时联系。

（6）配备急救药物和设备：皮内试验及注射青霉素时均应备好急救药物和设备，如盐酸肾上腺素注射液、异丙肾上腺素气雾剂、针刺毫针、氧气等，以防万一。

二、头孢菌素过敏试验

（一）皮内试验液的配制

取先锋霉素 0.5g，加生理盐水 10mL，稀释为每毫升 50mg。取 0.1mL，加生理盐水至 10mL（0.5mg/mL）即得。

（二）试验方法

取皮内试验液 0.05 ~ 0.1mL（含 0.025 ~ 0.05mg），皮内注射，20min 后观察结果。

（三）结果判断及过敏后救治措施

同青霉素。

（四）注意事项

（1）凡既往使用头孢菌素类药物发生过敏性休克者，不得再做过敏试验。

（2）皮试阴性者，用药后仍有发生过敏的可能性，故在用药期间应密切观察。遇有过敏的情况，应立即停药并通知医生，处理方法同青霉素过敏。

（3）头孢菌素类药物可致交叉过敏，凡使用某一种头孢菌素有过敏现象者，一般不可再使用其他品种。

（4）如患者对青霉素类过敏，且病情确实需要使用头孢菌素类药物时，一定要在严密观察下做头孢菌素类药物过敏试验，并做好抗过敏性休克的急救准备。

三、破伤风抗毒素（TAT）过敏试验

（一）皮内试验液的配制

用每支 1mL 含 1 500U 的破伤风抗毒素药液，取 0.1mL，加生理盐水稀释到 1mL（每毫升含 150U）即得。

（二）试验方法

取破伤风抗毒素试验液 0.1mL（含 15U），做皮内注射，20min 后观察结果。

（三）结果的观察与判断

1. 阴性　局部皮丘无变化，全身无反应。

2. 阳性　局部皮丘红肿硬结，直径 >1.5cm，红晕超过 4cm，有时出现伪足、痒感。全身反应同青霉素过敏全身反应。

当试验结果不能肯定时，应在另一手的前臂内侧用生理盐水做对照试验。对照试验为阴性者，可将余液 0.9mL 做肌内注射。对试验结果为阳性者，须用脱敏注射法。

（四）过敏反应的急救措施

同青霉素。

（五）脱敏注射法

若遇 TAT 皮内试验呈阳性反应时，可采用小剂量多次脱敏注射疗法。其机制是小量抗原进入体内后，同吸附于肥大细胞或嗜碱粒细胞上的 IgE 结合，使其逐步释放出少量的组胺等活性物质。而机体本身有一种组胺酶释放，它可使组胺分解，不致对机体产生严重损害，因此临床上可不出现症状。经过多次小量的反复注射后，可使细胞表面的 IgE 抗体大部分，甚至全部被结合而消耗掉，最后大量注射抗原（TAT）时，便不会发生过敏反应。脱敏注射步骤，见表 1－1。

表 1－1　破伤风抗毒素脱敏注射法

次数	抗毒血清（mL）	生理盐水（mL）	注射法
1	0.1	0.9	肌内注射
2	0.2	0.8	肌内注射
3	0.3	0.7	肌内注射
4	余量	稀释至 1mL	肌内注射

每隔 20min 注射 1 次，每次注射后均需密切观察。在脱敏过程中，如发现患者有全身反应，如气促、发绀、荨麻疹或过敏性休克时应立即停止注射，并迅速对症处理。如反应轻微，待反应消退后，酌情将注射的次数增加，剂量减少，以达到顺利注入全量的目的。

四、普鲁卡因

（1）普鲁卡因又称奴夫卡因，为常用局部麻醉药，主要用于浸润麻醉、神经阻滞麻醉、蛛网膜下隙阻滞麻醉（腰麻）。偶可发生轻重不一的过敏反应。凡首次应用普鲁卡因，或注射普鲁卡因青霉素者均须做过敏试验。

（2）皮内试验方法：取 0.25% 普鲁卡因液 0.1mL（0.25mg）做皮内注射，20min 后观察试验结果。

（3）其余同青霉素。

五、碘过敏试验

碘造影剂是临床上常用的 X 线造影剂之一，其不良反应多属过敏反应。为避免发生过敏反应，凡首次用药者应在碘造影前 1～2d 做过敏试验，结果为阴性时方可做碘造影检查。

（一）试验方法

（1）口服法：口服 5%～10% 碘化钾 5mL，每日 3 次，共 3d，观察结果。

（2）皮内注射法：取碘造影剂 0.1mL 做皮内注射，20min 后观察结果。

（3）静脉注射法：取碘造影剂 1mL，于静脉内缓缓注射，5～10min 观察结果。

（4）在静脉注射造影剂前，必须先行皮内注射术，然后再行静脉注射术，如为阴性方可进行碘剂造影。

（二）结果判断

（1）口服后，有口麻、头晕、心慌、恶心、呕吐、荨麻疹等症状为阳性。

（2）皮内注射者，局部有红肿硬块，直径超过1cm为阳性。

（3）静脉注射者，观察有无全身反应，如有血压、脉搏、呼吸和面色等改变为阳性。

有少数患者过敏试验阴性，但在注射碘造影剂时发生过敏反应，故造影时仍需备好急救药品。过敏反应的处理同青霉素。

（朱小清）

第二章

心内科疾病护理

第一节　心内科常见症状护理

一、胸痛

（一）定义

胸痛是指胸部正中或偏侧作痛。胸痛是常见的急症之一，病因繁多，严重性悬殊极大，且常不与胸痛程度平行。心肌缺血、肺和胸膜疾病是急性胸痛常见的病因。

（二）护理评估

1. 病因及病史评估　胸痛常见的原因有：

（1）内脏缺血：心绞痛、急性心肌梗死、心肌病、肺梗死等。

（2）炎症：皮炎、非化脓性肋软骨炎、带状疱疹、肌炎、流行性肌痛、肺炎、胸膜炎、心肌炎、心包炎、纵隔炎、食管炎等。

（3）肿瘤：原发性肺癌、胸膜肿瘤、纵隔肿瘤、骨髓瘤、白血病等的压迫或浸润。

（4）其他原因：自发性气胸、胸主动脉瘤、夹层动脉瘤、过度换气综合征、肋间神经痛、胸壁损伤、肋骨骨折等。

（5）心脏神经官能症。

病史是辨别引起胸痛或胸部不适感原因的最重要方法。询问患者过去是否有胸痛及是否有与胸痛相关的疾病病史，了解心功能状态及胸痛或胸部不适感与气候、呼吸、咳嗽、体力劳动、情绪变化、饮食起居的关系。

心绞痛或心肌梗死引起的胸痛多位于心前区，胸骨后或剑突下，心绞痛有压榨感及窒息感，可因劳累、情绪紧张而诱发，休息可缓解；心肌梗死有濒死感，休息、含服硝酸甘油不缓解，持续时间长。

胸壁炎症性病变所致疼痛可伴有局部红、肿、热等表现，于呼吸时加重；自发性气胸常发生于剧烈咳嗽或用力过度时一侧胸部尖锐刺痛；肺梗死表现为突发性胸痛、呼吸困难和发绀；急性胸膜炎多为单侧性胸痛，呼吸或咳嗽时加重。

2. 症状评估

（1）评估胸痛的性质：如隐痛、压榨痛、闷胀性或窒息样疼痛。

（2）评估胸痛的部位：是局限性、左侧、右侧、心前区或胸骨后。

（3）评估胸痛的发作方式：为突然急性发作、缓慢发生、反复发作或持续性疼痛。

（4）评估胸痛持续的时间及影响因素：如几分钟或几小时，经休息和服药后是否好转。

（5）评估胸痛的程度：为轻微或剧烈。

（6）评估胸痛有无牵涉痛：如向左肩背部、颈部和后背部放射。

3. 相关因素评估

（1）评估胸痛伴随症状及体征：如咳嗽、咳痰、乏力、发热、心悸、呼吸急促等。

（2）评估胸痛时患者的生命征象的变化：如血压、脉搏、呼吸、体温等。

（3）评估各项检查结果：如实验室检查、X线检查等。

（4）评估胸痛对日常生活的影响：如情绪改变、日常活动受限和工作受影响。

（5）评估各项治疗内容及其疗效。

（三）护理措施

1. 一般护理措施

（1）建立相互信任的护患关系，认同患者陈述的疼痛，以倾听、陪伴、触摸来提供精神支持，并接受患者对疼痛的感受及反应。

（2）观察并记录疼痛的特征：包括疼痛的部位、发作的方式、程度、性质、开始时间、持续时间等。

（3）减少疼痛刺激：对身体疼痛部位的支撑，如垫好软枕、舒适的体位，正确的移动可预防不当姿势所致肌肉、韧带或关节牵扯引起的疼痛或加重疼痛。

（4）指导患者及家属有关减轻疼痛的方法：松弛技巧、自我暗示法、注意力分散法、引导想象法。

（5）遵医嘱应用药物治疗及吸氧以减轻疼痛。

（6）促进支持系统的功能：与家庭及单位支持系统沟通。

2. 胸痛的护理措施

（1）避免加重胸痛的因素

1）协助保持舒适体位，以患者自觉舒适为宜。

2）腹式呼吸可避免胸部病变部位受到刺激。

3）咳嗽时用手或软枕轻轻按压胸部。

4）使用各种方法协助和减轻患者咳嗽，如雾化吸入。必要时应使用镇咳药物。

5）做好心理护理，使患者保持情绪稳定，减轻焦虑。

6）尽量避免上肢过度伸展。

7）避免一切引起胸腔压力增高的诱因。

8）避免体力劳动及情绪激动，以免诱发心绞痛。

（2）协助患者遵从治疗计划，并评估其疗效。

二、心悸

（一）定义

心悸是指患者自觉心跳或心慌，伴有心前区不适感。由各种原因引起的心动过速、心动过缓及心房颤动等心律失常，均易引起心悸。

正常情况下，人在静态或休息时不会感到自己的呼吸和心跳。如果在静态或休息状态下自觉心脏搏动并有不适感，则为心悸。此时，体格检查可发现心脏搏动增强、心率和心律变化，部分患者亦可正常。心悸是一种常见的临床症状，与患者的敏感性，以及心搏强度、速率或节律的变化有关。

（二）护理评估

1. 病因评估

（1）病史询问：患者有无心慌、心跳、心惊、胸部跳蹦，甚至感到心脏跳到咽喉部等症状；有无与心悸发生有关的心脏病病史或其他疾病病史，了解心功能状态；心悸与气候、环境、体力劳动、情绪、饮食起居、服药的关系。

（2）体格检查：重点了解心脏大小、脉搏、心率、心律与心音的变化，各瓣膜区有无杂音，有无贫血体征，有无甲状腺肿大等。

（3）实验室及其他辅助检查：除血常规、血糖及儿茶酚胺浓度外，应特别注意心电图、甲状腺功能检查的结果。

通过上述病史询问、相关体格检查和实验室及其他辅助检查，判断患者有无心悸，确定其心悸的性质为功能性或器质性。

2. 心悸发作时间、部位、性质、程度及其伴随症状

（1）时间：自第一次发作至今有多长时间，心悸发作的频率，每次发作持续与间隔的时间，突发性、暂时性还是持续性等，一般器质性心脏病引起的持续时间较长。

（2）部位：多数患者心悸位于心前区，少部分位于心尖波动处或胸骨下等，极少数患者从心前区直至咽喉部。

（3）性质和程度：心悸为主观感觉，依个人感受不同，其程度差异也较大。有心律失常引起的心悸，在检查患者的当时其心律失常不一定存在，因此，务必让患者详细陈述其发生心悸当时的主观感觉，如心跳是过快还是过慢、有无不规则样感觉等，帮助鉴别快速型或慢速型心律失常。

（4）伴随症状：心悸是否有前驱症状或伴有胸痛、呼吸困难、头晕、发热等症状，确定心悸的病因。

3. 目前诊断和治疗的情况　引起心悸的原因很多，其性质可能是功能性的，也可能是器质性的，诊断和治疗也会存在很大差异，应仔细询问患者目前的诊断和用药情况，有无采用电学方法（如电复律、人工心脏起搏）、外科手术或其他治疗方法，疗效如何等。

4. 评估心悸对患者的影响　重点是评估患者目前的睡眠、工作和日常生活有无因心悸而改变，其程度如何，以及有无与心悸有关的情绪改变等。

（三）护理措施

1. 病情观察　注意心悸发生的时间、性质、程度、诱发或使其减轻的因素，以及呼吸困难、胸痛、晕厥等伴随症状的变化，重点观察心脏的体征，尤其是心率、心律的变化。监测心电图的变化及各相关检查的结果。

2. 心理护理　建立相互信任的护患关系，倾听患者的述说，了解患者的心理状态和心理需求，给予患者必要的精神安慰，解除紧张、焦虑的情绪，增强安全感和治疗的信心。对神经症患者更应关心。此外，舒适、安静的环境，有利于患者身心放松。

3. 控制诱发因素　包括限制饮酒、吸烟、饮用刺激性饮料；调整运动强度、工作压力和环境刺激；避免寒冷、刺激性谈话及电视或电影等。

4. 减轻症状

（1）休息：原则上根据心悸原发病的轻重、心功能不全的程度，决定如何休息。严重心律失常（阵发性室上性心动过速，多发、多源、连发的室性期前收缩伴 R on T 现象，Ⅱ度和Ⅲ度房室传导阻滞，发作频繁的窦性停搏等）者应卧床休息，直到心悸好转后再逐渐起床活动。心功能 3 级及以上者，应以绝对卧床休息为主。

（2）体位：心悸明显者卧床时应避免左侧卧位，因左侧卧位较易感觉到心悸；器质性心脏病伴心功能不全者，为减少回心血量和减轻心悸，宜取半坐卧位。衣服宜宽松，以免患者因衣服的束缚而使心悸加重。

（3）吸氧：对心律失常尤其是严重心律失常者，或器质性心脏病引起的心悸伴气急、不能平卧、发绀者，可行面罩或鼻导管吸氧，以增加重要脏器的氧供，提高血氧浓度，改善患者的自觉症状。

5. 饮食　器质性心脏病所致心悸者，应给予少盐、易消化饮食，少量多餐，以减轻水肿及心脏前负荷；多食富含维生素的水果、蔬菜，以利于心肌代谢，防止低钾；控制总热量，以降低新陈代谢，减轻心脏负担；避免饱餐，因饱餐可诱发室性期前收缩、阵发性室上性心动过速等心律失常，加重心悸。

6. 排便护理　养成良好排便习惯，防止便秘发生；适当增加全身运动量，增加直肠血供及肠蠕动，以利排便；做好腹部按摩或仰卧起坐运动，锻炼膈肌、腹肌和提肛肌力，促进排便；避免过久过度无效排便，导致心脏不适、脱肛、痔疮等。

7. 药物治疗的护理　抗心律失常药、强心药、利尿药、扩血管药、降血压药、肾上腺糖皮质激素、抗生素、抗甲状腺药等被用于治疗不同原因的心悸患者。护士应掌握上述药物的药理机制、使用方法和不良反应，用于指导药物疗效和不良反应的观察。

8. 特殊治疗的护理　对做心电监护、床旁血流动力学监测、电复律、人工心脏起搏等特殊检查和治疗的患者，必须做好相应的护理。

9. 健康教育

（1）指导患者正确描述症状，如心悸的时间、性质、程度、伴随症状、诱发或使症状减轻的因素等。

（2）应向患者说明心悸的原因和发生机制，避免过度劳累、精神刺激、情绪激动、饮酒、饮用咖啡和浓茶等可能诱发或加重心悸的因素。

（3）遵照医嘱用药，定期门诊随访。

三、心源性呼吸困难

（一）定义

呼吸困难（dyspnea），是指患者主观感到空气不足、呼吸费力，客观上表现为呼吸运动用力，严重时可出现张口呼吸、鼻翼翕动、端坐呼吸，甚至发绀，辅助呼吸肌参与活动，并伴有呼吸频率、深度与节律的改变。全身重要脏器疾病常伴有呼吸困难。心源性呼吸困难（cardiac dyspnea），又称气促或气急，是患者在休息和轻体力活动中自我感觉到的呼吸异常。循环系统疾病引起的呼吸困难最常见的病因是左心衰竭，也可出现于右心衰竭、心肌病、心包炎、心脏压塞时。由左心衰竭所致的呼吸困难较为严重。

（二）护理评估

1. 病史　询问患者有无心血管疾病、肺部疾病、神经精神性疾病、血液系统疾病及中毒症状等。呼吸困难发生与发展的特点，呼吸困难的表现形式或严重程度，引起呼吸困难的体力活动类型，睡眠情况，何种方法可使呼吸困难减轻，是否有咳嗽、咳痰、咯血、乏力等伴随症状。

2. 症状与体征的评估

（1）评估呼吸频率、节律、深度；脉搏；血压；意识状况；面容与表情；营养状况；体位；皮肤黏膜有无水肿、发绀；颈静脉有无怒张。

（2）胸部体征：两侧肺部是否可闻及湿啰音或哮鸣音，啰音的分布是否可随体位而改变。

（3）心脏检查：心脏有无扩大，心率、心律、心音有无改变，有无奔马律。

3. 相关因素评估

（1）实验室检查：评估血氧饱和度、血气分析，判断患者缺氧程度及酸碱平衡状况。

（2）肺部X线检查：有助于判断肺瘀血、肺水肿或肺部感染的严重程度，有无胸腔积液或心包积液。

（3）评估呼吸困难对患者生理心理的影响：是否影响睡眠；随着呼吸困难的逐步加重，对日常生活和机体活动耐力的影响，能否生活自理；患者是否有精神紧张和焦虑不安甚至悲观绝望。

（三）护理措施

1. 调整体位　宜采取半卧位或坐位，尤其夜间睡眠应保持半卧位，以改善呼吸和减少回心血量。发生左心衰竭时，应迅速保持其两腿下垂坐位及给予其他对症措施；避免臂、肩、骶、膝部受压或滑脱，可用枕或软垫支托。可让患者伏于床旁桌上保持半卧位。

2. 氧疗　吸氧可增加血氧浓度，改善组织缺氧，减轻呼吸困难。给予氧气间断或持续吸入，根据缺氧程度调节氧流量，根据病情选择合适的湿化液。

3. 活动与休息　患者应尽量减少活动和不必要的谈话，以减少耗氧量，从而减轻呼吸困难。保持环境干净、整洁、空气流通，患者衣服宽松，盖被松软，减轻憋闷感；提供适合的温度和湿度，有利于患者的放松和休息。呼吸困难加重时，加强生活护理，照顾其饮食起居，注意口腔护理，协助大、小便等，以减轻心脏负荷。

4. 心理护理　多巡视、关心患者，经常和患者接触，了解其心理动态。鼓励患者充分表达自己的感受。告知患者通过避免诱因，合理用药可以控制病情继续进展，缓解症状；相反，焦虑不利于呼吸困难的改善，甚至加重病情。以安慰和疏导，稳定患者情绪，降低其交感神经的兴奋性，使患者心率减慢、心肌耗氧量减少而减轻呼吸困难。

5. 密切观察病情　如观察呼吸困难有无改善，皮肤发绀是否减轻，血气分析结果是否正常。及时发现病情变化，尤其需加强夜间巡视和床旁安全监护。

6. 遵医嘱用药　如给予抗心力衰竭、抗感染等药物治疗，观察药物的不良反应。用药的目的是改善肺泡通气。静脉输液时严格控制滴速，通常是 20 ~ 30 滴/min，防止诱发急性肺水肿。准确记录出入量，以了解体液平衡情况。

四、心源性水肿

（一）定义

当人体血管外组织间隙体液积聚过多时称为水肿（edema）。心源性水肿是指由于各种心脏病所致的心功能不全引起体循环静脉淤血，使机体组织间隙有过多的液体积聚。心源性水肿最常见的病因是右心衰竭或全心衰竭，也可见于渗出性心包炎或缩窄性心包炎。其特点是早期出现在身体低垂部位，如卧床患者的背骶部或非卧床患者的胫前、足踝部，用指端加压水肿部位，局部可出现凹陷，称为压陷性水肿。重者可延及全身，出现胸腔积液、腹腔积液。

（二）护理评估

1. 病因或诱发因素评估　从既往病史中了解水肿的原因，如有无心脏病，是否伴活动后心悸、呼吸困难、不能平卧等。

2. 症状与体征的评估

（1）检查水肿的部位、范围、程度，压之是否凹陷，水肿部位皮肤是否完整。

（2）测量血压、脉搏、呼吸、体重、腹围等反映机体液体负荷量的项目，短时间内体重的骤然增加，也提示组织间隙有水钠潴留的可能。

（3）与水肿原发疾病有关的体征：如有无心脏杂音、颈静脉充盈、肝颈静脉回流征阳性、肝大、脾大等，注意有无胸腔积液体征、腹腔积液体征。

3. 相关因素评估

（1）根据水肿的特点，评估水肿与饮食、体位及活动的关系，导致水肿的原因，饮水量、摄盐量、尿量等。

（2）患者目前休息状况，用药名称、剂量、时间、方法及其疗效。

（3）实验室及其他检查：了解患者有无低蛋白血症及电解质紊乱。

（4）评估患者目前的心理状态：是否因水肿引起躯体不适和形象改变而心情烦躁，或因病情反复而失去信心。

（三）护理措施

1. 休息与体位　嘱患者多卧床休息，下肢抬高，伴胸腔积液或腹腔积液的患者宜采取半卧位。

2. 饮食护理　给予低盐、高蛋白、易消化的饮食。根据心功能不全程度和利尿治疗的效果限制钠盐。应向患者和家属说明钠盐与水肿的关系，告诉他们限制钠盐和养成清淡饮食习惯的重要性，注意患者口味和烹调技巧以促进食欲。根据病情适当限制液体摄入量。

3. 维持体液平衡

（1）观察尿量和体重的变化。

（2）严重水肿且利尿效果不佳时，每日进液量控制在前一天尿量加 500mL 左右。

（3）输液时应根据血压、心率、呼吸情况调节和控制滴数，以20～30滴/min为宜。

4. 皮肤护理

（1）保持床单清洁、平整、干燥。给患者翻身、使用便盆时动作轻巧，无强行推、拉，防止擦伤皮肤。定时协助和指导患者更换体位，严重水肿者可使用气垫床，预防压疮的发生。

（2）水肿局部血液循环不良，皮肤抵抗力低，感觉迟钝，破损后易感染，注意防护。

（3）用热水袋保暖时，水温不宜太高（<50℃），用毛巾包裹避免烫伤。

（4）肌内注射时应严密消毒皮肤并做深部肌内注射，拔针后用无菌棉球按压避免药液外渗，如有外渗，用无菌敷料包扎。

（5）对水肿明显的部位如骶、踝、足跟等处适当予以抬高，避免长时间受压。

（6）保持会阴部皮肤清洁、干燥，男患者可用托带支托阴囊。

（7）经常观察水肿部位及其他受压处皮肤有无发红、破溃现象；一旦发生压疮，积极按压疮进行处理。

5. 用药护理　遵医嘱使用利尿剂，观察用药后的尿量、体重变化及水肿消退情况，监测药物不良反应及有无电解质紊乱，观察有无低钠、低钾的症状。合理安排用药时间，利尿剂不宜晚间服用，以免夜间因排尿影响患者睡眠。

6. 病情观察　准确记录24h液体出入量，每天用同一台体重秤、在同一时间测量患者体重。注意水肿的分布及程度变化，必要时测量腹围和下肢周径，了解腹腔积液和下肢水肿的消退情况，判断病情发展及对药物治疗的反应。

7. 其他　给予患者及其家人以心理支持，鼓励其坚持治疗，保持积极乐观的心态。

五、心源性晕厥

（一）定义

心源性晕厥是指由于心排血量突然骤减、中断或严重低血压而引起一过性脑缺血、缺氧，表现为突发的短暂意识丧失。

（二）护理评估

1. 病史　向患者询问发作前有无诱因及先兆症状，发作的频率。有无器质性心脏病或其他疾病史，有无服药、外伤史。了解发作时的体位、晕厥持续时间、伴随症状等。

2. 病因评估　通常病因包括严重心律失常和器质性心脏病。常见原因如下。

（1）心律失常：严重的窦性心动过缓、房室传导阻滞、心脏的停搏、阵发性室性心动过速等。

（2）心脏瓣膜病：严重的主动脉狭窄。

（3）心肌梗死。

（4）心肌疾病：梗阻性肥厚型心肌病。

（5）心脏压塞。

（6）其他：左房黏液瘤、二尖瓣脱垂等。

3. 症状与体征的评估

（1）检查患者的生命体征、意识状态，有无面色苍白或发绀，有无心率、心律变化及心脏杂音。

（2）倾听患者晕厥发生前和苏醒后的主诉，有无头晕、心悸等。

（3）肢体活动能力，有无外伤。

4. 相关因素评估

（1）实验室及其他检查：心电图、动态心电图、超声心电图等有助于判断晕厥的原因。

（2）晕厥发生时患者周围环境，看空气是否流通，是否人多嘈杂等，排除外界环境因素。

（3）评估当时周围环境是否安全、是否有利于施救。

（4）评估患者对晕厥发作的心理反应，是否有恐惧、沮丧的心情。

（三）护理措施

1. 发作时的护理　立即平躺于空气流通处，将头部放低，同时松解衣领，注意保暖。尽可能改善脑供血，促使患者较快清醒。

2. 休息与活动　晕厥发作频繁的患者应卧床休息，加强生活护理。嘱患者应避免单独外出，防止意外。

3. 避免诱发因素　嘱患者避免剧烈活动、情绪激动或紧张、快速改变体位等，改善闷热、通风不良的环境，防止晕厥发生。一旦有头晕、黑蒙等先兆时立即平卧，以免摔伤。

4. 遵医嘱给予治疗　如心率显著缓慢的患者可予阿托品、异丙肾上腺素等药物或配合人工心脏起搏治疗；对其他心律失常患者可予抗心律失常药物。建议主动脉瓣狭窄、肥厚型心肌病患者有手术指征时尽早接受手术或其他治疗。

5. 心理护理　耐心进行病情解释，宽慰患者，使其精神放松。

（朱小清）

第二节　心力衰竭

在致病因素作用下，心功能必将受到不同程度的影响，即为心功能不全（heart insufficiency）。在疾病的早期，机体能够通过心脏本身的代偿机制以及心外的代偿措施，可使机体的生命活动处于相对恒定状态，患者无明显的临床症状和体征，此为心功能不全的代偿阶段。心力衰竭（heart failure），简称心衰，又称充血性心力衰竭，一般是指心功能不全的晚期，属于失代偿阶段，是指在多种致病因素作用下，心脏泵功能发生异常变化，导致心排血量绝对减少或相对不足，以致不能满足机体组织细胞代谢需要，患者有明显的临床症状和体征的病理过程。常见心力衰竭分类见图 2－1。

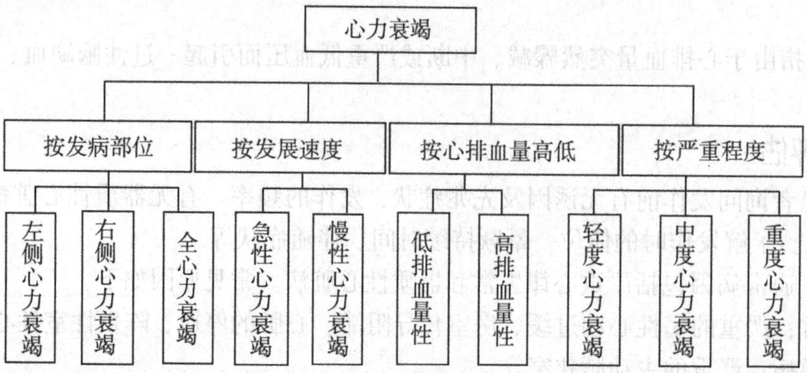

图 2－1　心力衰竭的分类

近年来，很多学者将心力衰竭按危险因素和终末等级进行了分类，并指出新的治疗方式可以改善患者的生活质量。

A 和 B 阶段指患者缺乏心力衰竭早期征象或症状，但存在有风险因素或心脏的异常，这些可能包括心脏形态和结构上的改变。

C 阶段指患者目前或既往有过心力衰竭的症状，如气短等。

D 阶段指患者目前有难治性心力衰竭，并适于进行特殊的进阶治疗，包括心脏移植。

一、病因与发病机制

（一）病因

1. 基本病因　心力衰竭的关键环节是心排血量的绝对减少或相对不足，而心排血量的多少与心肌收缩性的强弱、前负荷和后负荷的高低以及心率的快慢密切相关。因此，凡是能够减弱心肌收缩性、使心脏负荷过度和引起心率显著加快的因素均可导致心力衰竭的发生。

2. 诱因 如下所述。

（1）感染：呼吸道感染为最多，其次是风湿热。女性患者中泌尿道感染亦常见。亚急性感染性心内膜炎也常诱发心力衰竭。

（2）过重的体力劳动或情绪激动。

（3）钠盐摄入过多。

（4）心律失常：尤其是快速性心律失常，如阵发性心动过速、心房颤动等。

（5）妊娠分娩。

（6）输液（特别是含钠盐的液体）或输血过快或过量。

（7）洋地黄过量或不足。

（8）药物作用：如利舍平类、胍乙啶、维拉帕米、奎尼丁、肾上腺皮质激素等。

（9）其他：出血和贫血、肺栓塞、室壁膨胀瘤、心肌收缩不协调，乳头肌功能不全等。

（二）发病机制

心脏有规律的协调的收缩与舒张是保障心排血量的重要前提，其中收缩性是决定心排血量的最关键因素，也是血液循环动力的来源。因此，心力衰竭发病的中心环节，主要是收缩性减弱，但也可见于舒张功能障碍，或二者兼而有之。心肌收缩性减弱的基本机制包括：①心肌结构破坏，导致收缩蛋白和调节蛋白减少。②心肌能量代谢障碍。③心肌兴奋－收缩耦联障碍。④肥大心肌的不平衡生长。

二、临床表现与诊断

（一）临床表现

1. 症状和体征 心力衰竭的临床表现与左右心室或心房受累有密切关系。左侧心力衰竭的临床特点主要是由于左心房和（或）左心室衰竭引起肺瘀血、肺水肿；右侧心力衰竭的临床特点是由于右心房和（或）右心室衰竭引起体循环静脉瘀血和钠水潴留。发生左侧心力衰竭后，右心也常相继发生功能损害，最终导致全心心力衰竭。出现右侧心力衰竭后，左心衰竭的症状可有所减轻。

2. 辅助检查 如下所述。

（1）X线：左侧心力衰竭可显示心影扩大，上叶肺野内血管纹理增粗，下叶血管纹理细，有肺静脉内血液重新分布的表现，肺门阴影增大，肺间质水肿引起肺野模糊，在两肺野外侧可见水平位的Kerley B线。

（2）心脏超声：利用心脏超声可以评价瓣膜、心腔结构、心室肥厚以及收缩和舒张功能等心脏完整功能参数。其对心室容积的测定、收缩功能和局部室壁运动异常的检出结果可靠。可检测射血分数，心脏舒张功能。

（3）血流动力学监测：除二尖瓣狭窄外，肺毛细血管楔嵌压的测定能间接反应左房压或左室充盈压，肺毛细血管楔嵌压的平均压，正常值为<1.6kPa（12mmHg）。

（4）心脏核素检查：心血池核素扫描为评价左和右室整体收缩功能以及心肌灌注提供了简单方法。利用核素技术可以评价左室舒张充盈早期相。

（5）吸氧运动试验：运动耐量有助于评价其病情的严重性并监测其进展。运动时最大氧摄入量和无氧代谢阈（AT）。

（二）诊断

1. 急性心力衰竭（AHF） AHF的诊断主要依靠症状和体征，辅以适当的检查，如心电图、胸部X线、生化标志物和超声心动图。

2. 慢性心力衰竭 诊断如下。

（1）收缩性心力衰竭（SHF）：多指左侧心力衰竭，主要判定标准为心力衰竭的症状、左心腔增大、左心室收缩末容量增加和左室射血分数（LVEF）≤40%。近年研究发现BNP在心力衰竭诊断中具有较高的临床价值，其诊断心力衰竭的敏感性为94%，特异性为95%，为心力衰竭的现代诊断提供重要的方法。

（2）舒张性心力衰竭（DHF）：是指以心肌松弛性、顺应性下降为特征的慢性充血性心力衰竭，往往发生于收缩性心力衰竭前，约占心力衰竭总数的1/3，欧洲心脏病协会于1998年制定了原发性DHF的诊断标准，即必须具有以下3点：①有充血性心力衰竭的症状和体征。②LVEF≥45%。③有左心室松弛、充盈、舒张期扩张度降低或僵硬度异常的证据。这个诊断原则在临床上往往难以做到，因此Zile等经过研究认为只要患者满足以下2项就可以诊断为DHF：①有心力衰竭的症状和体征。②LVEF>50%。

三、治疗原则

（一）急性心力衰竭

治疗即刻目标是改善症状和稳定血流动力学状态。

（二）慢性心力衰竭

慢性心力衰竭治疗原则：去除病因；减轻心脏负荷；增强心肌收缩力；改善心脏舒张功能；支持疗法与对症处理。治疗目的：纠正血流动力学异常，缓解症状；提高运动耐量，改善生活质量；防治心肌损害进一步加重；降低病死率。

1. 防治病因及诱因　如能应用药物和手术治疗基本病因，则心力衰竭可获改善。如高血压心脏病的降压治疗，心脏瓣膜病及先天性心脏病的外科手术矫治等。避免或控制心力衰竭的诱发因素，如感染，心律失常，操劳过度及甲状腺功能亢进纠正甲状腺功能。

2. 休息　限制其体力活动，以保证有充足的睡眠和休息。较严重的心力衰竭者应卧床休息。

3. 控制钠盐摄入　减少钠盐的摄入，可减少体内水潴留，减轻心脏的前负荷，是治疗心力衰竭的重要措施。在大量利尿的患者，可不必严格限制食盐。

4. 利尿药的应用　可作为基础用药。控制心力衰竭体液潴留的唯一可靠方法。应该用于所有伴有体液潴留的、有症状的心力衰竭患者。但对远期存活率、死亡率的影响尚无大宗试验验证；多与一种ACEI类或β受体阻滞药合用。旨在减轻症状和体液潴留的表现。

5. 血管扩张药的应用　是通过减轻前负荷和（或）后负荷来改善心脏功能。应用小动脉扩张药如肼屈嗪等，可以降低动脉压力，减少左心室射血阻力，增加心排血量。

6. 洋地黄类药物的应用　洋地黄可致心肌收缩力加强，可直接或间接通过兴奋迷走神经减慢房室传导。能改善血流动力学，提高左室射血分数，提高运动耐量，缓解症状；降低交感神经及肾素－血管紧张素－醛固酮（R－A－A）活性，增加压力感受器敏感性。地高辛为迄今唯一被证明既能改善症状又不增加死亡危险的强心药，地高辛对病死率呈中性作用。

7. 非洋地黄类正性肌力药物　虽有短期改善心力衰竭症状作用，但对远期病死率并无有益的作用。研究结果表明不但不能使长期病死率下降，其与安慰剂相比反而有较高的病死率。

8. 血管紧张素转换酶抑制药（ACEI类）　其作为神经内分泌拮抗药之一已广泛用于临床。可改善血流动力学，直接扩张血管；降低肾素、血管紧张素Ⅱ（AngⅡ）及醛固酮水平，间接抑制交感神经活性；纠正低血钾、低血镁，降低室性心律失常危险，减少心脏猝死（SCD）。

9. β受体阻滞药　其作为神经内分泌阻断药的治疗地位日显重要。21世纪慢性心力衰竭的主要药物是β受体阻滞药。可拮抗交感神经及R－A－A活性，阻断神经内分泌激活；减缓心肌增生、肥厚及过度氧化，延缓心肌坏死与凋亡；上调β_1受体密度，介导信号传递至心肌细胞；通过减缓心率而提高心肌收缩力；改善心肌松弛，增强心室充盈；提高心电稳定性，降低室性心律失常及猝死率。

四、常见护理问题

（一）有急性左侧心力衰竭发作的可能

1. 相关因素　左心房和（或）左心室衰竭引起肺瘀血、肺水肿。

2. 临床表现　突发呼吸困难，尤其是夜间阵发性呼吸困难明显，患者不能平卧，只能端坐呼吸。呼吸急促、频繁，可达 30～40 次/min，同时患者有窒息感，面色灰白、口唇发绀、烦躁不安、大汗淋漓、皮肤湿冷、咳嗽，咳出浆液性泡沫痰，严重时咳出大量红色泡沫痰，甚至出现呼吸抑制、窒息、神志障碍、休克、猝死等。

3. 护理措施　急性左侧心力衰竭发生后的急救口诀：坐位下垂降前荷，酒精高氧吗啡静，利尿扩管两并用，强心解痉激素添。

（二）心排血量下降

1. 相关因素　与心肌收缩力降低、心脏前后负荷的改变、缺氧有关。

2. 临床表现　左、右侧心力衰竭常见的症状和体征均可出现。

3. 护理措施　如下所述。

（1）遵医嘱给予强心、利尿、扩血管药物，注意药效和观察不良反应。

（2）保持最佳体液平衡状态：遵医嘱补液，密切观察效果；限制液体和钠的摄入量；根据病情控制输液速度，一般每分钟 20～30 滴。

（3）根据病情选择适当的体位。

（4）根据患者缺氧程度予（适当）氧气吸入。

（5）保持患者身体和心理上得到良好的休息：限制活动减少氧耗量；为患者提供安静舒适的环境，限制探视。

（6）必要时每日测体重，记录 24h 尿量。

（三）气体交换受损

1. 相关因素　与肺循环瘀血，肺部感染，及不能有效排痰与咳嗽相关。

2. 临床表现　如下所述。

（1）劳力性呼吸困难、端坐呼吸、发绀（是指毛细血管血液内还原斑红蛋白浓度超过 50g/L，是指皮肤、黏膜出现青紫的颜色，以口唇、舌、口腔黏膜、鼻尖、颊部、耳垂和指、趾末端最为明显）。

（2）咳嗽、咳痰、咯血。

（3）呼吸频率、深度异常。

3. 护理措施　如下所述。

（1）休息：为患者提供安静、舒适的环境，保持病房空气新鲜，定时通风换气。

（2）体位：协助患者取有利于呼吸的卧位，如高枕卧位、半坐卧位、端坐卧位。

（3）根据患者缺氧程度给予（适当）氧气吸入。

（4）咳嗽与排痰方法：协助患者翻身、拍背，利于痰液排出，保持呼吸道通畅。

（5）教会患者正确咳嗽、深呼吸与排痰方法：屏气 3～5s，用力地将痰咳出来，连续 2 次短而有力地咳嗽。

1）深呼吸：首先，患者应舒服地斜靠在躺椅或床上，两个膝盖微微弯曲，垫几个枕头在头和肩部后作为支撑，这样的深呼吸练习，也可以让患者坐在椅子上，以患者的手臂做支撑。其次，护理者将双手展开抵住患者最下面的肋骨，轻轻地挤压，挤压的同时，要求患者尽可能地用力呼吸，使肋骨突起，来对抗护理者手的挤压力。

2）年龄较大的心力衰竭患者排痰姿势：年龄较大、排痰困难的心衰患者，俯卧向下的姿势可能不适合他们，因为这样可能会压迫横膈膜，使得呼吸发生困难。可采取把枕头垫得很高，患者身体侧过来倚靠在枕头上，呈半躺半卧的姿势，这样将有助于患者排痰。

（6）病情允许时，鼓励患者下床活动，以增加肺活量。

（7）呼吸状况监测：呼吸频率、深度改变，有无呼吸困难、发绀。血气分析、血氧饱和度改变。

（8）向患者或家属解释预防肺部感染方法：如避免受凉、避免潮湿、戒烟等。

（四）体液过多

1. 相关因素　与静脉系统瘀血致毛细血管压增高，R－A－A 系统活性和血管加压素水平，升高使水、钠潴留，饮食不当相关。

2. 临床表现 具体如下。

（1）水肿：表现为下垂部位如双下肢水肿，为凹陷性，起床活动者以足、踝内侧和胫前部较明显。仰卧者则表现为骶部、腰背部、腿部水肿，严重者可发展为全身水肿，皮肤绷紧而光亮。

（2）胸腔积液：全心心力衰竭者多数存在，右侧多见，主要与体静脉压增高及胸膜毛细血管通透性增加有关。

（3）腹腔积液：多发生在心力衰竭晚期，常并发有心源性肝硬化，由于腹腔内体静脉压及门静脉压增高引起。

（4）尿量减少，体重增加。

（5）精神差，乏力，焦虑不安。

（6）呼吸短促，端坐呼吸。

3. 护理措施 如下所述。

（1）水肿程度的评估：每日称体重，一般在清晨起床后排空大小便而未进食前穿同样的衣服、用同样的磅秤测量。如1～2d内体重快速增加，应考虑是否有水潴留，可增加利尿药的用量，应用利尿药后尿量明显增加，水肿消退。体重下降至正常时，体重又称干体重。同时为患者记出入水量。在急性期出量大于入量，出入量的基本平衡，有利于防止或控制心力衰竭。出量为每日全部尿量、大便量、引流量，同时加入呼吸及皮肤蒸发量600～800mL。入量为饮食、饮水量、水果、输液等，每日总入量为1 500～2 000mL。

（2）体位：尽量抬高水肿的双下肢，以利于下肢静脉回流，减轻水肿的程度。

（3）饮食护理：予低盐、高蛋白饮食，少食多餐。按病情限制钠盐及水分摄入，重度水肿盐摄入量为1g/d、中度水肿3g/d、轻度水肿5g/d；还要控制含钠高的食物摄入，如腊制品、发酵的点心、味精、酱油、皮蛋、方便面、啤酒、汽水等。每日的饮水量通常一半量在用餐时摄取，另一半量在两餐之间摄入，必要时可给患者行口腔护理，以减轻口渴感。

（4）用药护理：应用强心苷和利尿药期间，监测水、电解质平衡情况，及时补钾。控制输液量和速度。

（5）保持皮肤清洁干燥，保持衣着宽松舒适，床单、衣服干净平整。观察患者皮肤水肿消退情况，定时更换体位，避免水肿部位长时间受压，避免在水肿明显的下肢行静脉输液，防止皮肤破损和压疮形成。

（五）活动无耐力

1. 相关因素 与心排血量减少，组织缺血、缺氧及胃肠道瘀血引起食欲缺乏、进食减少有关。

2. 临床表现 具体如下。

（1）生活不能自理。

（2）活动持续时间短。

（3）主诉疲乏、无力。

3. 护理措施 如下所述。

（1）评估心功能状态。

（2）设计活动目标与计划，以调节其心理状况，促进活动的动机和兴趣。让患者了解活动无耐力原因及限制活动的必要性，根据心功能决定活动量。

（3）循序渐进为原则，逐渐增加患者的活动量，避免使心脏负荷突然增加。

（4）注意监测活动时患者心率、呼吸、面色、发现异常立即停止活动。

（5）在患者活动量允许范围内，让患者尽可能自理，为患者自理活动提供方便条件。①将患者的常用物品放置在患者容易拿到的地方。②及时巡视病房，询问患者有无生活需要，及时满足其需求。③教会患者使用节力技巧。

（6）教会患者使用环境中的辅助设施，如床栏，病区走廊内、厕所内的扶手等，以增加患者的活动耐力。

（7）根据病情和活动耐力限制探视人次和时间。

（8）间断或持续鼻导管吸氧，氧流量 2～3L/min，严重缺氧时 4～6L/min 为宜。

（六）潜在并发症：电解质紊乱

1. 相关因素　如下所述。

（1）全身血流动力学、肾功能及体内内分泌的改变。

（2）交感神经张力增高与 R－A－A 系统活性增高的代偿机制对电解质的影响。

（3）心力衰竭使 $Na^{+}-K^{+}$－ATP 酶受抑制，使离子交换发生异常改变。

（4）药物治疗可影响电解质：①袢利尿药及噻嗪类利尿药可导致低钾血症、低钠血症和低镁血症。②保钾利尿药如螺内酯可导致高钾血症。③血管紧张素转换酶抑制药（ACEI）可引起高钾血症，尤其肾功能不全的患者。

2. 临床表现　具体如下。

（1）低钾血症：轻度乏力至严重的麻痹性肠梗阻、肌肉麻痹、心电图的改变（T 波低平、U 波）、心律失常，并增加地高辛的致心律失常作用。

（2）低钠血症：轻度缺钠的患者可有疲乏、无力、头晕等症状，严重者可出现休克、昏迷，甚至死亡。

（3）低镁血症：恶心，呕吐，乏力，头晕，震颤，痉挛，麻痹，严重低镁可导致房性或室性心律失常。

（4）高钾血症：乏力及心律失常。高钾血症会引起致死性心律失常，出现以下 ECG 改变：T 波高尖；P－R 间期延长；QRS 波增宽。

3. 护理措施　如下所述。

（1）密切监测患者的电解质，及时了解患者的电解质变化，尤其是血钾、血钠和血镁。

（2）在服用利尿药、ACEI 等药物期间，密切观察患者的尿量和生命体征变化，观察患者有无因电解质紊乱引起的胃肠道反应、神志变化、心电图改变。

（3）一旦出现电解质紊乱，应立即报告医生，给予相应的处理

1）低钾血症：停用排钾利尿药及洋地黄制剂；补充钾剂，通常应用 10% 枸橼酸钾口服与氯化钾静脉应用均可有效吸收。传统观念认为严重低钾者可静脉补钾，静滴浓度不宜超过 40mmol/L，速度最大为 20mmol/h（1.5g/h），严禁用氯化钾溶液直接静脉推注。但新的观点认为在做好患者生命体征监护的情况下，高浓度补钾也是安全的。

高浓度静脉补钾有如下优点：能快速、有效地提高血钾的水平，防止低钾引起的心肌应激性及血管张力的影响；高浓度静脉补钾避免了传统的需输注大量液体，从而减轻了心脏负荷，尤其适合于心力衰竭等低钾血症患者。

高浓度补钾时的护理：①高浓度静脉补钾必须在严密的监测血清钾水平的情况下和心电监护下进行，需每 1～2h 监测 1 次血气分析，了解血清钾水平并根据血钾提高的程度来调整补钾速度，一般心力衰竭患者血钾要求控制在 4.0mmol/L 以上，＞45mmol/L 需停止补钾。②严格控制补钾速度，最好用微泵调节，速度控制在 20mmol/h 以内，补钾的通道严禁推注其他药物，避免因瞬间通过心脏的血钾浓度过高而致心律失常。③高浓度静脉补钾应在中心静脉管道内输注，严禁在外周血管注射，因易刺激血管的血管壁引起剧痛或静脉炎。④补钾期间应监测尿量＞30mL/h，若尿量不足可结合中心静脉压（CVP）判断血容量，如为血容量不足应及时扩容使尿量恢复。⑤严密观察心电图改变，了解血钾情况，如 T 波低平，ST 段压低，出现 U 波，提示低钾可能，反之 T 波高耸则表示有高钾血症的可能。⑥补钾的同时也应补镁，因为细胞内缺钾的同时多数也缺镁，且缺镁也易诱发心律失常，甚至有人认为即使血镁正常也应适当补镁，建议监测血钾的同时也监测血镁的情况。

2）低钠血症：稀释性低钠血症患者对利尿药的反应很差，血浆渗透压低，因此选用渗透性利尿药甘露醇利尿效果要优于其他利尿药，联合应用强心药和襻利尿药。甘露醇 100～250mL 需缓慢静滴，一

般控制在2~3h内静滴，并在输注到一半时应用强心药（毛花苷C），10~20min后根据患者情况静脉注射呋塞米100~200mg。

真性低钠血症利尿药的效果很差。应当采用联合应用大剂量袢利尿药和输注小剂量高渗盐水的治疗方法。补钠的量可以参照补钠公式计算。

补钠量（g）=（142mmol/L－实测血清钠）×0.55×体重（kg）/17

根据临床情况，一般第1d输入补充钠盐量的1/4~1/3，根据患者的耐受程度及血清钠的水平决定下次补盐量。具体方案1.4%~3.0%的高渗盐水150mL，30min内快速输入，如果尿量增多，应注意静脉给予10% KCl 20~40mL/d，以预防低钾血症。入液量为1 000mL，每天测定患者体重、24h尿量、血电解质和尿的实验室指标。严密观察心肺功能等病情变化，以调节剂量和滴速，一般以分次补给为宜。

3）低镁血症：有症状的低镁血症：口服2~4mmol/kg体重，每8~24h服1次。补镁的过程中应注意不要太快，如过快会超过肾阈值，导致镁从尿液排出。无症状者亦应口服补充。不能口服时，也可用50%硫酸镁20mL溶于50%葡萄糖1 000mL静滴，缓慢滴注。通常需连续应用3~5d才能纠正低镁血症。

4）高钾血症：出现高钾血症时，应立即停用保钾利尿药，纠正酸中毒；静注葡萄糖酸钙剂对抗高钾对心肌传导的作用，这种作用是快速而短暂的，一般数分钟起作用，但只维持不足1h。如ECG改变持续存在，5min后再次应用。为了增加钾向细胞内的转移，应用胰岛素10U加入50%葡萄糖50mL静滴可在10~20min内降低血钾，此作用可持续4~6h；应用袢利尿药以增加钾的肾排出；肾功能不全的严重高血钾（>7mmol/L）患者应当立即给予透析治疗。

（七）潜在的并发症：洋地黄中毒

1. 相关因素　与洋地黄类药物使用过量、低血钾等因素有关。

2. 临床表现　具体如下。

（1）胃肠道反应：一般较轻，常见食欲缺乏、恶心、呕吐、腹泻、腹痛。

（2）心律失常：服用洋地黄过程中，心律突然转变，是诊断洋地黄中毒的重要依据。如心率突然显著减慢或加速，由不规则转为规则，或由规则转为有特殊规律的不规则。洋地黄中毒的特征性心律失常有：多源性室性期前收缩呈二联律，特别是发生在心房颤动基础上；心房颤动伴完全性房室传导阻滞与房室结性心律；心房颤动伴加速的交接性自主心律呈干扰性房室分离；心房颤动频发交界性逸搏或短阵交界性心律；室上性心动过速伴房室传导阻滞；双向性交界性或室性心动过速和双重性心动过速。洋地黄引起的不同程度的窦房和房室传导阻滞也颇常见。应用洋地黄过程中出现室上性心动过速伴房室传导阻滞是洋地黄中毒的特征性表现。

（3）神经系统表现：可有头痛、失眠、忧郁、眩晕，甚至神志错乱。

（4）视觉改变：可出现黄视或绿视以及复视。

（5）血清地高辛浓度>2.0ng/mL。

3. 护理措施　如下所述。

（1）遵医嘱正确给予洋地黄类药物。

（2）熟悉洋地黄药物使用的适应证、禁忌证和中毒反应，若用药前心率<60次/min，禁止给药。

用药适应证：心功能Ⅱ级以上各种心力衰竭，除非有禁忌证，心功能Ⅲ、Ⅳ级收缩性心力衰竭，窦性心律的心力衰竭。

用药禁忌证：预激综合征并心房颤动，二度或三度房室传导阻滞，病态窦房结综合征无起搏器保护者，低血钾。

洋地黄中毒敏感人群：老年人；急性心肌梗死心肌炎、肺心病、重度心力衰竭；肝、肾功能不全；低钾血症、贫血、甲状腺功能减退症。

使地高辛浓度升高的药物：奎尼丁、胺碘酮、维拉帕米。

（3）了解静脉使用毛花苷C的注意事项：需稀释后才能使用，成人静脉注射毛花苷C洋地黄化负荷剂量为0.8mg，首次给药0.2mg或0.4mg稀释后静脉推注，每隔2~4h可追加0.2mg，24h内总剂量不宜超过 0.8～1.2mg。对于易于发生洋地黄中毒者及 24h 内用过洋地黄类药物者应根据情况酌情减量或减半量给药。推注时间一般 15～20min，推注过程中密切观察患者心律和心率的变化，一旦心律出现房室传导阻滞、长间歇，心率 <60 次/min，均应立即停止给药，并通知医生。

（4）注意观察患者有无洋地黄中毒反应的发生。

（5）一旦发生洋地黄中毒，及时处理洋地黄制剂的毒性反应：①临床中毒患者立即停药，同时停用排钾性利尿药，重者内服不久时立即用温水、浓茶或 1 ∶ 2 000 高锰酸钾溶液洗胃，用硫酸镁导泻。②内服通用解毒药或鞣酸蛋白 3～5g。③发生少量期前收缩或短阵二联律时可口服 10% 氯化钾液 10～20mL，每日 3～4 次，片剂有发生小肠炎、出血或肠梗阻的可能，故不宜用。如中毒较重，出现频发的异位搏动，伴心动过速、室性心律失常时，可静脉滴注氯化钾，注意用钾安全。④如有重度房室传导阻滞、窦性心动过缓、窦房阻滞、窦性停搏、心室率缓慢的心房颤动及交界性逸搏心律等，根据病情轻重酌情采用硫酸阿托品静脉滴注、静脉注射或皮下注射。⑤当出现洋地黄引起的各种快速心律失常时如伴有房室传导阻滞的房性心动过速和室性期前收缩等患者，苯妥英钠可称为安全有效的良好药物，可用 250mg 稀释于 20mL 的注射用水或生理盐水中（因为强碱性，不宜用葡萄糖液稀释），于 5～15min 内注射完，待转为窦性心律后，用口服法维持，每次 0.1g，每日 3～4 次。⑥出现急性快速型室性心律失常，如频发室性期前收缩、室性心动过速、心室扑动及心室颤动等，可用利多卡因 50～100mg 溶于 10% 葡萄糖溶液 20mL，在 5min 内缓慢静脉注入，若无效可取低限剂量重复数次，间隔 20min，总量不超过 300mg，心律失常控制后，继以 1～3mg/min 静脉滴注维持。

除上述方法外，电起搏对洋地黄中毒诱发的室上性心动过速和引起的完全性房室传导阻滞且伴有阿－斯综合征者是有效而适宜的方法。前者利用人工心脏起搏器发出的电脉冲频率，超过或接近心脏的异位频率，通过超速抑制而控制异位心律；后者是采用按需型人工心脏起搏器进行暂时性右室起搏。为避免起搏电极刺激诱发严重心律失常，应同时合用苯妥英钠或利多卡因。

（八）焦虑

1. 相关因素　与疾病的影响、对治疗及预后缺乏信心、对死亡的恐惧有关。

2. 临床表现　精神萎靡、消沉、失望；容易激动；夜间难以入睡；治疗、护理欠合作。

3. 护理措施　如下所述。

（1）患者出现呼吸困难、胸闷等不适时，守候患者身旁，给患者以安全感。

（2）耐心解答患者提出的问题，给予健康指导。

（3）与患者和家属建立融洽关系，避免精神应激，护理操作要细致、耐心。

（4）尽量减少外界压力刺激，创造轻松和谐的气氛。

（5）提供有关治疗信息，介绍治疗成功的病例，注意正面效果，使患者树立信心。

（6）必要时寻找合适的支持系统，如单位领导和家属对患者进行安慰和关心。

五、健康教育

（一）心理指导

急性心力衰竭发作时，患者因不适而烦躁。护士要以亲切语言安慰患者，告知患者尽量做缓慢深呼吸，采取放松疗法，稳定情绪，配合治疗及护理，才能很快缓解症状。长期反复发病患者，需保持情绪稳定，避免焦虑、抑郁、紧张及过度兴奋，以免诱发心力衰竭。

（二）饮示指导

（1）提供令人愉快、舒畅的进餐环境，避免进餐时间进行治疗。饮食宜少食多餐、不宜过饱，在食欲最佳的时间进食，宜进食易消化、营养丰富的食物。控制钠盐的摄入，每日摄入食盐 5g 以下。对使用利尿药患者，由于在使用利尿药的同时，常伴有体内电解质的排出，容易出现低血钾、低血钠等电解质紊乱，并容易诱发心律失常、洋地黄中毒等，可指导患者多食香蕉、菠菜、苹果、橙子等含钾高的食物。

（2）适当控制主食和含糖零食，多吃粗粮、杂粮，如玉米、小米、荞麦等；禽肉、鱼类，以及核桃仁、花生、葵花子等硬果类含不饱和脂肪酸较多，可多用；多食蔬菜和水果，不限量，尤其是超体重者，更应多选用带色蔬菜，如菠菜、油菜、番茄、茄子和带酸味的新鲜水果，如苹果、橘子、山楂，提倡吃新鲜蔬菜；多用豆油、花生油、菜油及香油等植物油；蛋白质按2g/kg供给，蛋白尽量多用黄豆及其制品，如豆腐、豆干、百叶等，其他如绿豆、赤豆。

（3）禁忌食物：限制精制糖，包括蔗糖、果糖、蜂蜜等单糖类；最好忌烟酒，忌刺激性食物及调味品，忌油煎、油炸等烹调方法；少用猪油、黄油等动物油烹调；禁用动物脂肪高的食物，如猪肉、牛肉、羊肉及含胆固醇高的动物内脏、动物脂肪、蛋黄等；食盐不宜多用，每天2～4g；含钠味精也应适量限用。

（三）作息指导

减少干扰，为患者提供休息的环境，保证睡眠时间。有呼吸困难者，协助患者采取适当的体位。教会患者放松疗法如局部按摩、缓慢有节奏的呼吸或深呼吸等。根据不同的心功能采取不同的活动量。在患者活动耐力许可范围内，鼓励患者尽可能生活自理。教会患者保存体力，减少氧耗的技巧，在较长时间活动中穿插休息，日常用品放在易取放位置。部分自理活动可坐着进行，如刷牙、洗脸等。心力衰竭症状改善后增加活动量时，首先是增加活动时间和频率，然后才考虑增加运动强度。运动方式可采取半坐卧、坐起、床边摆动肢体、床边站立、室内活动、短距离步行。

（四）出院指导

（1）避免诱发因素，气候转凉时及时添加衣服，预防感冒。

（2）合理休息，体力劳动不要过重，适当的体育锻炼以提高活动耐力。

（3）进食富含维生素、粗纤维食物，保持大便通畅。少量多餐，避免过饱。

（4）强调正确按医嘱服药，不随意减药或撤换药的重要性。

（5）定期门诊随访，防止病情发展。

（杨　梅）

第三节　高血压

高血压是一种以动脉压升高为主要特征，同时伴有心、脑、肾、血管等靶器官功能性或器质性损害以及代谢改变的全身性疾病。我国目前采用的高血压诊断标准是《2005年中国高血压诊治指南》，是在未用抗高血压药情况下，收缩压≥140mmHg和（或）舒张压≥90mmHg，按血压水平将高血压分为3级。收缩压≥140mmHg和舒张压＜90mmHg单列为单纯性收缩期高血压。患者既往有高血压史，目前正在用抗高血压药，血压虽然低于140/90mmHg，亦应该诊断为高血压见表2－1。

表2－1　高血压诊断标准

类别	收缩压（mmHg）	舒张压（mmHg）
正常血压	＜120	＜80
正常高值	120～139	80～89
高血压	≥140	≥90
1级高血压（轻度）	140～159	90～99
2级高血压（中度）	160～179	100～109
3级高血压（重度）	≥180	≥110
单纯收缩期高血压	≥140	＜90

注：若患者的收缩压与舒张压分属不同的级别时，则以较高的分级为准。单纯收缩期高血压也可按照收缩压水平分为1、2、3级。

临床上高血压见于两类疾病，第一类为原发性高血压，又称高血压病，是一种以血压升高为主要临床表现而病因尚不明确的独立疾病（占所有高血压病患者的90%以上）。第二类为继发性高血压，又称症状性高血压，在这类疾病中病因明确，高血压是该种疾病的临床表现之一，血压可暂时性或持续性升高，如继发于急慢性肾小球肾炎、肾动脉狭窄等肾疾病之后的肾性高血压；继发于嗜络细胞瘤等内分泌疾病之后的内分泌性高血压；继发于脑瘤等疾病之后的神经源性高血压等。下面主要介绍原发性高血压。

一、病因和发病机制

（一）病因

高血压的病因尚未完全明了，可能与下列因素有关。

（1）遗传因素：调查表明，60%左右的高血压病患者均有家族史，但遗传的方式未明。某些学者认为属单基因常染色体显性遗传，但也有学者认为属多基因遗传。

（2）环境因素：包括饮食习惯（如饮食中热能过高以至肥胖或超重，高盐饮食等）、职业、噪声、吸烟、气候改变、微量元素摄入不足和水质硬度等。

（3）神经精神因素：缺少运动或体力活动，精神紧张或情绪创伤与本病的发生有一定的关系。

（二）发病机制

有关高血压的发病原理的学说较多，包括精神神经源学说、内分泌学说、肾源学说、遗传学说以及钠盐摄入过多学说等。各种学说各有其根据，综合起来认为高级神经中枢功能失调在发病中占主导地位，体液、内分泌因素、肾脏以及钠盐摄入过多也参与本病的发病过程。

外界环境的不良刺激以及某些不利的内在因素，引起剧烈、反复、长时间的精神紧张和情绪波动，导致大脑皮质功能障碍和下丘脑神经内分泌中枢功能失调。由此可通过下列几条途径促使周围小动脉痉挛，进而形成高血压：①皮质下血管舒缩中枢形成了以血管收缩神经冲动占优势的兴奋灶，引起细小动脉痉挛，外周血管阻力增加，血压增高。②大脑皮质功能失调可引起神经垂体释放更多的血管升压素，后者可直接引起小动脉痉挛，也可通过肾素-醛固酮系统，引起钠潴留，进一步促使小动脉痉挛。③大脑皮质功能失调也可引起垂体前叶促肾上腺皮质激素（ACTH）和肾上腺皮质激素分泌增加，促使钠潴留。④大脑皮质功能失调还可引起肾上腺髓质激素分泌增多，后者可直接引起小动脉痉挛，也可通过增加心排血量进一步加重高血压。

二、临床表现

（一）一般表现

大多数的高血压患者在血压升高早期仅有轻微的自觉症状，如头痛、头晕、失眠、耳鸣、烦躁、工作和学习精力不易集中，容易出现疲劳等。

（二）并发症

疼痛或出现颈背部肌肉酸痛紧张感。血压持久升高可导致心、脑、肾、血管等靶器官受损的表现。当出现心慌、气促、胸闷、心前区疼痛时表明心脏已受累；出现尿频、多尿、尿液清淡时表明肾脏受累；如果高血压患者突然出现神志不清、呼吸深沉不规则、大小便失禁等提示可能发生脑出血；如果是逐渐出现一侧肢体活动不利、麻木甚至麻痹应当怀疑是否有脑血栓的形成。

（三）高血压危险度分层

据心血管危险因素和靶器官受损的情况　分层如下。

（1）低危组：男性年龄<55岁、女性年龄<65岁，高血压1级、无其他危险因素者，属低危组。典型情况下，10年随访中患者发生主要心血管事件的危险<15%。

（2）中危组：高血压2级或1~2级同时有1~2个危险因素，患者应否给予药物治疗，开始药物治疗前应经多长时间的观察，医生需予十分缜密的判断。典型情况下，该组患者随后10年内发生主要心血管事件的危险15%～20%，若患者属高血压1级，兼有一种危险因素，10年内发生心血管事件危险约15%。

（3）高危组：高血压水平属1级或2级，兼有3种或更多危险因素、兼患糖尿病或靶器官损害或高血压水平属3级但无其他危险因素患者属高危组。典型情况下，他们随后10年间发生主要心血管事件的危险20%～30%。

（4）很高危组：高血压3级同时有1种以上危险因素或兼患糖尿病或靶器官损害，或高血压1～3级并有临床相关疾病。典型情况下，随后10年间发生主要心血管事件的危险≥30%，应迅速开始最积极的治疗。

（四）几种特殊高血压类型

1. 高血压危象　在高血压疾病发展过程中，因为劳累、紧张、精神创伤、寒冷所诱发，出现烦躁不安、心慌、多汗、手足发抖、面色苍白、异常兴奋等临床表现，可伴有心绞痛、心力衰竭，也可伴有高血压脑病的临床表现。血压升高以收缩压升高为主，往往收缩压＞200mmHg。

2. 高血压脑病　在高血压疾病发展过程中，因为劳累、紧张、情绪激动等诱发，急性脑血液循环障碍，引起脑水肿和颅内压增高，出现头痛、呕吐、烦躁不安、心跳慢，视物模糊、意识障碍甚至昏迷等临床表现。血压升高以舒张压升高为主，往往舒张压＞120mmHg。

3. 恶性高血压　又称急进性高血压，是指舒张压和收缩压均显著增高，病情进展迅速，常伴有视网膜病变，多见于青年人，常常出现头晕、头痛、视物模糊、心慌、气短、体重减轻等临床表现，舒张压常＞130mmHg，易并发心、脑、肾等重要脏器的严重并发症，短时间内可因肾衰竭而死亡。

三、治疗

（一）药物治疗

临床上常用的降压药物主要有六大类：利尿药、α受体阻滞药、钙通道阻滞药（CCBs）、血管紧张素转换酶抑制药（ACEI）、β受体阻滞药以及血管紧张素Ⅱ受体拮抗药（ARBs）。临床试验结果证实几种降血压药物，均能减少高血压并发症。

1. 治疗目标　抗高血压治疗的最终目标是减少心血管和肾脏疾病的发病率和病死率。多数高血压患者，特别是50岁以上者SBP达标时，DBP也会达标，治疗重点应放在SBP达标上。普通高血压患者降至140/90mmHg以下，糖尿病、肾病等高危患者降压目标是＜130/80mmHg以下，老年高血压患者的收缩压降至150mmHg以下。

需要说明的是，降压目标是140/90mmHg以下，而不仅仅是达到140/90mmHg。如患者耐受，还可进一步降低，如对年轻高血压患者可降至130/80mmHg或120/80mmHg。

2. 治疗原则　高血压的治疗应全面考虑患者的血压升高水平、并存的危险因素、临床情况，以及靶器官损害，确定合理的治疗方案。对不同危险等级的高血压患者应采用不同的治疗原则。选择抗高血压药物时应考虑对其他伴随疾病存在有利和不利的影响。

（1）潜在的有利影响：噻嗪类利尿药有助于延缓骨质疏松患者的矿物质脱失。β受体阻滞药可治疗心房快速房性心律失常或心房颤动，偏头痛，甲状腺功能亢进（短期应用），特发性震颤或手术期高血压。CCBs治疗雷诺综合征和某些心律失常。α受体阻滞药可治疗前列腺疾病。

（2）潜在的不利影响：噻嗪类利尿药慎用于痛风或有明显低钠血症史的患者。β受体阻滞药禁用于哮喘、反应性气道疾病、二度或三度心脏传导阻滞。ACEI和ARBs不适于准备怀孕的妇女，禁用于孕妇。ACEI不适于有血管性水肿病史的患者。醛固酮拮抗药和保钾利尿药会导致高钾血症，应避免用于服药前血清钾超过5.0mEq/L的患者。

3. 治疗的有效措施　包括以下几点。

（1）降低高血压患者的血压水平是预防脑卒中及冠心病的根本，只要降低高血压患者的血压水平，就对患者有益处。

（2）由于大多数高血压患者需要两种或以上药物联合应用才能达到目标血压，故提倡小剂量降压药的联合应用或固定剂量复方制剂的应用。

（3）利尿药、β受体阻滞药、ACE抑制药、钙通道阻滞药、血管紧张素受体拮抗药及小剂量复方制剂均可作为初始或维持治疗高血压的药物。

（4）推荐应用每日口服1次，降压效果维持24h的降压药，强调长期有规律的抗高血压治疗，达到有效、平稳、长期控制的要求。

（二）非药物治疗

非药物治疗是高血压的基础治疗，主要通过改善不合理的生活方式，减低危险因素水平，进而使血压水平下降。对1级高血压患者，仅通过非药物治疗就有可能使血压降至正常水平。对于必须接受药物治疗的2、3级高血压患者，非药物治疗可以提高药物疗效，减少药物用量，从而降低药物的不良反应，减少治疗费用（表2-2）。

表2-2 防治高血压的非药物措施

措施	目标	收缩压下降范围
减重	减少热量，膳食平衡，增加运动，BMI保持20~24kg/m^2	5~20mmHg/减重10kg
膳食限盐	北方首先将每人每日平均食盐量降至8g，以后再降至6g，南方可控制在6g以下	2~8mmHg
减少膳食脂肪	总脂肪<总热量的30%，饱和脂肪<10%，增加新鲜蔬菜每日400~500g，水果100g，肉类50~100g，鱼虾类50g蛋类每周3~4枚，奶类每日250g，每日食油20~25g，少吃糖类和甜食	-
增加及保持适当体力活动	一般每周运动3~5次，每次持续20~60min。如运动后自我感觉良好，且保持理想体重，则表明运动量和运动方式会话	4~9mmHg
保持乐观心态，提高应激能力	通过宣教和咨询，提高人群自我防病能力。提倡选择适合个体的体育，绘画等文化活动，增加老年人社交机会，提高生活质量	-
戒烟、限酒	不吸烟；不提倡饮酒，如饮酒，男性每日饮酒精量不超过25g，即葡萄酒小于100~150mL（相当于2~3两），或啤酒小于250~500mL（相当于0.5~1斤），或白酒小于25~50mL（相当于0.5~1两）；女性则减半量，孕妇不饮酒。不提倡饮高度烈性酒。高血压及心脑血管病患者应尽量戒酒	2~4mmHg

注：BMI：体重指数=体重/身高^2（kg/m^2）。

（三）特殊人群高血压治疗方案

1. 老年高血压　65岁以上的老年人中2/3以上有高血压，老年人降压治疗强调平缓降压，应给予长效制剂，对可耐受者应尽可能降至140/90mmHg以下，但舒张压不宜低于60mmHg，否则是预后不佳的危险因素。

2. 糖尿病　常并发血脂异常、直立性低血压、肾功能不全、冠心病，选择降压药应兼顾或至少不加重这些异常。

3. 冠心病　高血压并发冠心病的患者发生再次梗死或猝死的机会要高于不合并高血压的冠心病患者，它们均与高血压有直接关系，应积极治疗。研究显示，伴有冠心病的高血压患者，不论选用β-受体阻断药还是钙通道阻滞药，作为控制血压的一线药物，最后结果是一样的。

4. 脑血管病　对于病情稳定的非急性期脑血管病患者，血压水平应控制在140/90mmHg以下。急性期脑血管病患者另作别论。

5. 肾脏损害　血肌酐<221μmol/L，首选ACEI，因其对减少蛋白尿及延缓肾病变的进展有利；血肌酐>265μmol/L应停用ACEI，可选择钙通道阻滞药、α受体阻滞药、β受体阻滞药。伴有肾脏损害或有蛋白尿的患者（24h蛋白尿>1g），控制血压宜更严格。

6. 妊娠高血压　因妊娠早期的血管扩张作用，在妊娠20周前，轻度高血压的患者不需药物治疗，从16周至分娩通常使用的较为安全的药物包括：甲基多巴、β受体阻滞药、肼屈嗪（短期），降低所有的心血管危险因素，须停止吸烟。改变生活方式产生的效果与量和时间有关，某些人的效果更好。

四、高血压病常见护理问题

（一）疼痛：头痛

1. 相关因素　与血压升高有关。

2. 临床表现　头部疼痛。

3. 护理措施　如下所述。

（1）评估患者头痛的情况，如头痛程度（长海痛尺）、持续时间、是否伴有恶心、呕吐、视物模糊等伴随症状。

（2）尽量减少或避免引起或加重头痛的因素，保持病室环境安静，减少探视，护理人员做到操作轻、说话轻、走路轻、关门轻，保证患者有充足的睡眠。

（3）向患者讲解引起头痛的原因，嘱患者合理安排工作和休息，避免劳累、精神紧张、情绪激动等，戒烟、酒。

（4）指导患者放松的技巧，如听轻音乐、缓慢呼吸等。

（5）告知患者控制血压稳定和坚持长期、规律服药的重要性，加强患者的服药依从性。

（二）活动无耐力

1. 相关因素　与并发心力衰竭有关。

2. 临床表现　乏力，轻微活动后即感呼吸困难、无力等。

3. 护理措施　如下所述。

（1）告知患者引起乏力的原因，尽量减少增加心脏负担的因素，如剧烈活动等。

（2）评估患者心功能状态，评估患者活动情况，根据患者心功能情况制订合理的活动计划。督促患者坚持动静结合，循序渐进增加活动量。

（3）嘱患者一旦出现心慌、呼吸困难，胸闷等情况应立即停止活动，保证休息，并一次作为最大活动量的指征。

（三）有受伤的危险

1. 相关因素　与头晕、视物模糊有关。

2. 临床表现　头晕、眼花、视物模糊，严重时可出现晕厥。

3. 护理措施　如下所述。

（1）警惕急性低血压反应，避免剧烈运动、突然改变体位，改变体位时动作应缓慢，特别是夜间起床时；服药后不要站立太久，因为长时间的站立会使腿部血管扩张，血流增加，导致脑部供血不足；避免用过热的水洗澡，防止周围血管扩张导致晕厥。

（2）如出现晕厥、恶心、乏力时应立即平卧，头低足高位，促进静脉回流，增加脑部的血液供应。上厕所或外出应有人陪伴，若头晕严重应尽量卧床休息，床上大小便。

（3）避免受伤，活动场所应灯光明亮，地面防滑，厕所安装扶手，房间应减少障碍物。

（4）密切检测血压的变化，避免血压过高或过低。

（四）执行治疗方案无效

1. 相关因素　与缺乏相应治疗知识和治疗长期性、复杂性有关。

2. 临床表现　不能遵医嘱按时服药。

3. 护理措施　如下所述。

（1）告知患者按时服药的重要性，不能血压正常时就自行停药。

（2）嘱患者定期门诊随访，监测血压控制情况。

（3）坚持服药的同时还要注意观察药物的不良反应，如使用利尿药时应注意监测血钾水平，防止低血钾；用β受体阻滞药应注意其抑制心肌收缩力、心动过缓、支气管痉挛、低血糖等不良反应；使用血管紧张素转换酶（ACE）抑制应注意其头晕、咳嗽、肾功能损害等不良反应。

（五）潜在并发症：高血压危重症

1. 相关因素　与血压短时间突然升高有关。

2. 临床表现　在高血压病病程中，患者血压显著升高，出现头痛、烦躁、心悸、气急、恶心、呕吐、视物模糊等。

3. 护理措施　如下所述。

（1）患者应进入加强监护室，绝对卧床休息，避免一切不良刺激，保证良好的休息环境。持续监测血压和尽快应用适合的降压药。

（2）安抚患者，做好心理护理，严密观察患者病情变化。

（3）迅速减压，静脉输注降压药，1h使平均动脉血压迅速下降但不超过25%，在以后的2～6h内血压降至60（100～110）mmHg。血压过度降低可引起肾、脑或冠脉缺血。如果这样的血压水平可耐受和临床情况稳定，在以后24～48h逐步降低血压达到正常水平。

（4）急症常用降压药有硝普钠（静脉）、尼卡地平、乌拉地尔、二氮嗪，肼屈嗪、拉贝洛尔、艾司洛尔、酚妥拉明等。用药时注意效果以及有无不良反应，如静滴硝酸甘油等药物时应注意监测血压变化。

（5）向患者讲明遵医嘱按时服药，保证血压稳定的重要性，争取患者及家属的配合。

（6）告知患者如出现血压急剧升高、剧烈头痛。呕吐等不适应及时来院就诊。

（7）协助生活护理，勤巡视病房，勤询问患者的生活需要。

五、健康教育

高血压的健康教育就是根据文化、经济、环境和地理的差异，针对不同的目标人群采用多种形式进行信息的传播，公众教育应着重于宣传高血压的特点、原因和并发症的有关知识；它的可预防性和可治疗性，以及生活方式在高血压的预防和治疗中的作用。尤其应针对不同人群开展不同内容的健康教育。

（一）随访教育

1. 教育诊断　确定患者的目前行为状况、知识、技能水平和学习能力、态度和信念以及近期内患者首先要采取改变的问题。

2. 咨询指导　指导要具体化，行为改变从小量开始，多方面的参与支持，从各方面给患者持续的一致的正面的健康信息可加强患者行为的改变。要加强家庭和朋友的参与全体医务人员的参与。

3. 随访和监测　定期随访患者，及时评价和反馈，并继续设定下一步的目标，可使患者改变的行为巩固和持续下去。一旦开始应用抗高血压药物治疗，多数患者应每月随诊，调整用药直至达到目标血压。2级高血压或有复杂并发症的患者应增加随访的次数。每年至少监测1或2次血钾和肌酐。如血压已达标并保持稳定，可每隔3～6个月随访1次。如有伴随疾病如心力衰竭；或并发其他疾病如糖尿病；或实验室检查的需要均会影响随诊的频率。其他的心血管危险因素也应达到相应的治疗目标，并大力提倡戒烟。由于未控制的高血压患者服用小剂量阿司匹林脑出血的危险增加，只有在血压控制的前提下，才提倡小剂量阿司匹林治疗。

（二）饮示指导

在利尿药及其他降压药问世以前，高血压的治疗主要以饮食为主，随着药物学的发展，饮食治疗逐渐降至次要地位。然而近年来关于高血压病病因和发病机制的研究又促进人们重新评价营养在本病防治中的重要作用。其主要原因是由于：第一，高血压病作为一种常见病，其发生与环境因素，特别是与营养因素密切相关；第二，现有的各种降压药物均有一定的不良反应，而营养治疗不仅具有一定的疗效，而且合乎生理，因此更适宜于大规模人群的防治。

1. 营养因素在高血压痛防治中的作用　如下所述。

（1）钠和钾的摄入与高血压病的发病和防治有关：首先，流行病学方面大量资料表明，高血压病的发病率与居民膳食中钠盐摄入量呈显著正相关；其次，临床观察发现，不少轻度高血压患者，只需中度限制钠盐摄入，即可使其血压降至正常范围。即使是重度或顽固性高血压病患者，低盐饮食也常可增加药物疗效，减少用药剂量。最后，动物实验表明，钠盐摄入过多可使小鸡和大鼠形成高血压，血压增高的程度与盐量成正比。进一步研究还表明，钠盐对血压的影响与遗传因素有关。通过近亲交配所产生的对盐敏感的大鼠，即使喂以钠盐不高的饲料，也可产生高血压。钠盐摄入过多引起高血压的机制尚未明了。据认为可能与细胞外液扩张，心排血量增加，组织过分灌注，以至造成周围血管阻力增加和血压增高。有人发现高血压患者小动脉中每单位干重所含钠盐较正常人为高，这可使动脉壁增厚，血管阻力增加，也可使血管的舒缩性发生改变。

钾不论动物实验或人体观察均提示其具有对抗钠所引起的不利作用。临床观察表明，氯化钾可使血压呈规律性下降，而氯化钠则可使之上升。

（2）水质硬度和微量元素：软水地区高血压的发病率较硬水地区为高，这可能与微量元素镉有关。动物实验已证明，镉可引起大鼠的高血压，而当用镉的螯合剂时则可使其逆转。上海市高血压病研究所发现不论健康人或高血压患者的血压增高与血中镉含量的对数呈正相关。锌具有对抗镉的作用，其含量降低可使血压升高。此外，也有报道提到镁对高血压患者有扩张血管作用，能使大多数类型患者的心排血量增加。

（3）其他因素：包括热能、蛋白质、糖类和脂肪等也与本病的发生和防治有一定的联系。

2. 防治措施　具体如下。

（1）限制钠盐摄入：健康成人每天钠的需要量仅为200mg（相当于0.5g食盐）。WHO建议每人每日食盐量不超过6g。我国膳食中约80%的钠来自烹调或含盐高的腌制品，因此限盐首先要减少烹调用盐及含盐高的调料，少食各种咸菜及盐腌食品。根据WHO的建议，北方居民应减少日常用盐一半，南方居民减少1/3。

（2）减少膳食脂肪，补充适量优质蛋白质：有流行病学资料显示，即使不减少膳食中的钠和不减重，如果将膳食脂肪控制在总热量25%以下，P/S比值维持在1，连续40d可使男性SBP和DBP下降12%，女性下降5%。有研究表明每周吃鱼4次以上与吃鱼最少的相比，冠心病发病率减少28%。

建议改善动物性食物结构，减少含脂肪高的猪肉，增加含蛋白质较高而脂肪较少的禽类及鱼类。蛋白质占总热量15%左右，动物蛋白占总蛋白质20%。蛋白质质量依次为：奶、蛋；鱼、虾；鸡、鸭；猪、牛、羊肉；植物蛋白，其中豆类最好。

（3）注意补充钾和钙：研究资料表明钾与血压呈明显负相关，中国膳食低钾、低钙，因此要增加含钾多、含钙高的食物，如绿叶菜、鲜奶、豆类制品等。这一点在使用利尿药，特别是当血钾含量偏低时尤为重要。

（4）多吃蔬菜和水果：增加蔬菜或水果摄入，减少脂肪摄入可使SBP和DBP有所下降。素食者比肉食者有较低的血压，其降压的作用可能基于水果、蔬菜、食物纤维和低脂肪的综合作用。人类饮食应以素食为主，适当肉量最理想。

（5）限制饮酒：尽管有研究表明非常少量饮酒可能减少冠心病发病的危险，但是饮酒和血压水平及高血压患病率之间却呈线性相关，大量饮酒可诱发心脑血管事件发作。因此不提倡用少量饮酒预防冠心病，提倡高血压患者应戒酒，因饮酒可增加服用降压药物的耐药性。如饮酒，建议每日饮酒量应为少量，男性饮酒的酒精不超过25g，即葡萄酒<100～150mL，或啤酒<250～500mL，或白酒<25～50mL；女性则减半量，孕妇不饮酒。不提倡饮高度烈性酒。WHO对酒的新建议是越少越好。

（三）心理护理

1. 评估患者　通过问诊了解患者的家庭、社会、文化状况及行为，分析患者的心理，向患者解释造成高血压病最主要的原因及疾病的转归，再向患者说明高血压病可以控制，甚至可以治愈，从而以增强患者战胜疾病的信心。

2. 克服心理障碍　针对中年高血压患者存在的不良心理进行施护。麻痹大意心理：自以为年轻，身强力壮，采取无所谓的态度。针对这种心理首先要唤起患者对疾病的重视，使之认识到防治高血压病的重要性，在调养方法和注意事项上给予正确的引导，使之配合医师治疗，同时给患者制定个体化健康教育计划，并调动家属参与治疗活动，配合医护完成治疗任务，使之早日康复；焦虑、紧张、恐惧心理：一些患者，认为得了高血压病就是终身疾病，而且还会得心脑血管病，于是，久而久之产生焦虑恐惧心理。采取的措施是暗示诱导，应诱导患者使其注意力从一个客体转移到另一个客体，从而打破原来心理上存在的恶性循环，保持乐观情绪，轻松愉快地接受治疗，以达到防病治病的目的。

（四）正确测量血压

血压测量是诊断高血压及评估其严重程度的主要手段，目前主要用以下 3 种方法：

1. 诊所血压　是目前临床诊断高血压和分级的标准方法，由医护人员在标准条件下按统一的规范进行测量。具体要求如下：

（1）选择符合计量标准的水银柱血压计或者经国际标准（BHS 和 AAMD）检验合格的电子血压计进行测量。

（2）使用大小合适的袖带，袖带气囊至少应包裹 80% 上臂。大多数人的臂围 25 ~ 35cm，应使用长 35cm、宽 12 ~ 13cm 规格气囊的袖带；肥胖者或臂围大者应使用大规格袖带；儿童使用小规格袖带。

（3）被测量者至少安静休息 5min，在测量前 30min 内禁止吸烟或饮咖啡，排空膀胱。

（4）被测量者取坐位，最好坐靠背椅，裸露右上臂，上臂与心脏处在同一水平。如果怀疑外周血管病，首次就诊时应测量左、右上臂血压。特殊情况下可以取卧位或站立位。老年人、糖尿病患者及出现直立性低血压情况者，应加测直立位血压。直立位血压应在卧位改为直立位后 1min 和 5min 时测量。

（5）将袖带缚于被测者的上臂，袖带的下缘应在肘弯上 2.5cm，松紧适宜。将听诊器探头置于肱动脉搏动处。

（6）测量时快速充气，使气囊内压力达到桡动脉搏动消失后再升高 30mmHg（4.0kPa），然后以恒定的速率（2 ~ 6mmHg/s）缓慢放气。在心率缓慢者，放气速率应更慢些。获得舒张压读数后，快速放气至零。

（7）在放气过程中仔细听取柯氏音，观察柯氏音第Ⅰ时相（第一音）和第Ⅴ时相（消失音）水银柱凸面的垂直高度。收缩压读数取柯氏音第Ⅰ时相，舒张压读数取柯氏音第Ⅴ时相。< 12 岁儿童、妊娠妇女、严重贫血、甲状腺功能亢进、主动脉瓣关闭不全及柯氏音不消失者，以柯氏音第Ⅳ时相（变音）定为舒张压。

（8）血压单位在临床使用时采用毫米汞柱（mmHg），在我国正式出版物中注明毫米汞柱与千帕斯卡（kPa）的换算关系，1mmHg = 0.133kPa。

（9）应相隔 1 ~ 2min 重复测量，取 2 次读数的平均值记录。如果收缩压或舒张压的 2 次读数相差 5mmHg 以上，应再次测量，取 3 次读数的平均值记录。

2. 自测血压　具体如下。

（1）对于评估血压水平及严重程度，评价降压效应，改善治疗依从性，增强治疗的主动参与，自测血压具有独特优点。且无白大衣效应，可重复性较好。目前，患者家庭自测血压在评价血压水平和指导降压治疗上已经成为诊所血压的重要补充。然而，对于精神焦虑或根据血压读数常自行改变治疗方案的患者，不建议自测血压。

（2）推荐使用符合国际标准的上臂式全自动或半自动电子血压计，正常上限参考值为 135/85mmHg。应注意患者向医生报告自测血压数据时可能有主观选择性，即报告偏差，患者有意或无意选择较高或较低的血压读数向医师报告，影响医师判断病情和修改治疗。有记忆存储数据功能的电子血压计可克服报告偏差。血压读数的报告方式可采用每周或每月的平均值。家庭自测血压低于诊所血压，家庭自测血压 135/85mmHg 相当于诊所血压 140/90mmHg。对血压正常的人建议定期测量血压（20 ~ 29 岁，每 2 年测 1 次；30 岁以上每年至少 1 次）。

3. 动态血压　具体如下。

（1）动态血压监测能提供日常活动和睡眠时血压的情况：动态血压监测提供评价在无靶器官损害的情况下（白大衣效应）高血压的可靠证据，也有助于评估明显耐药的患者，抗高血压药物引起的低血压综合征，阵发性高血压以及自主神经功能失调。动态血压测值常低于诊所血压测值。通常高血压患者清醒时血压≥135/85mmHg，睡眠时≥120/75mmHg。动态血压监测值与靶器官损害的相关性优于诊所血压。动态血压监测能提供血压升高占测量总数的百分比、整体血压负荷及睡眠时血压降低的程度。大多数人在夜间血压下降10%～20%，如果不存在这种血压下降现象，则其发生心血管事件的危险会增加。

（2）动态血压测量应使用符合国际标准的监测仪：动态血压的正常值推荐以下国内参考标准：24h平均值<130/80mmHg，白昼平均值<135/85mmHg，夜间平均值<125/75mmHg。正常情况下，夜间血压均值比白昼血压值低10%～15%。

（3）动态血压监测在临床上可用于诊断白大衣性高血压、隐蔽性高血压、顽固难治性高血压、发作性高血压或低血压，评估血压升高严重程度，但是目前主要仍用于临床研究，例如评估心血管调节机制、预后意义、新药或治疗方案疗效考核等，不能取代诊所血压测量。

（4）动态血压测量时应注意以下问题：①测量时间间隔应设定一般为每30min测1次。可根据需要而设定所需的时间间隔。②指导患者日常活动，避免剧烈运动。测血压时患者上臂要保持伸展和静止状态。③若首次检查由于伪迹较多而使读数<80%的预期值，应再次测量。④可根据24h平均血压，日间血压或夜间血压进行临床决策参考，但倾向于应用24h平均血压。

（五）适量运动

1. 运动的作用　运动除了可以促进血液循环，降低胆固醇的生成外，并能增强肌肉、骨骼，减少关节僵硬的发生，还能增加食欲，促进肠胃蠕动、预防便秘、改善睡眠。

2. 运动的形式　最好养成持续运动的习惯，对中老年人应包括有氧、伸展及增强肌力练习3类，具体项目可选择步行、慢跑、太极拳、门球、气功等。

3. 运动强度的控制　每个参加运动的人特别是中老年人和高血压患者在运动前最好了解一下自己的身体状况，以决定自己的运动种类、强度、频度和持续运动时间。运动强度必须因人而异，按科学锻炼的要求，常用运动强度指标可用运动时最大心率达到180（或170）减去年龄，如50岁的人运动心率为120～130次/min，如果求精确则采用最大心率的60%～85%作为运动适宜心率，需在医师指导下进行。运动频度一般要求每周3～5次，每次持续20～60min即可，可根据运动者身体状况和所选择的运动种类以及气候条件等而定。

（六）在医生指导下正确用药

1. 减药　高血压患者一般须终身治疗。患者经确诊为高血压后若自行停药，其血压（或迟或早）终将回复到治疗前水平。但患者的血压若长期控制，可以试图小心、逐步地减少服药数或剂量。尤其是认真地进行非药物治疗，密切地观察改进生活方式进度和效果的患者。患者在试行这种“逐步减药”时，应十分仔细地监测血压。

2. 记录　一般高血压病患者的治疗时间长达数十年，治疗方案会有多次变换，包括药物的选择。最好建议患者详细记录其用过的治疗药物及疗效。医生则更应为经手治疗的患者保存充分的记录，随时备用。

3. 剂量的调整　对大多数非重症或急症高血压，要寻找其最小有效耐受剂量药物，也不宜降压太快。故开始给小剂量药物，经1个月后，如疗效不够而不良反应少或可耐受，可增加剂量；如出现不良反应不能耐受，则改用另一类药物。随访期间血压的测量应在每天的同一时间，对重症高血压，须及早控制其血压，可以较早递增剂量和合并用药。随访时除患者主观感觉外，还要做必要的化验检查，以了解靶器官状况和有无药物不良反应。对于非重症或急症高血压，经治疗血压长期稳定达1年以上，可以考虑减少剂量，目的为减少药物的可能不良反应，但以不影响疗效为前提。

（1）选择针对性强的降血压药：降血压药物品种很多，个体差异很大，同一种药物不同的患者服用后的效果会因人而异。对医生开的降血压药，护理人员和患者必须了解药物的名称、作用、剂量、用法、不良反应等，并遵照医嘱按时服药。

（2）合适的剂量：一般由小剂量开始，逐渐调整到合适的剂量。晚上睡觉前的治疗剂量，尤其要偏小，因入睡后如果血压降得太低，则易出现脑动脉血栓形成。药品剂量不能忽大忽小，否则血压波动太大，会造成实质性脏器的损伤。

（3）不能急于求成：如血压降得太低，常会引起急性缺血性脑血管病和心脏缺血性疾病的发生。

（4）不要轻易中断治疗：应用降血压药过程中，症状改善后，仍需坚持长期服药，也不可随意减少剂量，必须听从医生的治疗安排。

（5）不宜频繁更换降血压药物：各种降血压药，在人体内的作用时间不尽相同，更换降血压药时，往往会引起血压的波动，换降血压药必须在医生指导下进行，不宜多种药合用，以避免药物不良反应。

（6）患痴呆症或意识不清的老人，护理人员必须协助服药，并帮助管理好药物，以免发生危险。

（7）注意观察不良反应，必要时，采取相应的防范措施。若患者突然出现头痛、多汗、恶心、呕吐、烦躁、心慌等症状，家人协助患者立即平卧抬高头部，用湿毛巾敷在头部；测量血压，若血压过高，应用硝苯地平嚼碎舌下含服等，以快速降血压；如果半小时后血压仍不下降，且症状明显，应立即去医院就诊。

（杨　梅）

第四节　心绞痛

心绞痛（angina pectoris）是冠状动脉供血不足，心肌急剧的、暂时的缺血与缺氧引起的综合征。其特点为阵发性的前胸压榨性疼痛感觉，主要位于胸骨后部，可放射至左上肢，常发生于劳累或情绪激动时，持续数分钟，休息或服用硝酸酯制剂后消失。本病多见于男性，多数患者在40岁以上，劳累、情绪激动、饱食、受寒、阴雨天气、急性循环衰竭等为常见的诱因。

一、病因

1. 基本病因　对心脏予以机械性刺激并不引起疼痛，但心肌缺血、缺氧则引起疼痛。当冠状动脉的“供血”与心肌的“需氧”出现矛盾，冠状动脉血流量不能满足心肌代谢需要时，引起心肌急剧的、暂时的缺血、缺氧时，即产生心绞痛。

2. 其他病因　除冠状动脉粥样硬化外，主动脉瓣狭窄或关闭不全、梅毒性主动脉炎、肥厚性心肌病、先天性冠状动脉畸形、风湿性冠状动脉炎，都可引起冠状动脉在心室舒张期充盈障碍，引发心绞痛。

二、临床表现与诊断

（一）临床表现

1. 症状和体征　具体如下。

（1）部位：典型心绞痛主要在胸骨体上段或中段之后，可波及心前区，有手掌大小范围，可放射至左肩、左上肢前内侧，达无名指和小指；不典型心绞痛疼痛可位于胸骨下段、左心前区或上腹部，放射至颈、下颌、左肩胛部或右前胸。

（2）性质：胸痛为压迫、发闷，或紧缩性，也可有烧灼感。发作时，患者往往不自觉地停止原来的活动，直至症状缓解。

（3）诱因：典型的心绞痛常在相似的条件下发生。以体力劳累为主，其次为情绪激动。登楼、平地快步走、饱餐后步行、逆风行走，甚至用力大便或将臂举过头部的轻微动作，暴露于寒冷环境、进冷饮、身体其他部位的疼痛，以及恐怖、紧张、发怒、烦恼等情绪变化，都可诱发。晨间痛阈低，轻微劳力如刷牙、剃须、步行即可引起发作；上午及下午痛阈提高，则较重的劳力亦可不诱发。

（4）时间：疼痛出现后常逐步加重，然后在3～5min内逐渐消失，一般在停止原活动后缓解。一般为1～15min，多数3～5min，偶可达30min的，可数天或数星期发作1次，亦可1d内发作多次。

（5）硝酸甘油的效应：舌下含有硝酸甘油片如有效，心绞痛应于1～2min内缓解，对卧位型心绞痛，硝酸甘油可能无效。在评定硝酸甘油的效应时，还要注意患者所用的药物是否已经失效或接近失效。

2. 体征　平时无异常体征，心绞痛发作时常见心律增快、血压升高、表情焦虑、皮肤冷或出汗，有时出现第四或第三奔马律。可有暂时性心尖部收缩期杂音，是乳头肌缺血以致功能失调引起二尖瓣关闭不全所致。

（二）诊断

1. 冠心病诊断　具体如下。

（1）据典型的发作特点和体征，含用硝酸甘油后缓解，结合年龄和存在冠心病易患因素，除外其他原因所致的心绞痛，一般即可建立诊断。

（2）心绞痛发作时心电图：绝大多数患者ST段压低0.1mV（1mm）以上，T波平坦或倒置（变异型心绞痛者则有关导联ST段抬高），发作过后数分钟内逐渐恢复。

（3）心电图无改变的患者可考虑做负荷试验：发作不典型者，诊断要依靠观察硝酸甘油的疗效和发作时心电图的改变；如仍不能确诊，可多次复查心电图、心电图负荷试验或24h动态心电图连续监测，如心电图出现阳性变化或负荷试验诱发心绞痛发作亦可确诊。

（4）诊断有困难者可考虑行选择性冠状动脉造影或做冠状动脉CT：考虑施行外科手术治疗者则必须行选择性冠状动脉造影。冠状动脉内超声检查可显示管壁的病变，对诊断可能更有帮助。

2. 近年对确诊心绞痛的患者主张进行仔细的分型诊断　根据世界卫生组织“缺血性心脏病的命名及诊断标准”，现将心绞痛作如下归类。

（1）劳累性心绞痛：是由运动或其他增加心肌需氧量的情况所诱发的心绞痛。包括3种类型。①稳定型劳累性心绞痛：简称稳定型心绞痛，亦称普通型心绞痛。是最常见的心绞痛。指由心肌缺血缺氧引起的典型心绞痛发作，其性质在1～3个月内并无改变。即每日和每周疼痛发作次数大致相同，诱发疼痛的劳累和情绪激动程度相同，每次发作疼痛的性质和疼痛部位无改变，用硝酸甘油后也在相同时间内发生疗效。②初发型劳累性心绞痛：简称初发型心绞痛。指患者过去未发生过心绞痛或心肌梗死，而现在发生由心肌缺血缺氧引起的心绞痛，时间尚在1～2个月内。有过稳定型心绞痛但已数月不发生心绞痛，再发生心绞痛未到1个月者也归入本型。③恶化型劳累性心绞痛：进行型心绞痛指原有稳定型心绞痛的患者，在3个月内疼痛的频率、程度、诱发因素经常变动，进行性恶化。可发展为心肌梗死与猝死。

（2）自发性心绞痛：心绞痛发作与心肌需氧量无明显关系，与劳累性心绞痛相比，疼痛持续时间一般较长，程度较重，且不易为硝酸甘油所缓解。包括四种类型：①卧位型心绞痛：在休息时或熟睡时发生的心绞痛，其发作时间较长，症状也较重，发作与体力活动或情绪激动无明显关系，常发生在半夜，偶尔在午睡或休息时发作。疼痛常剧烈难忍，患者烦躁不安、起床走动。硝酸甘油的疗效不明显或仅能暂时缓解。可能与夜梦、夜间血压降低或发生未被察觉的左心室衰竭，以致狭窄的冠状动脉远端心肌灌注不足；或平卧时静脉回流增加，心脏工作量增加，需氧增加等有关。②变异型心绞痛：本型患者心绞痛的性质、与卧位型心绞痛相似，也常在夜间发作，但发作时心电图表现不同，显示有关导联的ST段抬高而与之相对应的导联中则ST段压低。本型心绞痛是由于在冠状动脉狭窄的基础上，该支血管发生痉挛，引起一片心肌缺血所致。③中间综合征：亦称冠状动脉功能不全。指心肌缺血引起的心绞痛发作历时较长，达30min或1h以上，发作常在休息时或睡眠中发生，但心电图、放射性核素和血清学检查无心肌坏死的表现。本型疼痛其性质是介于心绞痛与心肌梗死之间，常是心肌梗死的前奏。④梗死后心绞痛：在急性心肌梗死后不久或数周后发生的心绞痛。由于供血的冠状动脉阻塞，发生心肌梗死，但心肌尚未完全坏死，一部分未坏死的心肌处于严重缺血状态下又发生疼痛，随时有再发生梗死的可能。

（3）混合性心绞痛：劳累性和自发性心绞痛混合出现，因冠状动脉的病变使冠状动脉血流储备固定地减少，同时又发生短暂的再减损所致，兼有劳累性和自发性心绞痛的临床表现。有人认为这种心绞痛在临床上实甚常见。

（4）不稳定型心绞痛：在临床上被广泛应用并被认为是稳定型劳累性心绞痛和心肌梗死和猝死之间的中间状态。它包括了除稳定型劳累性心绞痛外的上述所有了类型。其病理基础是在原有病变上发生冠状动脉内膜下出血、粥样硬化斑块破裂、血小板或纤维蛋白凝集、冠状动脉痉挛等除了没有诊断心肌梗死的明确的心电图和心肌酶谱变化外，目前应用的不稳定心绞痛的定义根据以下 3 个病史特征做出。①在相对稳定的劳累相关性心绞痛基础上出现逐渐增强的疼痛。②新出现的心绞痛（通常 1 个月内），由很轻度的劳力活动即可引起心绞痛。③在静息和很轻劳力时出现心绞痛。

三、治疗原则

预防：主要预防动脉粥样硬化的发生和发展。

治疗原则：改善冠状动脉的血供；减低心肌的耗氧；同时治疗动脉粥样硬化。

（一）发作时的治疗

（1）休息：发作时立刻休息，经休息后症状可缓解。

（2）药物治疗：应用作用较快硝酸酯制剂。

（3）在应用上述药物的同时，可考虑用镇静药。

（二）缓解期的治疗

系统治疗，清除诱因、注意休息、使用作用持久的抗动脉粥样硬化药物，以防心绞痛发作，可单独、交替或联合应用。宜尽量避免各种确知足以诱致发作的因素。调节饮食，特别是一次进食不应过饱；禁绝烟酒。调整日常生活与工作量；减轻精神负担；保持适当的体力活动，但以不致发生疼痛症状为度；一般不需卧床休息。

（三）其他治疗

低分子右旋糖酐或羟乙基淀粉注射液，作用为改善微循环的灌流，可用于心绞痛的频繁发作。抗凝药，如肝素；溶血栓药和抗血小板药可用于治疗不稳定型心绞痛。高压氧治疗增加全身的氧供应，可使顽固的心绞痛得到改善，但疗效不易巩固。体外反搏治疗可能增加冠状动脉的血供，也可考虑应用。兼有早期心力衰竭者，治疗心绞痛的同时宜用快速作用的洋地黄类制剂。

（四）外科手术治疗

主动脉－冠状动脉旁路移植手术（coronary artery bypass grafting，CABG）方法：取患者自身的大隐静脉或内乳动脉作为旁路移植材料。一端吻合在主动脉，另一端吻合在有病变的冠状动脉段的远端，引主动脉的血液以改善该冠状动脉所供血的心肌的血流量。

（五）经皮腔内冠状动脉成形术

经皮腔内冠状动脉成形术（percutaneous transluminal coronary angioplasty，PTCA）方法：冠状动脉造影后，针对相应病变，应用带球囊的心导管经周围动脉送到冠状动脉，在导引钢丝的指引下进入狭窄部位；向球囊内加压注入稀释的造影剂使之扩张，解除狭窄。

（六）其他冠状动脉介入性治疗

由于 PTCA 有较高的术后再狭窄发生率，近来采用一些其他成形方法如激光冠状动脉成形术（PT-CLA）、冠状动脉斑块旋切术、冠状动脉斑块旋磨术、冠状动脉内支架安置等，期望降低再狭窄发生率。

（七）运动锻炼疗法

谨慎安排进度适宜的运动锻炼有助于促进侧支循环的发展，提高体力活动的耐受量，改善症状。

四、常见护理问题

（一）舒适的改变：心绞痛

1. 相关因素　与心肌急剧、短暂地缺血、缺氧，冠状动脉痉挛有关。

2. 临床表现　阵发性胸骨后疼痛。

3. 护理措施　如下所述。

（1）心绞痛发作时立即停止步行或工作，休息片刻即可缓解。根据疼痛发生的特点，评估心绞痛严重程度（表2-3），制订相应活动计划。频发者或严重心绞痛者，严格限制体力活动，并绝对卧床休息。

表2-3　劳累性心绞痛分级

心绞痛分级	表现
Ⅰ级：日常活动时无症状	较日常活动重的体力活动，如平地小跑步、快速或持重物上三楼、上陡坡等时引起心绞痛
Ⅱ级：日常活动稍受限制	一般体力活动，如常速步行1.5~2km、上三楼、上坡等即引起心绞痛
Ⅲ级：日常活动明显受损	较日常活动轻的体力活动，如常速步行0.5~1km、上二楼、上小坡等即引起心绞痛
Ⅳ级：任何体力活动均引起心绞痛	轻微体力活动（如在室内缓行）即引起心绞痛，严重者休息时亦发生心绞痛

（2）遵医嘱给予患者舌下含服硝酸甘油、吸氧，记录心电图，并通知医生。心绞痛频发或严重者遵医嘱使用硝酸甘油静脉微泵推注。由于此类药物能扩张头面部血管，有些患者使用后会出现颜面潮红、头痛等症状，应向患者说明。

（3）用药后动态观察患者胸痛变化情况，同时监测 ECG，必要时进行心电监测。

（4）告知患者在心绞痛发作时的应对技巧：一是立即停止活动；另一是立即含服硝酸甘油。向患者讲解含服硝酸甘油是因为舌下有丰富的静脉丛，吸收见效比口服硝酸甘油快。若疼痛持续 15min 以上不缓解，则有可能发生心肌梗死，需立即急诊就医。

（二）焦虑

1. 相关因素　与心绞痛反复频繁发作、疗效不理想有关。

2. 临床表现　睡眠不佳，缺乏自信心、思维混乱。

3. 护理措施　如下所述。

（1）向患者讲解心绞痛的治疗是一个长期过程，需要有毅力，鼓励其说出内心想法，针对其具体心理情况给予指导与帮助。

（2）心绞痛发作时，尽量陪伴患者，多与患者沟通，指导患者掌握心绞痛发作的有效应对措施。

（3）及时向患者分析讲解疾病好转信息，增强患者治疗信心。

（4）告知患者不良心理状况对疾病的负面影响，鼓励患者进行舒展身心的活动（如听音乐、看报纸）等活动，转移患者注意力。

（三）知识缺乏

1. 相关因素　与缺乏知识来源，认识能力有限有关。

2. 临床表现　患者不能说出心绞痛相关知识，不知如何避免相关因素。

3. 护理措施　如下所述。

（1）避免诱发心绞痛的相关因素：如情绪激动、饱食、焦虑不安等不良心理状态。

（2）告知患者心绞痛的症状为胸骨后疼痛，可放射至左臂、颈、胸，常为压迫或紧缩感。

（3）指导患者硝酸甘油使用注意事项。

（4）提供简单易懂的书面或影像资料，使患者了解自身疾病的相关知识。

五、健康教育

（一）心理指导

告知患者需保持良好心态，因精神紧张、情绪激动、饱食、焦虑不安等不良心理状态，可诱发和加重病情。患者常因不适而烦躁不安，且伴恐惧，此时鼓励患者表达感觉，告知尽量做深呼吸，放松情绪才能使疾病尽快消除。

（二）饮示指导

1. 减少饮食热能　控制体重少量多餐（每天 4～5 餐），晚餐尤应控制进食量，提倡饭后散步，切忌暴饮暴食，避免过饱；减少脂肪总量，限制饱和脂肪酸和胆固醇的摄入量，增加不饱和脂肪酸；限制单糖和双糖摄入量，供给适量的矿物质及维生素，戒烟戒酒。

2. 在食物选择方面，应适当控制主食和含糖零食　多吃粗粮、杂粮，如玉米、小米、荞麦等；禽肉、鱼类，以及核桃仁、花生、葵花子等坚果类含不饱和脂肪酸较多，可多食用；多食蔬菜和水果，不限量，尤其是超体重者，更应多选用带色蔬菜，如菠菜、油菜、番茄、茄子和带酸味的新鲜水果，如苹果、橘子、山楂，提倡吃新鲜泡菜；多用豆油、花生油、菜油及香油等植物油；蛋白质按劳动强度供给，冠心病患者蛋白质按 2g/kg 供给。尽量多食用黄豆及其制品，如豆腐、豆干、百叶等，其他如绿豆、赤豆也很好。

3. 禁忌食物　忌烟、酒、咖啡以及辛辣的刺激性食品；少用猪油、黄油等动物油烹调；禁用动物脂肪高的食物，如猪肉、牛肉、羊肉及含胆固醇高的动物内脏、动物脂肪、脑髓、贝类、乌贼鱼、蛋黄等；食盐不宜多用，每天 2～4g；含钠味精也应适量限用。

（三）作息指导

制定固定的日常活动计划，避免劳累。避免突发性的劳力动作，尤其在较长时间休息以后。如凌晨起来后活动动作宜慢。心绞痛发作时，应停止所有活动，卧床休息。频发或严重心绞痛患者，严格限制体力活动，应绝对卧床休息。

（四）用药指导

1. 硝酸酯类　硝酸甘油是缓解心绞痛的首选药。

（1）心绞痛发作时可用短效制剂 1 片舌下含化，1～2min 即开始起作用，持续半小时；勿吞服。如药物不易溶解，可轻轻嚼碎继续含化。

（2）应用硝酸酯类药物时可能出现头晕、头胀痛、头部跳动感、面红、心悸，继续用药数日后可自行消失。

（3）硝酸甘油应储存在棕褐色的密闭小玻璃瓶中，防止受热、受潮，使用时应注意有效期，每用 6 个月须更换药物。如果含服药物时无舌尖麻刺、烧灼感，说明药物已失效，不宜再使用。

（4）为避免直立性低血压所引起的晕厥，用药后患者应平卧片刻，必要时吸氧。长期反复应用会产生耐药性而效力降低，但停用 10d 以上，复用可恢复效力。

2. 长期服用 β 受体阻滞药者　如使用阿替洛尔（氨酰心安）、美托洛尔（倍他乐克）时，应指导患者用药。

（1）不能随意突然停药或漏服，否则会引起心绞痛加重或心肌梗死。

（2）应在饭前服用，因食物能延缓此类药物吸收。

（3）用药过程中注意监测心率、血压、心电图等。

3. 钙通道阻滞药　目前不主张使用短效制剂（如硝苯地平），以减少心肌耗氧量。

（五）特殊及行为指导

（1）寒冷刺激可诱发心绞痛发作，不宜用冷水洗脸，洗澡时注意水温及时间。外出应戴口罩或围巾。

（2）患者应随身携带心绞痛急救盒（内装硝酸甘油片）：心绞痛发作时，立即停止活动并休息，保持安静。及时使用硝酸甘油制剂，如片剂舌下含服，喷雾剂喷舌底1~2下，贴剂粘贴在心前区。如果自行用药后，心绞痛未缓解。应请求协助救护。

（3）有条件者可以氧气吸入，使用氧气时，避免明火。

（4）患者洗澡时应告诉家属，不宜在饱餐或饥饿时进行，水温勿过冷过热，时间不宜过长，门不要上锁，以防发生意外。

（5）与患者讨论引起心绞痛的发作诱因，确定需要的帮助，总结预防发作的方法。

（六）病情观察指导

注意观察胸痛的发作时间、部位、性质、有无放射性及伴随症状，定时监测心率、心律。若心绞痛发作次数增加，持续时间延长，疼痛程度加重，含服硝酸甘油无效者，有可能是心肌梗死先兆，应立即就诊。

（七）出院指导

（1）减轻体重，肥胖者需限制饮食热量及适当增加体力活动，避免采用剧烈运动防治各种可加重病情的疾病，如高血压、糖尿病、贫血、甲状腺功能亢进等。特别要控制血压，使血压维持在正常水平。

（2）慢性稳定型心绞痛患者大多数可继续正常性生活，为预防心绞痛发作，可在1h前含服硝酸甘油1片。

（3）患者应随身携带硝酸甘油片以备急用，患者及家属应熟知药物的放置地点，以备急需。

（杨 梅）

第五节 心肌梗死

心肌梗死（myocardial infarction）是心肌缺血性坏死。为在冠状动脉病变基础上，发生冠状动脉供血急剧减少或中断，使相应的心肌严重而持久地急性缺血所致。

一、病因和发病机制

1. 病因 基本病因是冠状动脉粥样硬化（偶为冠状动脉痉挛、栓塞、炎症、先天性畸形、外伤、冠状动脉阻塞所致）。造成管腔狭窄和心肌供血不足，而侧支循环尚未建立时，下列原因加重心肌缺血即可发生心肌梗死。在此基础上，一旦冠状动脉血供进一步急剧减少或中断20~30min，使心肌严重而持久地急性缺血达0.5h以上，即可发生心肌梗死。

另心肌梗死发生严重心律失常、休克、心力衰竭，均可使冠状动脉血流量进一步下降，心肌坏死范围扩大。

2. 发病机制 冠状动脉病变：血管闭塞处于相应的心肌部位坏死。

二、临床表现

临床表现与梗死面积大小、梗死部位、侧支循环情况密切相关。

1. 先兆 多数患者于发病前数日可有前驱症状，如原有心绞痛近日发作频繁，程度加重，持续时间较久，休息或硝酸甘油不能缓解，甚至在休息中或睡眠中发作。表现为突发上腹部剧痛、恶心、呕吐、急性心力衰竭，或严重律失常。心电图检查可显示ST段一过性抬高或降低，T波高大或明显倒置。

2. 症状 具体如下。

（1）疼痛：最早出现症状。少数患者可无疼痛，起病即表现休克或急性肺水肿。有些患者疼痛部位在上腹部，且伴有恶心、呕吐、易与胃穿孔、急性胰腺炎等急腹症相混淆。

（2）全身症状：发热、心动过速、白细胞增高、红细胞沉降率增快，由坏死物质吸收所引起。一般在疼痛24～48h出现，程度与梗死范围呈正相关，体温38℃左右，很少超过39℃，持续约1周。

（3）胃肠道症状：疼痛可伴恶心、呕吐、上腹胀痛，与迷走神经受坏死物质刺激和胃肠道组织灌注不足等有关。

（4）心律失常：75%～95%的患者伴有心律失常，以24h内为最多见，以室性心律失常最多。

（5）休克：20%患者，数小时至1周内发生，主要原因如下。①心肌遭受严重损害，左心室排血量急剧将低（心源性休克）。②剧烈胸痛引起神经反射性周围血管扩张。③因呕吐、大汗、摄入不足所致血容量不足。

（6）心力衰竭：主要是急性左侧心力衰竭。可在最初几天内发生，或在疼痛、休克好转阶段，为梗死后心脏舒缩力减弱或不协调所致。

急性心肌梗死引起的心力衰竭称为泵衰竭。按Killip分级法可分为：Ⅰ级，尚无明显心力衰竭；Ⅱ级，有左侧心力衰竭；Ⅲ级，有急性肺水肿；Ⅳ级，右心源性休克。

3. 体征　具体如下。

（1）心脏体征：心率多增快，第一心音减弱，出现第四心音。若心尖区出现收缩期杂音，多为乳头肌功能不全所致。反应性纤维心包炎者，有心包摩擦音。

（2）血压：均有不同程度的降低，起病前有高血压者，血压可降至正常。

（3）其他：可有心力衰竭、休克体征、心律失常有关的体征。

三、治疗原则

心肌梗死的救治原则为：①挽救濒死心肌，防止梗死扩大，缩小心肌缺血范围。②保护、维持心脏功能。③及时处理严重心律失常、泵衰竭及各种并发症。

（一）监护及一般治疗（motoring and general care）

1. 休息　卧床休息1周，保持安静，必要时给予镇静药。

2. 吸氧　持续吸氧2～3d，有并发症者需延长吸氧时间。

3. 监测　在CCU进行ECG、血压、呼吸、监测5～7d。

4. 限制活动　无并发症者，根据病情制订活动计划，详见护理部分。

5. 进食易消化食物　不宜过饱，可少量多餐。保持大便通畅，必要时给予缓泻药。

（二）解除疼痛（relief of pain）

尽快止痛，可应用强力止痛药。

（1）哌替啶（杜冷丁）50～100mg紧急肌内注射。

（2）吗啡5～10mg皮下注射，必要时1～2h后再注射1次以后每4～6h可重复应用，注意呼吸抑制作用。

（3）轻者：可待因0.03～0.06g口服或罂粟碱0.03～0.06g肌内注射或口服。

（4）试用硝酸甘油0.3mg，异山梨酯5～10mg舌下含用或静脉滴注，注意心率增快，Bp下降等不良反应。

（5）顽固者，人工冬眠疗法。

（三）再灌注心肌（myocardial reperfusion）

意义：再通疗法是目前治疗AMI的积极治疗措施，在起病3～6h内，使闭塞的冠状动脉再通，心肌得到再灌注，挽救濒死的心肌，以缩小梗死范围，改善预后。

适应证：再通疗法只适于透壁心肌梗死，所以心电图上必须要有2个或2个以上相邻导联ST段抬高>0.1mV，方可进行再通治疗。心肌梗死发病后6h内再通疗法是最理想的；发病6～12h ST段抬高的AMI。

方法：溶栓疗法，紧急施行PTCA，随后再安置支架。

1. 溶栓疗法（thrombolysis） 具体如下。

（1）溶栓的药物：尿激酶、链激酶、重组组织型纤维蛋白溶酶原激活药（rt－PA）等。

（2）注意事项：①溶栓期间进行严密心电监护：及时发现并处理再灌注心律失常。溶栓3h内心律失常发生率最高，84%心律失常发生在溶栓4h之内。前壁心肌梗死时，心律失常多为室性心律失常，如频发室性期前收缩，加速室性自主心律、室性心动过速、心室颤动等；下壁梗死时，心律失常多发生窦性心动过缓、房室传导阻滞。②血压监测：低血压是急性心梗的常见症状，可由于心肌大面积梗死、心肌收缩力明显降低、心排血量减少所至，但也可能与血容量不足、再灌注性损伤、血管扩张药及并发出血等有关。一般低血压在急性心肌梗死后4h最明显。对单纯的低血压状态，应加强对血压的监测。在溶栓进行的30min内，10min测量1次血压；溶栓结束后3h内，30min测量1次；之后1h测量1次；血压平稳后根据病情延长测量时间。③用药期间注意出血倾向：在溶栓期间应严密观察患者有无皮肤黏膜出血、尿血、便血及颅内出血（观察瞳孔意识），输液穿刺部位有无瘀点、瘀斑、牙龈出血等。溶栓后3d内每天检查1次尿常规、大便隐血和出凝血时间，溶栓次日复查血小板，应尽早发现出血性并发症，早期采取有效的治疗措施。

（3）不宜溶栓的情况：①年龄大于70岁。②ST段抬高，时间>24h。③就诊时严重高血压（>180/110mmHg）。④仅有ST段压低（如非Q心梗，心内膜下心梗）及不稳定性心绞痛。⑤有出血倾向、外伤、活动性溃疡病、糖尿病视网膜病变，脑出血史及6个月内缺血性脑卒中史，夹层动脉瘤，半个月内手术等。

（4）判断再通指标

1）冠状动脉造影直接判断。

2）临床间接判断血栓溶解（再通）指标：①ECG抬高的ST段于2h内回降>50%。②胸痛2h内基本消失。③2h内出现再灌注性心律失常。④血清CK－MB酶峰值提前出现（14h内）。

2. 经皮冠状动脉腔内成形术 如下所述。

（1）补救性PTCA：经溶栓治疗，冠状动脉再通后又再堵塞，或再通后仍有重度狭窄者，如无出血禁忌，可紧急施行PTCA，随后再安置支架。预防再梗和再发心绞痛。

（2）直接PTCA：不进行溶栓治疗，直接进行PTCA作为冠状动脉再通的手段，其目的在于挽救心肌。

适应证：①对有溶栓禁忌或不适宜溶栓治疗的患者，以及对升压药无反应的心源性休克患者应首选直接PTCA。②对有溶栓禁忌证的高危患者，如年龄>70岁、既往有AMI史、广泛前壁心肌梗死以及收缩压<100mmHg、心率>100次/min或Killip分级>Ⅰ级的患者若有条件最好选择直接PTCA。

（四）控制休克

最好根据血流动力学监测结果用药。

1. 补充血容量 估计血容量不足，中心静脉压下降者，用低分子右旋糖酐、10% GS 500mL或0.9% NS 500mL静脉滴入。输液后中心静脉压>18cmH_2O，则停止补充血容量。

2. 应用升压药 补充血容量后血压仍不升，而心排血量正常时，提示周围血管张力不足，此时可用升压药物。多巴胺或间羟胺微泵静脉使用，两者亦可合用。亦可选用多巴酚丁胺。

3. 应用血管扩张药 经上述处理后血压仍不升，周围血管收缩致四肢厥冷时可使用硝酸甘油。

4. 其他措施 纠正酸中毒，保护肾功能，避免脑缺血，必要时应用糖皮质激素和洋地黄制剂。

5. 主动脉内球囊反搏术（intraaortic balloon pumping，IABP） 上述治疗无效时可考虑应用IABP，在IABP辅助循环下行冠脉造影，随即行PTCA、CABG。

（五）治疗心力衰竭

主要治疗左侧心力衰竭，见心力衰竭急性左侧心力衰竭的急救。

（六）其他治疗

有助于挽救濒死心肌，防止梗死扩大，缩小缺血范围，根据患者具体情况选用。

1. β受体阻滞药、钙通道阻滞药，ACE抑制药的使用　改善心肌重构，防止梗死范围扩大改善预后。

2. 抗凝疗法　口服阿司匹林等药物。

3. 极化液疗法　有利于心脏收缩，减少心律失常，有利ST段恢复。极化液具体配置10% KCl 15mL + 胰岛素8U + 10% GS 500mL。

4. 促进心肌代谢药物　维生素C、维生素B_6、1、6-二磷酸果糖、辅酶Q_{10}等。

5. 右旋糖酐40或羟乙基淀粉　降低血黏度，改善微循环。

（七）并发症的处理

1. 栓塞　溶栓或抗凝治疗。

2. 心脏破裂　乳头肌断裂、VSD者手术治疗。

3. 室壁瘤　影响心功能或引起严重心律失常者手术治疗。

4. 心肌梗死后综合征　可用糖皮质激素、阿司匹林、吲哚美辛等。

（八）右室心肌梗死的处理

表现为右侧心力衰竭伴低血压者治疗以扩容为主，维持血压治疗，不宜用利尿药。

四、常见护理问题

（一）疼痛

1. 相关因素　与心肌急剧缺血、缺氧有关。

2. 主要表现　胸骨后剧烈疼痛，伴烦躁不安、出汗、恐惧或有濒死感。

3. 护理措施　如下所述。

（1）绝对卧床休息（包括精神和体力）：休息即为最好的疗法之一，病情稳定无特殊不适，且在急性期均应绝对卧床休息，严禁探视，避免精神紧张，一切活动包括翻身、进食、洗脸、大小便等均应在医护人员协助下进行，避免生扯硬拽现象。如果患者焦虑、抑郁情绪严重并有睡眠障碍等表现时，应根据病情选择没有禁忌的镇静药物，如哌替啶等。

（2）做好氧疗管理：心肌梗死时由于持续的心肌缺血缺氧，代谢物积聚或产生多肽类致痛物等，刺激神经末梢，经神经传导至大脑产生痛觉，而疼痛使患者烦躁不安、情绪恶化，加重心肌缺氧，影响治疗效果。若胸闷、疼痛剧烈或症状不缓解、持续时间长，氧流量可控制在5~6L/min，待症状消失后改为3~4L/min，一般不少于72h，5d后可根据情况间断给氧。

（3）患者的心理管理：疾病给患者带来胸闷、疼痛等压抑的感觉，再加上环境的生疏，可使患者恐惧、紧张不安，而这又导致交感神经兴奋引起血压升高，心肌耗氧量增加，诱发心律失常，加重心肌缺血坏死，因此，应了解患者的职业、文化、经济、家庭情况及发病的诱因，关心体贴患者，消除紧张恐惧心理，让患者树立战胜疾病的信心，使患者处于一个最佳心理状态。

（二）恐惧

1. 相关因素　可与下列因素有关。①胸闷不适、胸痛、濒死感。②因病房病友病重或死亡。③病室环境陌生/监护、抢救设备。

2. 主要表现　心情紧张、烦躁不安。

3. 护理措施　如下所述。

（1）消除患者紧张与恐惧心理：救治过程中要始终关心体贴，态度和蔼，鼓励患者表达自己的感受，安慰患者，使之尽快适应环境，进入患者角色。

（2）了解患者的思想状况，向患者讲清情绪与疾病的关系，使患者明白紧张的情绪会加重病情，使病情恶化。劝慰患者消除紧张情绪，使患者处于接受治疗的最佳心理状态。

（3）向患者介绍救治心梗的特效药及先进仪器设备，肯定效果与作用，使患者得到精神上的安慰和对医护人员的信任。在治疗护理过程中做到忙而不乱，紧张而有序，迅速而准确。

（4）给患者讲解抢救成功的例子，使其树立战胜疾病的信心。

（5）针对心理反应进行耐心解释，真诚坦率地为其排忧解难，做好生活护理，给他们创造一个安静、舒适、安全、整洁的休息环境。

（三）自理缺陷

1. 相关因素　与治疗性活动受限有关。

2. 主要表现　日常生活不能自理。

3. 护理措施　如下所述。

（1）心肌梗死急性期卧床期间协助患者洗漱进食、大小便及个人卫生等生活护理。

（2）将患者经常使用的物品放在易拿取的地方，以减少患者拿东西时的体力消耗。

（3）将呼叫器放在患者手边，听到铃响立即给予答复。

（4）提供患者有关疾病治疗及预后的确切消息，强调正面效果，以增加患者自我照顾的能力和信心，并向患者说明健康程序，不要允许患者延长卧床休息时间。

（5）在患者活动耐力范围内，鼓励患者从事部分生活自理活动和运动，以增加患者的自我价值感。

（6）让患者有足够的时间，缓慢地进行自理活动或者在活动过程中提供多次短暂的休息时间；或者给予较多的协助，以避免患者过度劳累。

（四）便秘

1. 相关因素　与长期卧床、不习惯床上排便、进食量减少有关。

2. 主要表现　大便干结，超过 2d 未排大便。

3. 护理措施　如下所述。

（1）合理饮食：提醒患者饮食要节制，要选择清淡易消化、产气少、无刺激的食物。进食速度不宜过快、少食多餐。

（2）遵医嘱给予大便软化药或缓泻药。

（3）鼓励患者定时排便，安置患者于舒适体位排便。

（4）不习惯于床上排便的患者，应向其讲明病情及需要在床上排便的理由并用屏风遮挡。

（5）告知病患者排便时不要太用力，可用手掌在腹部按乙状结肠走行方向做环形按摩。

（五）潜在并发症：心力衰竭

1. 相关因素　与梗死面积过大、心肌收缩力减弱有关。

2. 主要表现　咳嗽、气短、心悸、发绀，严重者出现肺水肿表现。

3. 护理措施　如下所述。

（1）避免诱发心力衰竭的因素：上感、劳累、情绪激动、感染，不适当的活动。

（2）若突然出现急性左侧心力衰竭，应立即采取急救，详见“心力衰竭”一节。

（六）潜在并发症：心源性休克

1. 相关因素　心肌梗死、心排血量减少。

2. 主要表现　血压下降，面色苍白、皮肤湿冷、脉细速、尿少。

3. 护理措施　如下所述。

（1）严密观察神志、意识、血压、脉搏、呼吸、尿量等情况并做好记录。

（2）观察患者末梢循环情况，如皮肤温度、湿度、色泽。

（3）注意保暖。

（4）保持输液通畅，并根据心率、血压、呼吸及用药情况随时调整滴速。

（七）潜在并发症：心律失常

1. 相关因素　与心肌缺血、缺氧、电解质失衡有关。

2. 主要表现　室性期前收缩、快速型心律失常、缓慢型心律失常。

3. 护理措施 如下所述。

（1）给予心电监护，监测患者心律、心率、血压、脉搏、呼吸及心电图改变，并做好记录。

（2）嘱患者尽量避免诱发心律失常的因素：如情绪激动、烟酒、浓茶、咖啡等。

（3）向患者说明心律失常的临床表现及感受，若出现心悸、胸闷、胸痛、心前区不适等症状，应及时告诉医护人员。

（4）遵医嘱应用抗心律失常药物，并观察药物疗效及不良反应。

（5）备好各种抢救药物和仪器：如除颤器、起搏器，抗心律失常药及复苏药。

五、健康教育

（一）心理指导

本病起病急，症状明显，患者因剧烈疼痛而有濒死感，又因担心病情及疾病预后而产生焦虑、紧张等情绪，护士应陪伴在患者身旁，允许患者表达出对死亡的恐惧如呻吟、易怒等，用亲切的态度回答患者提出的问题。解释先进的治疗方法及监护设备的作用。

（二）饮示指导

急性心梗2～3d时以流质为主，每天总热能500～800kcal；控制液体量，减轻心脏负担，口服液体量应控制在1 000mL/d；用低脂、低胆固醇、低盐、适量蛋白质、高食物纤维饮食，脂肪限制在40g/d以内，胆固醇应<300mg/d；选择容易消化吸收的食物，不宜过热过冷，保持大便通畅，排便时不可用力过猛；病情稳定3d后可逐渐改半流质、低脂饮食，总热能1 000kcal/d左右。避免食用辛辣或发酵食物，减少便秘和腹胀。康复期低糖、低胆固醇饮食，多吃富含维生素和钾的食物，伴有高血压病或心力衰竭者应限制钠盐摄入量。

在食物选择方面，心梗急性期主食可用藕粉、米汤、菜水、去油过筛肉汤、淡茶水、红枣泥汤；选低胆固醇及有降脂作用的食物，可食用的有鱼类、鸡蛋清、瘦肉末、嫩碎蔬菜及水果，降脂食物有山楂、香菇、大蒜、洋葱、海鱼、绿豆等。病情好转后改为半流质，可食用浓米汤、厚藕粉、枣泥汤、去油肉绒、鸡绒汤、薄面糊等。病情稳定后，可逐渐增加或进软食，如面条、面片、馄饨、面包、米粉、粥等。恢复期饮食治疗按冠心病饮食治疗。

禁忌食物：凡胀气、刺激性流质不宜吃，如豆浆、牛奶、浓茶、咖啡等；忌烟酒及刺激性食物和调味品，限制食盐和味精用量。

（三）作息指导

保证睡眠时间，2次活动间要有充分的休息。急性期后1～3d应绝对卧床，第4～6d可在床上做上下肢被动运动。1周后，无并发症的患者可床上坐起活动。每天3～5次，每次20min，动作宜慢。有并发症者，卧床时间延长。第2周起开始床边站立→床旁活动→室内活动→完成个人卫生。根据患者对运动的反应，逐渐增加活动量。第2周后室外走廊行走，第3～4周试着上下1层楼梯。

（四）用药指导

常见治疗及用药观察如下。

1. 止痛 使用吗啡或哌替啶止痛，配合观察镇静止痛的效果及有无呼吸抑制，脉搏加快。

2. 溶栓治疗 溶栓过程中应配合监测心率、心律、呼吸、血压，注意胸痛情况和皮肤、牙龈、呕吐物及尿液有无出血现象，发现异常应及时报告医护人员，及时处理。

3. 硝酸酯类药 配合用药时间及用药剂量，使用过程中要注意观察疼痛有无缓解，有无头晕、头痛、血压下降等不良反应。

4. 抑制血小板聚集药物 药物宜餐后服。用药期间注意有无胃部不适，有无皮下、牙龈出血，定期检查血小板数量。

（五）行为指导

（1）大便干结时忌用力排便，应用开塞露塞肛或服用缓泻药如口服酚酞等方法保持大便通畅。

（2）接受氧气吸入时，要保证氧气吸入的有效浓度以达到改善缺氧状态的效果，同时注意用氧安全，避免明火。

（3）病情未稳定时忌随意增加活动量，以免加重心脏负担，诱发或加重心肌梗死。

（4）在输液过程中，应遵循医护人员控制的静脉滴注速度，切忌随意加快输液速度。

（5）当患者严重气急，大汗，端坐呼吸，应取坐位或半坐卧位，两腿下垂，有条件者立即吸氧。并应注意用氧的安全。

（6）当患者出现心脏骤停时，应积极处理。

（7）指导患者3个月后性生活技巧。

（8）选择一天中休息最充分的时刻行房事（早晨最好）。避免温度过高或过低时，避免饭后或酒后进行房事。

（9）如需要，可在性生活时吸氧。

（10）如果出现胸部不舒适或呼吸困难，应立即终止。

（六）病情观察指导

注意观察胸痛的性质、部位、程度、持续时间，有无向他处放射；配合监测体温、心率、心律、呼吸及血压及电解质情况，以便及时处理。

（七）出院指导

（1）养成良好的生活方式，生活规律，作息定时，保证充足的睡眠。病情稳定无并发症的急性心肌梗死，6周后可每天步行、打太极拳。8～12周可骑车、洗衣等。3～6个月后可部分或完全恢复工作。但不应继续从事重体力劳动、驾驶员、高空作业或工作量过大。

（2）注意保暖，适当添加衣服。

（3）饮食宜清淡，避免饱餐，忌烟酒及减肥，防止便秘。

（4）坚持按医嘱服药，随身备硝酸甘油，有多种剂型的药物，如片剂、喷雾剂，定期复诊。

（5）心肌梗死最初3个月内不适宜坐飞机及单独外出，原则上不过性生活。

（倪文琼）

第六节　感染性心内膜炎

感染性心内膜炎是心内膜表面的微生物感染，伴赘生物形成。生物是大小不等、形状不一的血小板和纤维素团块，内有微生物和炎症细胞。瓣膜是最常受累部位，间隔缺损部位、腱索或心壁内膜也可发生感染。而动静脉瘘、动脉瘘（如动脉导管未闭）、主动脉缩窄部位的感染虽然属于动脉内膜炎，但临床与病理均类似于感染性心膜炎。

感染性心内膜炎根据病程可分为急性和亚急性。急性感染性心内膜炎特点是：中毒症状明显；病情发展迅速，数天或数周引起瓣膜损害；迁移性感染多见；病原体主要是金黄色葡萄球菌。亚急性感染性心内膜炎特点是：中毒症状轻；病程长，可数周至数月；迁移性感染少见；病原体多见草绿色链球菌，其次为肠球菌。

感染性心内膜炎又可分为自体瓣膜心内膜炎、人工瓣膜心内膜炎和静脉药瘾者的心内膜炎。本章主要阐述自体瓣膜心内膜炎。

一、病因与发病机制

（一）病因

感染性心内膜炎主要是由链球菌和葡萄球菌感染。急性感染性心内膜炎主要由金黄色葡萄球菌引起，少数患者由肺炎球菌、淋球菌、A族链球菌和流感杆菌等所致。亚急性感染性心内膜炎由草绿色链球菌感染最常见，其次为D族链球菌（牛链球菌和肠球菌）、表皮葡萄球菌，其他细菌较少见。真菌、立克次体和衣原体等是感染性心内膜炎少见的致病微生物。

（二）发病机制

1. 急性感染性心内膜炎　目前尚不明确，由来自皮肤、肌肉、骨骼、肺等部位的活动性感染灶的病原菌，细菌量大，细菌毒力强，具有很强的侵袭性和黏附于心内膜的能力。主要累及正常心瓣膜，主动脉瓣常受累。

2. 亚急性感染性心内膜炎　亚急性感染性心内膜炎临床上至少占据病例的2/3，其发病与以下因素有关：

（1）血流动力学因素：亚急性感染性心内膜炎患者约有3/4主要发生于器质性心脏病，多为心脏瓣膜病，主要是二尖瓣和主动脉瓣，其次是先天性心血管病，如室间隔缺损、动脉导管未闭、法洛四联症和主动脉狭窄。赘生物常位于二尖瓣关闭不全的瓣叶心房面、主动脉瓣关闭不全的瓣叶心室面和室间隔缺损的间隔右心室侧，可能与这些部位的压力下降和内膜灌注减少，利于微生物沉积和生长有关。高速射流冲击心脏或大血管内膜处可使局部损伤，如二尖瓣反流面对的左心房壁、主动脉反流面对的二尖瓣前叶有关腱索和乳头肌，未闭动脉导管射流面对的肺动脉壁的内皮损伤，并容易感染。在压差小的部位，发生亚急性感染性心内膜炎少见，如房间隔缺损和大室间隔缺损或血流缓慢时，如房颤和心力衰竭时少见，瓣膜狭窄时比关闭不全少见。

近年来，随着风湿性心脏病发病率的下降，风湿性瓣膜心内膜炎发生率也随之下降。由于超声心动图诊断技术的普遍应用，主动脉瓣二叶瓣畸形、二尖瓣脱垂和老年性退行性瓣膜病的诊断率提高和风湿性瓣膜病心内膜炎发病率的下降，而非风湿性瓣膜病的心内膜炎发病率有所升高。

（2）非细菌性血栓性心内膜病变：研究证实，当内膜的内皮受损暴露内皮下结缔组织的胶原纤维时，血小板聚集，形成血小板微血栓和纤维蛋白沉积，成为结节样无菌性赘生物，称其为非细菌性血栓性心内膜病变，是细菌定居瓣膜表面的重要因素。无菌性赘生物最常见于湍流区域、瘢痕处（如感染性心内膜炎后）和心脏外因素所致内膜受损。正常瓣膜可偶见。

（3）短暂性菌血症感染无菌性赘生物：各种感染或细菌寄居的皮肤黏膜的创伤（如手术、器械操作等）导致暂时性菌血症。皮肤和心脏外其他部位葡萄球菌感染的菌血症；口腔创伤常致草绿色链球菌菌血症；消化道和泌尿生殖道创伤或感染常引起肠球菌和革兰阴性杆菌菌血症，循环中的细菌如定居在无菌性赘生物上。细菌定居后，迅速繁殖，促使血小板进一步聚集和纤维蛋白沉积，感染性赘生物增大。纤维蛋白层覆盖在赘生物外，阻止吞噬细胞进入，为细菌生存繁殖提供良好的庇护所，即发生感染性心内膜炎。

细菌感染无菌性赘生物需要有几个因素：①发生菌血症的频度。②循环中细菌的数量，这与感染程度和局部寄居细菌的数量有关。③细菌黏附于无菌性赘生物的能力。草绿色链球菌从口腔进入血流的机会频繁，黏附性强，因而成为亚急性感染性心内膜炎最常见致病菌；虽然大肠埃希菌的菌血症常见，但黏附性差，极少引起心内膜炎。

二、临床表现

从短暂性菌血症的发生至症状出现之间的时间多在2周以内，但有不少患者无明确的细菌进入途径可寻。

（一）症状

1. 发热　发热是感染性心内膜炎最常见的症状，除有些老年或心、肾衰竭重症患者外，几乎均有发热，常伴有头痛、背痛和肌肉关节痛的症状。亚急性感染性心内膜炎起病隐匿，可伴有全身不适、乏力、食欲缺乏和体重减轻等症状，可有弛张性低热，一般 $<39℃$，午后和晚上高。急性感染性心内膜炎常有急性化脓性感染，呈暴发性败血症过程，有高热、寒战。常可突发心力衰竭。

2. 非特异性症状　如下所述。

（1）脾大：有15%～50%，病程 >6 周的患者可出现。急性感染性心内膜炎少见。

（2）贫血：贫血较为常见，尤其多见于亚急性感染性心内膜炎，伴有苍白无力和多汗。多为轻、中度贫血，晚期患者有重度贫血。主要由于感染骨髓抑制所致。

（3）杵状指（趾）：部分患者可见。

3. 动脉栓塞　多发生于病程后期，但也有少部分患者为首发症状。赘生物引起动脉栓塞可发生在机体的任何部位，如脑、心脏、脾、肾、肠系膜及四肢。脑栓塞的发生率最高。在由左向右分流的先天性心血管病或右心内膜炎时，肺循环栓塞常见。如三尖瓣赘生物脱落引起肺栓塞，表现为突然咳嗽、呼吸困难、咯血或胸痛等症状。肺栓塞还可发展为肺坏死、空洞，甚至脓气胸。

（二）体征

1. 心脏杂音　80%～85%的患者可闻心脏杂音，是基础心脏病和（或）心内膜炎导致瓣膜损害所致。

2. 周围体征　可能是微血管炎或微栓塞所致，多为非特异性，包括：①瘀点：多见病程长者，可出现于任何部位，以锁骨、皮肤、口腔黏膜和睑结膜常见。②指、趾甲下线状出血。③Roth 斑：多见于亚急性感染性心内膜炎，表现为视网膜的卵圆形出血斑，其中心呈白色。④Osler 结节：为指和趾垫出现豌豆大的红或紫色痛性结节，较常见于亚急性感染性心内膜炎。⑤Janeway 损害：是手掌和足底处直径1～4mm，无痛性出血红斑，主要见于急性感染性心内膜炎。

（三）并发症

1. 心脏　包括以下几点。

（1）心力衰竭：是最常见并发症，主要由瓣膜关闭不全所致，以主动脉瓣受损患者最多见。其次为二尖瓣受损的患者，三尖瓣受损的患者也可发生。各种原因的瓣膜穿孔或腱索断裂导致急性瓣膜关闭不全时，均可诱发急性左心衰竭。

（2）心肌脓肿：常见于急性感染性心内膜炎患者，可发生于心脏任何部位，以瓣膜周围特别在主动脉瓣环多见，可导致房室和室内传导阻滞。可偶见心肌脓肿穿破。

（3）急性心肌梗死：多见于主动脉瓣感染时，出现冠状动脉细菌性动脉瘤，引起冠状动脉栓塞，发生急性心肌梗死。

（4）化脓性心包炎：主要发生于急性感染性心内膜炎患者，但不多见。

（5）心肌炎。

2. 细菌性动脉瘤　多见于亚急性感染性心内膜炎患者，发生率为3%～5%。一般见于病程晚期，多无自觉症状。受累动脉多为近端主动脉及主动脉窦、脑、内脏和四肢，可扪及的搏动性肿块，发生周围血管时易诊断。如果发生在脑、肠系膜动脉或其他深部组织的动脉时，常到动脉瘤出血时才可确诊。

3. 迁移性脓肿　多见于急性感染性心内膜炎患者，亚急性感染性心内膜炎患者少见，多发生在肝、脾、骨髓和神经系统。

4. 神经系统　神经系统受累表现，约有1/3患者发生。

（1）脑栓塞：占其中1/2。最常受累的是大脑中动脉及其分支。

（2）脑细菌性动脉瘤：除非破裂出血，多无症状。

（3）脑出血：由脑栓塞或细菌性动脉瘤破裂所致。

（4）中毒性脑病：可有脑膜刺激征。

（5）化脓性脑膜炎：不常见，主要见于急性感染性心内膜炎患者，尤其是金黄色葡萄球菌性心内膜炎。

（6）脑脓肿。

5. 肾　大多数患者有肾损害：①肾动脉栓塞和肾梗死：多见于急性感染性心内膜炎患者。②局灶性或弥漫性肾小球肾炎：常见于亚急性感染性心内膜炎患者。③肾脓肿：但少见。

三、实验室检查

（一）常规项目

1. 尿常规　显微镜下常有血尿和轻度蛋白尿。肉眼血尿提示肾梗死。红细胞管型和大量蛋白尿提示弥漫性肾小球性肾炎。

2. 血常规　白细胞计数正常或轻度升高，分类计数轻度左移。可有“耳垂组织细胞”现象，即揉耳垂后穿刺的第一滴血液涂片时可见大单核细胞，是单核－吞噬细胞系统过度受刺激的表现。急性感染性心内膜炎常有血白细胞计数增高，并有核左移。红细胞沉降率升高。亚急性感染性心内膜炎患者常见正常色素型正常细胞性贫血。

（二）免疫学检查

80% 的患者血清出现免疫复合物，25% 的患者有高丙种球蛋白血症。亚急性感染性心内膜炎在病程 6 周以上的患者中有 50% 类风湿因子阳性。当并发弥漫性肾小球肾炎的患者，血清补体可降低。免疫学异常表现在感染治愈后可消失。

（三）血培养

血培养是诊断菌血症和感染性心内膜炎的最有价值重要方法。近期未接受过抗生素治疗的患者血培养阳性率可高达 95% 以上。血培养的阳性率降低，常由于 2 周内用过抗生素或采血、培养技术不当所致。

（四）X 线检查

肺部多处小片状浸润阴影，提示脓毒性肺栓塞所致的肺炎。左心衰竭时可有肺瘀血或肺水肿征。主动脉增宽可是主动脉细菌性动脉瘤所致。

细菌性动脉瘤有时需经血管造影协助诊断。

CT 扫描有助于脑梗死、脓肿和出血的诊断。

（五）心电图

心肌梗死心电图表现可见于急性感染性心内膜炎患者。主动脉瓣环或室间隔脓肿的患者可出现房室、室内传导阻滞的情况。

（六）超声心动图

超声心动图发现赘生物、瓣周并发症等支持心内膜炎的证据，对明确感染性心内膜炎诊断有重要价值。经食管超声（TTE）可以检出 <5mm 的赘生物，敏感性高达 95% 以上。

四、治疗原则

（一）抗微生物药物治疗

抗微生物药物治疗是治疗本病最重要的措施。用药原则为：①早期应用。②充分用药，选用灭菌性抗微生物药物，大剂量和长疗程。③静脉用药为主，保持稳定、高的血药浓度。④病原微生物不明时，急性感染性心内膜炎应选用针对金黄色葡萄球菌、链球菌和革兰阴性杆菌均有效的广谱抗生素，亚急性感染性心内膜炎应用针对链球菌、肠球菌的抗生素。⑤培养出病原微生物时，应根据致病菌对药物的敏感程度选择抗微生物药物。

1. 经验治疗　病原菌尚未培养出时，对急性感染性心内膜炎患者，采用萘夫西林、氨苄西林和庆大霉素，静脉注射或滴注。亚急性感染性心内膜炎患者，按常见的致病菌链球菌的用药方案，以青霉素为主或加庆大霉素静脉滴注。

2. 已知致病微生物时的治疗　具体如下。

（1）青霉素敏感的细菌治疗：至少用药 4 周。对青霉素敏感的细菌如草绿色链球菌、牛链球菌、肺炎球菌等。①首选大剂量青霉素分次静脉滴注。②青霉素加庆大霉素静脉滴注或肌内注射。③青霉素过敏时可选择头孢曲松或万古霉素静脉滴注。

(2) 青霉素耐药的链球菌治疗：①青霉素加庆大霉素，青霉素应用4周，庆大霉素应用2周。②万古霉素剂量同前，疗程4周。

(3) 肠球菌心内膜炎治疗：①大剂量青霉素加庆大霉素静脉滴注。②氨苄西林加庆大霉素，用药4~6周，治疗过程中酌减或撤除庆大霉素，防其不良反应。③治疗效果不佳或不能耐受者可改用万古霉素，静脉滴注，疗程4~6周。

(4) 对金黄色葡萄球菌和表皮葡萄球菌的治疗：①萘夫西林或苯唑西林，静脉滴注，用药4~6周，治疗开始3~5d加用庆大霉素，剂量同前。②青霉素过敏或无效患者，可用头孢唑林，静脉滴注，用药4~6周，治疗开始3~5d，加用庆大霉素。③如青霉素和头孢菌素无效时，可用万古霉素4~6周。

(5) 耐药的金黄色葡萄球菌和表皮葡萄球菌治疗：应用万古霉素治疗4周。

(6) 对其他细菌治疗：用青霉素、头孢菌素或万古霉素，加或不加氨基糖苷类，疗程4~6周。革兰阴性杆菌感染，可用氨苄西林、哌拉西林、头孢噻肟或头孢拉定，静脉滴注。加庆大霉素，静脉滴注。环丙沙星，静脉滴注也可有效。

(7) 真菌感染治疗：用两性霉素B，静脉滴注。首日1mg，之后每日递增3~5mg，总量3~5g。在用药过程中，应注意两性霉素的不良反应。完成两性霉素疗程后，可口服氟胞嘧啶，用药需数月。

(二) 外科治疗

有严重心脏并发症或抗生素治疗无效的患者，应考虑手术治疗。

五、护理措施

(一) 一般护理

要保持室内环境清洁整齐，定时开窗通风，保持空气新鲜。注意防寒保暖，保持口腔、皮肤清洁，预防呼吸道、皮肤感染。

(二) 饮食护理

给予高热量、高蛋白、高维生素、易消化的半流食或软食，注意补充蔬菜、水果，变换膳食花样和口味，促进食欲，补充高热引起的机体消耗。

(三) 发热护理

观察体温和皮肤黏膜，每4~6h测量1次，并准确记录，以判断病情进展和治疗效果。观察患者皮肤情况，检查有无指、趾甲下线状出血、指和趾垫出现豌豆大的红或紫色痛性结节、手掌和足底无痛性出血红斑等周围体征。

高热患者应卧床休息，给予物理降温如温水擦浴、冰袋等，及时记录降温后体温变化。及时更换被汗浸湿的床单、被套，为避免患者因大汗频繁更换衣服而受凉，可在患者出汗多的时候，在衣服与皮肤之间衬以柔软的毛巾，便于及时更换，增加舒适感。

患者高热、大汗要及时补充水分，必要时注意补充电解质，记录出入量，保证水及电解质的平衡。注意口腔护理，防止感染，增加食欲。

(四) 正确采集血标本

正确留取合格的血培养标本，对于本病的诊断、治疗十分重要，而采血方法、培养技术及应用抗生素的时间，都可影响血培养阳性率。告诉患者暂时停用抗生素和反复多次抽取血的必要性，以取得患者的理解和配合。留取血培养标本方法如下：

对于未开始治疗的亚急性感染性心内膜炎患者应在第1d每间隔1h采血1次，共3次。如次日未见细菌生长，重复采血3次后，开始抗生素治疗。

已用过抗生素患者，应停药2~7d后采血。急性感染心内膜炎患者应在入院后3h内，每隔1h 1次共取 3 个血标本后开始治疗。

每次取静脉血 10～20mL，做需氧和厌氧培养，至少应培养 3 周，并周期性做革兰染色涂片和次代培养。必要时培养基需补充特殊营养或采用特殊培养技术。

（五）病情观察

严密观察体温及生命体征的变化；观察心脏杂音的部位、强度、性质有无变化，如有新杂音出现、杂音性质的改变往往与赘生物导致瓣叶破损、穿孔或腱索断裂有关；注意观察脏器动脉栓塞有关症状，当患者发生可疑征象，尽早报告医师及时处理。

（六）用药护理

遵医嘱给予抗生素治疗，告诉患者病原菌隐藏在赘生物内和内皮下，需要坚持大剂量、全疗程、时间长的抗生素治疗才能杀灭，要严格按时间、剂量准确地用药，以确保维持有效的血药浓度。注意保护患者静脉血管，有计划地使用，以保证完成长时间的治疗。在用药过程中要注意观察用药效果和可能出现的不良反应，如有发生及时报告医师，调整抗生素应用方案。

（七）健康教育

1. 提高患者依从性　帮助患者及家属认识本病的病因、发病机制，坚持足够疗程的治疗意义。

2. 就诊注意事项　告诉患者在就诊时应向医师讲明本人有心内膜炎病史，在实施口腔内手术如拔牙、扁桃体摘除，上呼吸道手术或操作及生殖、泌尿、消化道侵入性检查或其他外科手术前，应预防性使用抗生素。

3. 预防感染　嘱咐患者平时要注意防寒、保暖，保持口腔及皮肤清洁，不要挤压痤疮、疖、痈等感染病灶，减少病原菌侵入机会。

4. 病情观察　帮助患者掌握病情自我观察方法，如自测体温，观察体温变化，观察有无栓塞表现等，定期门诊随诊，有病情变化及时就诊。

5. 家属支持　教育患者家属要在长时间疾病诊治过程中，注意给患者生活照顾，心理支持，鼓励协助患者积极治疗。

（倪文琼）

第七节　心脏瓣膜病

心脏瓣膜病是由于多种原因引起的单个或多个瓣膜的结构异常和功能异常，导致瓣口狭窄和（或）关闭不全。同时具有两个或两个以上瓣膜受损时，称为联合瓣膜病。风湿性心瓣膜病以二尖瓣狭窄伴主动脉瓣关闭不全最常见。

慢性风湿性心瓣膜病，简称风心病。是指急性风湿性心脏炎症反复发作后所遗留的心脏瓣膜病变，最常受累的是二尖瓣，其次是主动脉瓣。

风湿性心瓣膜病与甲族乙型溶血型链球菌反复感染有关，患者感染后对链球菌产生免疫反应，使心脏结缔组织发生炎症病变，在炎症的修复过程中，心脏瓣膜增厚、变硬、畸形、相互粘连致瓣膜的开放受到限制，阻碍血液正常流通，称为瓣膜狭窄；如心脏瓣膜因增厚、缩短而不能完全闭合，称为关闭不全。

一、二尖瓣疾病

（一）二尖瓣狭窄

1. 病因、病理　二尖瓣狭窄的最常见病因是风湿热，近半数患者有反复链球菌感染病史如扁桃体炎、咽峡炎等。虽然青霉素在预防链球菌感染的应用，使风湿热、风湿性心瓣膜病的发病率下降，但是风湿性二尖瓣狭窄仍是我国主要的瓣膜病。急性风湿热后，需要两年多形成明显二尖瓣狭窄，急性风湿热多次发作较一次发作出现狭窄早。先天性畸形、结缔组织病也是二尖瓣狭窄的病因。

风湿热导致二尖瓣不同部位的粘连融合，导致二尖瓣狭窄，二尖瓣开放受限，瓣口截断面减少。二尖瓣终呈漏斗状，瓣口常为“鱼口”状。瓣叶钙化沉积常累及瓣环，使其增厚。

慢性二尖瓣狭窄可导致左心房扩大及房壁钙化，尤其在出现房颤时左心耳、左心房内易发生血栓。

2. 病理生理　正常二尖瓣口的面积是4～6cm^2，当瓣口面积减小到对跨瓣血流产生影响时，即定义为狭窄。二尖瓣狭窄可分为轻、中、重度三个狭窄程度，瓣口面积1.5cm^2以上为轻度，1～1.5cm^2为中度，<1cm^2为重度。测量跨瓣压差可以判断二尖瓣狭窄的程度。重度二尖瓣狭窄跨瓣压差显著增加，可达20mmHg。

随着瓣口的狭窄，当心室舒张时，血液自左房进入左室受阻，使左心房不能正常排空，致左心房压力增高，当严重狭窄时，左房压可高达25mmHg，才可使血流通过狭窄的瓣口充盈左室，维持正常的心排血量。左房压力升高，致使肺静脉压升高，肺的顺应性减少，出现劳力性呼吸困难、心率增快，左房压会更高。当有促使心率增快的诱因出现时，急性肺水肿被诱发。

左心房压力增高，肺静脉压升高，使肺小动脉收缩，最终导致肺血管的器质性闭塞性改变产生肺动脉高压、增加右室后负荷，使右心室肥大，甚至右心衰竭，出现体循环瘀血的相应表现。

3. 临床表现　具体如下。

（1）症状：最常出现的早期症状是劳力性呼吸困难，常伴有咳嗽、咯血。首次出现呼吸困难常以运动、精神紧张、性交、感染、房颤、妊娠为诱因。随着瓣膜口狭窄加重，可出现阵发性夜间呼吸困难，严重时可导致急性肺水肿，咳嗽、咳粉红色泡沫痰。常出现心律失常是房颤，可有心悸、乏力、疲劳，甚至可有食欲减退、腹胀、肝区疼痛、下肢水肿症状。

部分患者首发症状为突然大量咯鲜血，并能自行止住，往往常见于严重二尖瓣狭窄患者。

（2）体征：可出现面部两颧绀红、口唇轻度发绀，称“二尖瓣面容”。

心尖部可触及舒张期震颤；心尖部可闻及舒张期隆隆样杂音是最重要的体征；心尖部第一心音亢进及二尖瓣开放拍击音；肺动脉瓣区第二心音亢进、分裂。

（3）并发症

1）房颤：是早期常见的并发症，亦是患者就诊的首发症状。房颤发生率随左房增大和年龄增长而增加。发生前常出现房性期前收缩，初始是阵发性房扑和房颤，之后转为慢性房颤。

2）急性肺水肿：是重度二尖瓣狭窄的严重并发症，如不及时救治，可能致死。

3）血栓栓塞：约有20%患者发生体循环栓塞，偶尔为首发症状。发生栓塞的80%患者是有房颤病史。血栓脱落引起周围动脉栓塞，以脑动脉栓塞常见。左心房带蒂球形血栓或游离漂浮球形血栓可能突然阻塞二尖瓣口，导致猝死。而肺栓塞发生常是房颤或右心衰竭时，在右房有附壁血栓形成脱落所致。

发生血栓栓塞的危险因素有房颤。直径>55mm的大左心房。栓塞史。心排血量明显降低。

4）右心衰竭：是晚期常见并发症，也是二尖瓣狭窄主要死亡原因。

5）感染：因本病患者常有肺瘀血，极易出现肺部感染。

4. 实验室检查　如下所述。

（1）X线：左房增大，后前位见左缘变直，右缘双心房影。左前斜位可见左主支气管上抬，右前斜位可见食管下端后移等。

（2）心电图：二尖瓣狭窄重者可有“二尖瓣型P波”，P波宽度>0.12s，并伴有切迹。

（3）超声心动图：是明确诊断和量化的可靠方法。

（4）心导管检查：当临床表现、体征与超声心动图检查的二尖瓣口面积不一致，而且考虑介入或手术治疗时，可进行心导管检查，正确判断狭窄程度。

5. 治疗原则　内科治疗以保持和改善心脏代偿功能、积极预防及控制风湿活动及并发症发生为主。有风湿活动的患者应长期应用苄星青霉素肌内注射120万U/月。无症状者要避免剧烈活动和诱发并发症的因素。

外科手术是治疗本病的根本方法，如二尖瓣交界分离术、人工心瓣膜置换术等。对于中、重度单纯二尖瓣狭窄，瓣叶无钙化，瓣下组织无病变，左房无血栓的患者，也可应用经皮瓣膜球囊扩张术介入治疗。

（二）二尖瓣关闭不全

1. 病因、病理　心脏收缩期二尖瓣的关闭要依靠二尖瓣的瓣叶、瓣环、腱索、乳头肌和左心室的结构及功能的完整性，任何部分出现异常均可导致二尖瓣关闭不全。

（1）瓣叶：风湿热损害最常见，约占二尖瓣关闭不全患者1/3，女性为多见。风湿性病变造成瓣膜僵硬、变性，瓣缘卷缩，瓣膜交界处的粘连融合，导致二尖瓣关闭不全。

各种原因所致二尖瓣脱垂，心脏收缩时进入左心房影响二尖瓣的关闭；感染性心内膜炎、肥厚型心肌病、先天性心脏病心内膜垫缺损均能使瓣叶结构及功能损害，导致二尖瓣关闭不全。

感染性心内膜炎、二尖瓣创伤性损伤、人工瓣损伤等都可造成瓣叶穿孔，发生急性二尖瓣关闭不全。

（2）瓣环：各种原因引起的左室增大或伴有左心衰竭，都可使瓣环扩大，导致二尖瓣关闭不全。但随心脏缩小、心功能改善，二尖瓣关闭不全情况也会改善。

二尖瓣环钙化和退行性变，多发生于老年女性患者，亦导致二尖瓣关闭不全。严重二尖瓣环钙化累及传导系统，可引起不同程度的房室或室内传导阻滞。

（3）腱索：先天性或各种继发性的腱索病变，如腱索过长、腱索的粘连挛缩或断裂，均可导致二尖瓣关闭不全。

（4）乳头肌：冠状动脉灌注不足致使乳头肌血供不足，使其功能失调，导致二尖瓣关闭不全。如是暂时性乳头肌缺血，出现二尖瓣关闭不全也是短暂的。乳头肌坏死是心肌梗死的常见并发症，会造成永久性二尖瓣关闭不全。虽然乳头肌断裂发生率低，但一旦发生，即可出现严重致命的二尖瓣关闭不全。

乳头肌脓肿、肉芽肿、淀粉样变和结节病等，也是二尖瓣关闭不全的病因。一侧乳头肌缺如、降落伞二尖瓣综合征等先天性乳头肌畸形，也可使二尖瓣关闭不全。

2. 病理生理　心室收缩时，二尖瓣关闭不全，部分血液反流入左心房，使左心房承接肺静脉和反流的血液，而使左房压力增高，心室舒张期左心房有过多的血液流入左心室，左心室压力增高，导致左心房和左心室代偿性肥大。当左室功能失代偿，不仅心搏出量减少，而且加重反流，导致左房进一步扩大，最后引起左心衰竭，出现急性肺水肿，继之肺动脉高压。持续肺动脉高压又必然导致右心衰竭，最终为全心衰竭。

3. 临床表现　具体如下。

（1）症状：轻者可无症状，风心病患者可从首次风湿热后，无症状期常可超过20年。重者出现左心功能不全的表现如疲倦、心悸、劳力性呼吸困难等，后期可出现右心功能不全的表现。

急性二尖瓣关闭不全，轻度反流可有轻度的劳力性呼吸困难。重度反流如乳头肌断裂，将立刻发生急性左心衰竭，甚至发生急性肺水肿或心源性休克。

（2）体征：心脏搏动增强并向左下移位；心尖区全收缩期粗糙吹风样杂音是最重要体征，第一心音减弱，肺动脉瓣区第二心音亢进。

（3）并发症：二尖瓣关闭不全的并发症与二尖瓣狭窄的并发症相似，但心力衰竭情况出现较晚。感染性心内膜炎较二尖瓣狭窄常见；房颤、血栓栓塞较二尖瓣狭窄少见。

急性二尖瓣关闭不全，重度反流，可短期内发生急性左心衰竭，甚至发生急性肺水肿或心源性休克，预后差。

4. 实验室检查　如下所述。

（1）X线：左房增大，伴肺瘀血。重者左房左室增大，可有间质性肺水肿征。左侧位、右前斜位可见因二尖瓣环钙化而出现的致密、粗的C形阴影。

（2）心电图：急性者常见有窦性心动过速。重者可有左房增大左室肥厚，ST－T非特异改变。也可有右心室肥厚征，常出现房颤。

（3）超声心动图：脉冲式多普勒超声、彩色多普勒血流显像明确诊断的敏感性高。

（4）放射性核素心室造影：通过左心室与右心室心搏量的比值评估反流程度，当比值 >2.5 则提示严重反流。

（5）左心室造影：左心室造影是二尖瓣反流程度的“金标准”，通过观察收缩期造影剂反流入左心房的量，评估二尖瓣关闭不全的轻重程度。

5. 治疗原则　如下所述。

（1）急性：治疗的目的是降低肺静脉压，增加心排血量，纠正病因。内科治疗一般为术前过渡措施，降低心脏的前后负荷，减轻肺瘀血，减少反流，增加心排血量。外科治疗是根本措施，根据病因、病情情况、反流程度和对药物治疗的反应，进行不同手术方式。

（2）慢性

1）内科治疗：①无症状、心功能正常者无须特殊治疗，应定期随访。②预防感染性心内膜炎；风心病患者应预防风湿活动。③房颤处理如二尖瓣狭窄，但除因心功能恶化需要恢复窦性心律外，多数只需控制心室率。慢性房颤、有栓塞史或左房有血栓的患者，应长期抗凝治疗。

2）外科治疗：是恢复瓣膜关闭完整性的根本措施。为保证手术效果，应在发生不可逆的左心室功能不全之前进行。手术方法有瓣膜修补术和人工瓣膜置换术两种。

二、主动脉瓣疾病

（一）主动脉瓣狭窄

1. 病因、病理　如下所述。

（1）风心病：风湿性炎症使主动脉瓣膜交界处粘连融合，瓣叶纤维化、钙化、僵硬、挛缩畸形，造成瓣口狭窄。同时伴有主动脉瓣关闭不全和二尖瓣狭窄。

（2）先天性畸形：先天性二尖瓣畸形是最常见的先天性主动脉瓣狭窄的病因，而且二尖瓣畸形易并发感染性心内膜炎。成年期形成的椭圆或窄缝形狭窄瓣口，是成人孤立性主动脉瓣狭窄的常见原因。

（3）退行性病变：退行性老年钙化性主动脉瓣狭窄，常见于 65 岁以上老人，常伴有二尖瓣环钙化。

2. 病理生理　由于主动脉瓣狭窄，使左心室后负荷加重，收缩期排血受阻而使左心室肥大，导致左心功能不全。

主动脉瓣狭窄严重时可以引起心肌缺血，其机制为：①左心室肥大、心室收缩压升高、射血时间延长，增加心肌耗氧量。②左心室肥大，心肌毛细血管密度相对减少。③心腔内压力在舒张期增高，压迫心内膜下冠状动脉。④左心室舒张末压升高使舒张期主动脉 - 左心室压差降低，冠状动脉灌注压降低。后两条造成冠状动脉血流减少。供血减少，心肌耗氧量增加，如果有运动等负荷因素，就可出现心肌缺血症状。

3. 临床表现　具体如下。

（1）症状：劳力性呼吸困难、心绞痛、晕厥是主动脉瓣狭窄典型的三联征。劳力性呼吸困难为晚期肺瘀血引起的首发症状，进一步可发生夜间阵发性呼吸困难、端坐呼吸，甚至急性肺水肿。心绞痛常因运动等诱发，休息后缓解。晕厥多数发生于直立、运动中或后即刻，少数也有在休息时发生。

（2）体征：主动脉瓣区可闻及响亮、粗糙的收缩期吹风样杂音是主动脉瓣狭窄最重要的体征，可向颈部传导。主动脉瓣区可触及收缩期震颤。

（3）并发症

1）心律失常：约 10% 患者可发生房颤，将导致临床表现迅速恶化，可出现严重的低血压、晕厥、肺水肿。心肌供血不足时可发生室性心律失常。病变累及传导系统可致房室传导阻滞。室性心律失常、房室传导阻滞常是导致晕厥，甚至猝死的原因。

2）心脏性猝死：一般发生在有症状者。

3）感染性心内膜炎：虽不常见，但年轻患者较轻的瓣膜畸形也比老年钙化性瓣膜狭窄的患者，发生感染性心内膜炎的危险性大。

4）心力衰竭：可见左心衰竭。因左心衰竭发生后，自然病程明显缩短，因而少见终末期的右心衰竭。

5）消化道出血：出血多为隐匿性慢性，多见于老年瓣膜钙化患者，手术根治后出血常可停止。

6）栓塞：少见。

4. 实验室检查　如下所述。

（1）X线：心影正常或左心房、左心室轻度增大，升主动脉根部可见狭窄后扩张。重者可有肺瘀血征。

（2）心电图：重度狭窄者左心房增大、左心室肥厚并有ST－T改变。可有房颤、房室传导阻滞、室内阻滞及室性心律失常。

（3）超声心动图：是明确诊断、判断狭窄程度的重要方法。特别二维超声心动图探测主动脉瓣异常十分敏感，有助于确定狭窄的病因，但不能准确定量狭窄程度。应用连续波多普勒，测定通过主动脉瓣的最大血流速度，计算出跨膜压和瓣口面积。

（4）心导管检查：当超声心动图不能确定狭窄程度，又要进行外科手术治疗，应进行心导管检查。常以左心室主动脉收缩期压差，判断狭窄程度，平均压 >50mmHg 或峰压 ≥ 70mmHg 为重度狭窄。

5. 治疗原则　如下所述。

（1）内科治疗：治疗目的是明确狭窄程度，观察进展情况，选择合理手术时间。

1）感染：预防感染性心内膜炎；预防风湿热活动。

2）心律失常：积极治疗心律失常，预防房颤，一旦出现房颤，应及时转为窦性心律。

3）心绞痛：可用硝酸酯类药治疗心绞痛。

4）心力衰竭：限制钠盐摄入，谨慎使用洋地黄和利尿药药物，不可使用作用于小动脉的血管扩张药，避免使用β受体阻滞药等负性肌力药物。

5）无症状：无症状的轻度狭窄患者要每2年复查1次。中、重度狭窄的患者每6～12个月复查1次，同时要避免剧烈体力活动。

（2）介入治疗：经皮球囊主动脉瓣成形术与经皮球囊二尖瓣成形术不同，临床应用范围局限。另外经皮球囊主动脉瓣成形术不能代替人工瓣膜置换术，只对高危患者在血流动力学方面产生暂时的轻微的益处，不能降低死亡率。

（3）外科治疗：人工瓣膜置换术是治疗成人主动脉瓣狭窄的主要方法。儿童、青少年的非钙化性先天性主动脉瓣严重狭窄者，可在直视下行瓣膜交界处分离术。

（二）主动脉瓣关闭不全

1. 病因、病理　主要由于主动脉瓣和（或）主动脉根部疾病所致。

（1）急性

1）创伤：造成升主动脉根部、瓣叶的损伤。

2）主动脉夹层：使主动脉瓣环扩大、一个瓣叶被夹层挤压、瓣环或瓣叶被夹层血肿撕裂，常发生在马方综合征、特发性升主动脉扩张、高血压、妊娠。

3）感染性心内膜炎：致使主动脉瓣膜穿孔、瓣周脓肿。

4）人工瓣膜撕裂。

（2）慢性

1）主动脉瓣疾病：绝大部分患者的主动脉瓣关闭不全是由于风心病所致，单纯主动脉瓣关闭不全少见，常因瓣膜交界处伴有程度不同狭窄，常并发二尖瓣损害。感染性心内膜炎是单纯性主动脉瓣关闭不全的常见病因，赘生物使瓣叶损害、穿孔，瓣叶结构损害、脱垂及赘生物介于瓣叶之间，均影响主动脉瓣关闭。即便感染控制，瓣叶纤维化、挛缩也继续发展。临床上表现为急性、亚急性、慢性主动脉瓣关闭不全。先天性畸形，其中在儿童期出现主动脉瓣关闭不全，二叶主动脉瓣畸形是单纯性主动脉瓣关闭不全的1/4。室间隔缺损也可引起主动脉瓣关闭不全。主动脉瓣黏液样变，瓣叶舒张期脱垂入左心室，致使主动脉瓣关闭不全。强直性脊柱炎也可瓣叶受损，出现主动脉瓣关闭不全。

2）主动脉根部扩张疾病：造成瓣环扩大，心脏舒张期瓣叶不能对合。如梅毒性主动脉炎、马方综合征、特发性升主动脉扩张、重症高血压和（或）动脉粥样硬化而导致升主动脉瘤以及强直性脊柱炎造成的升主动脉弥漫性扩张。

2. 病理生理　由于主动脉瓣关闭不全，在舒张期左心室接受左心房流入的血液及主动脉反流来的血液，使左心室代偿性肥大和扩张，逐渐发生左心衰竭，出现肺瘀血。

左心室心肌重量增加使心肌耗氧量增加，主动脉舒张压低致使冠状动脉血流减少，两方面造成心肌缺血，使左心室心肌收缩功能降低。

3. 临床表现　如下所述。

（1）症状：轻者可无症状。重者可有心悸，心前区不适、心绞痛、头部强烈的震动感，常有体位性头晕。晚期可发生左心衰竭。

急性患者重者可出现低血压和急性左心衰竭。

（2）体征：第二主动脉瓣区可听到舒张早期叹气样杂音。颈动脉搏动明显；脉压增大；周围血管征常见，如点头征（De Musset 征）、颈动脉和桡动脉扪及水冲脉、股动脉枪击音（Traube 征）、股动脉听诊可闻及双期杂音（Duroziez 征）和毛细血管搏动征。主动脉根部扩大患者，在胸骨右侧第 2、3 肋间可扪及收缩期搏动。

（3）并发症：常见的是感染性心内膜炎；发生心力衰竭急性患者出现早，慢性患者则出现于晚期；可出现室性心律失常，但心脏性猝死少见。

4. 实验室检查　如下所述。

（1）X 线：急性期可有肺瘀血或肺水肿征。慢性期左心房、左心室增大，升主动脉继发性扩张。并可累及整个主动脉弓。左心衰竭时可有肺瘀血征。

（2）心电图：急性者常见有窦性心动过速和 ST－T 非特异改变，慢性者可有左心室肥厚。

（3）超声心动图：M 型显示二尖瓣前叶或室间隔舒张期纤细扑动，是可靠诊断征象。急性患者可见二尖瓣期前关闭，主动脉瓣舒张期纤细扑动是瓣叶破裂的特征。

（4）放射性核素心室造影：可以判断左心室功能；根据左、右心搏量比值估测反流程度。

（5）磁共振显像：诊断主动脉疾病极为准确，如主动脉夹层。

（6）主动脉造影：当无创技术不能确定反流程度，并准备手术治疗时，可采用选择性主动脉造影，半定量反流程度。

5. 治疗原则　如下所述。

（1）急性：外科人工瓣膜置换术或主动脉瓣修复术是根本的措施。内科治疗目的是降低肺静脉压，增加心排血量，稳定血流动力学。

（2）慢性

1）内科治疗：积极控制感染；预防感染性心内膜炎；预防风湿热。应用青霉素治疗梅毒性主动脉炎。当舒张压 >90mmHg 时需用降压药。左心衰竭时应用血管紧张素转换酶抑制药和利尿药，需要时可加用洋地黄类药物。心绞痛可使用硝酸酯类药物。积极控制心律失常，纠正房颤。无症状的轻度、中度反流患者应限制重体力活动，每 1～2 年复查 1 次。无症状的中度主动脉瓣关闭不全和左室扩大者，也需使用血管紧张素转换酶抑制药，延长无症状期。

2）外科治疗：人工瓣膜置换术或主动脉瓣修复术是严重主动脉瓣关闭不全的主要治疗方法，为不影响手术后的效果，应在不可逆心力衰竭发生之前进行，但须遵守手术适应证，避免过早手术。

三、心瓣膜疾病护理措施

（一）活动与休息

按心功能分级安排适当的活动，并发主动脉病变者应限制活动，风湿活动时卧床休息，活动时出现不适，应立即停止活动并给予吸氧 3～4L/min。

（二）饮食护理

给予高热量、高蛋白、高维生素易消化饮食，以协助提高机体抵抗力。

（三）病情观察

1. 体温观察　定时观测体温，注意热型，体温超过 38.5℃时给予物理降温，半小时后测量体温并记录降温效果。观察有无风湿活动的表现，如皮肤出现环形红斑、皮下结节、关节红肿疼痛等。

2. 心脏观察　观察有无心力衰竭的征象，监测生命体征和肺部、水肿、肝大的体征，观察有无呼吸困难、乏力、尿少、食欲减退等症状。

3. 评估栓塞　借助各项检查评估栓塞的危险因素，密切观察有无栓塞征象，一旦发生应立即报告医师，给予溶栓、抗凝治疗。

（四）风湿的预防与护理

注意休息，病变关节应制动、保暖，避免受压和碰撞，可用局部热敷或按摩，减轻疼痛，必要时遵医嘱使用止痛药。

（五）心力衰竭的预防与护理

避免诱因，积极预防呼吸道感染及风湿活动，纠正心律失常，避免劳累、情绪激动。严格控制入量及输液滴速，如发生心力衰竭置患者半卧位，给予吸氧，给予营养易消化饮食，少量多餐。保持大便通畅。

（六）防止栓塞发生

1. 预防措施　鼓励与协助患者翻身，避免长时间蹲、坐，勤换体位，常活动下肢，经常按摩、用温水泡脚，以防发生下肢静脉血栓。

2. 有附壁血栓形成患者护理　应绝对卧床，避免剧烈运动或体位突然改变，以免血栓脱落，形成动脉栓塞。

3. 观察栓塞发生的征兆　脑栓塞可引起言语不清、肢体活动受限、偏瘫；四肢动脉栓塞可引起肢体剧烈疼痛、皮肤颜色及温度改变；肾动脉栓塞可引起剧烈腰痛；肺动脉栓塞可引起突然剧烈胸痛和呼吸困难、发绀、咯血、休克等。

（七）亚急性感染性心内膜炎的护理

应做血培养以查明病原菌；注意观察体温、新出血点、栓塞等情况。注意休息，合理饮食，补充蛋白质和维生素，提高抗病能力。

（八）用药护理

遵医嘱给予抗生素、抗风湿热药物、抗心律失常药物及抗凝治疗，观察药物疗效和不良反应。如阿司匹林导致的胃肠道反应，柏油样便，牙龈出血等不良反应；观察有无皮下出血、尿血等；注意观察和防止口腔黏膜及肺部有无二重感染；严密观察患者心率/律变化，准确应用抗心律失常药物。

（九）健康教育

1. 解释病情　告诉患者及家属此病的病因和病程发展特点，将其治疗长期性和困难讲清楚，同时要给予鼓励，建立信心。对于有手术适应证的患者，要劝患者择期手术，提高生活质量。

2. 环境要求　居住环境要避免潮湿、阴暗等不良条件，保持室内空气流通，温暖干燥，阳光充足，防风湿复发。

3. 防止感染　在日常生活中要注意适当锻炼，注意保暖，加强营养，合理饮食，提高机体抵抗力，加强自我保健，避免呼吸道感染，一旦发生，应立即就诊、用药治疗。

4. 避免诱发因素　协助患者做好休息及活动的安排，避免重体力劳动、过度劳累和剧烈运动。要教育患者家属理解患者病情并要给予照顾。

要劝告反复发生扁桃体炎患者，在风湿活动控制后 2～4 个月可手术摘除扁桃体。在拔牙、内镜检查、导尿、分娩、人工流产等手术前，应告诉医师自己有风心病史，便于预防性使用抗生素。

5. 妊娠　育龄妇女要在医师指导下，根据心功能情况，控制好妊娠与分娩时机。对于病情较重不能妊娠与分娩患者，做好患者及配偶的心理工作，接受现实。

6. 提高患者依从性　告诉患者坚持按医嘱服药的重要性，提供相关健康教育资料。同时告诉患者定期门诊复诊，对于防止病情进展也是重要的。

（倪文琼）

第八节　心包炎

国内临床资料统计表明，心包疾病占心脏疾病住院患者的1.5%～5.9%。心包炎按病因分类，分为感染性心包炎和非感染性心包炎。非感染性心包炎多由肿瘤、代谢性疾病、自身免疫性疾病、尿毒症等所致。按病情进展可分为急性心包炎（伴或不伴心包积液）、亚急性渗出性缩窄性心包炎、慢性心包积液、粘连性心包炎、慢性缩窄性心包炎等。临床上以急性心包炎和慢性缩窄性心包炎为最常见。

一、急性心包炎

急性心包炎是心包脏层与壁层间的急性炎症，可由细菌、病毒、自身免疫、物理、化学等因素引起。心包炎亦常是某种疾病的一部分表现或为某种疾病的并发症，为此常被原发病掩盖，但也可独立表现。根据急性心包炎病理变化，可以分为纤维蛋白性或渗出性两种。

（一）病因、病理、病理生理

1. 病因　急性心包炎的病因有：①原因不明者，称为急性非特异性。②病毒、细菌、真菌、寄生虫、立克次体等感染。③自身免疫反应：风湿热、结缔组织疾病如系统性红斑狼疮、类风湿关节炎、结节性多动脉炎、白塞病、艾滋病；心肌梗死后综合征、心包切开后综合征；某药物引发如普鲁卡因胺、青霉素等。④肿瘤性：原发性如间皮瘤、脂肪瘤、纤维肉瘤，继发性如乳腺癌、肺癌、白血病、淋巴瘤等。⑤内分泌、代谢性疾病：如尿毒症、痛风、甲状腺功能减低、淀粉样变。⑥物理因素：如放射性、外伤如心肺复苏后、穿透伤、钝伤、介入治疗操作相关等。⑦邻近器官疾病引发：如急性心肌梗死、胸膜炎、主动脉夹层、肺梗死等。

常见病因为风湿热、结核、细菌感染，近年来病毒感染、肿瘤、尿毒症性和心肌梗死性心包炎发病率显著增多。

2. 病理　在急性期心包壁层、脏层上有纤维蛋白、白细胞和少量内皮细胞的渗出，无明显液体积聚，此时称为纤维蛋白性心包炎。以后如果液体增加，则为渗出性心包炎，液体多为黄而清的，偶可混浊不清、化脓性或呈血性，量可由100mL至3L，一般积液在数周至数月内吸收，可伴随发生壁层与脏层的粘连、增厚、缩窄。

液体也可较短时间内大量积聚引起心脏压塞。急性心包炎心外膜下心肌有炎性变化，如范围较广可称为心肌心包炎。炎症也可累及纵隔、横膈和胸膜。

3. 病理生理　心包腔正常时平均压力接近于零或低于大气压，吸气时呈轻度负压，呼气时近于正压。急性纤维蛋白性心包炎或积液少量不致引起心包内压力增高，故不影响血流动力学。如果液体迅速增多，心包无法伸展或来不及伸展以适应其容量的变化，造成心包内压力急剧上升，引起心脏受压，致使心室舒张期充盈受阻，周围静脉压亦升高，使心排血量降低，血压下降，导致急性心脏压塞临床表现发生。

（二）临床表现

1. 症状　如下所述。

（1）胸痛：心前区疼痛是纤维蛋白性心包炎主要症状，如急性非特异性心包炎、感染性心包炎。疼痛常位于心前区或胸骨后，可放射到颈部、左肩、左臂及左肩胛骨，也可达上腹部，疼痛性质呈压榨样或锐痛，也可闷痛，常与呼吸有关，常因咳嗽、深呼吸、变换体位或吞咽而加重。

（2）呼吸困难：呼吸困难是心包积液时最突出的症状。严重的呼吸困难患者可呈端坐呼吸，身躯前倾、呼吸浅速、面色苍白、发绀。

（3）全身症状：可有干咳、声音嘶哑及吞咽困难等症状，常因压迫气管、食管而产生。也可有发冷、发热、乏力、烦躁、心前区或上腹部闷胀等。大量渗液可影响静脉回流，出现体循环瘀血表现如颈静脉怒张、肝大、腹腔积液及下肢水肿等。

（4）心脏压塞：心包积液快速增加可引起急性心脏压塞，出现气促、心动过速、血压下降、大汗淋漓、四肢冰凉，严重者可意识恍惚，发生急性循环衰竭、休克等。

如积液积聚较慢，可出现亚急性或慢性心脏压塞，表现为颈静脉怒张、静脉压升高、奇脉。

2. 体征　如下所述。

（1）心包摩擦音：心包摩擦音是纤维蛋白性心包炎的典型体征，多位于心前区，以胸骨左缘第3、4肋间、坐位时身体前倾、深吸气最为明显，心包摩擦音可持续数小时或持续数天、数周，当积液增多将二层心包分开时，摩擦音即消失，如有部分心包粘连仍可闻及。心前区听到心包摩擦音就可做出心包炎的诊断。

（2）心包积液：心浊音界向两侧增大，皆为绝对浊音区；心尖冲动弱，且位于心浊音界的内侧或不能扪及；心音低钝、遥远；积液大量时可出现心包积液征（Ewart征），即在左肩胛骨下叩诊浊音和闻及因左肺受压引起的支气管呼吸音。

（3）心脏压塞：除有体循环瘀血体征外。按心脏压塞程度，脉搏可表现为正常、减弱或出现奇脉。奇脉是大量积液患者，触诊时桡动脉搏动呈吸气性显著减弱或消失，呼气时又复原的现象。也可通过血压测量来诊断，即吸气时动脉收缩压下降10mmHg或更多。急性心脏压塞可因动脉压极度降低，奇脉难察觉出来。

3. 并发症　具体如下。

（1）复发性心包炎：复发性心包炎是急性心包炎最难处理的并发症，在初次发病后数月至数年反复发病并伴严重的胸痛。发生率20%～30%，多见于急性非特异性心包炎、心脏损伤后综合征。

（2）缩窄性心包炎：缩窄性心包炎常见于结核性心包炎、化脓性心包炎、创伤性心包炎。

（三）实验室检查

1. 化验检查　由原发病决定，如感染性心包炎常有白细胞计数增加、血沉增快等。

2. X线检查　对渗出性心包炎有一定价值，可见心影向两侧增大，心脏搏动减弱或消失；尤其是肺部无明显充血而心影显著增大是心包积液的X线表现特征。但成人液体量少于250mL、儿童少于150mL时，X线难以检出。

3. 心电图　急性心包炎时来自心包下心肌的心电图异常表现为：①常有窦性心动过速。②ST段抬高，呈弓背向下，见于除aVR导联以外的所有导联，aVR导联中ST段压低。③一至数日后，ST段回到基线，T波低平或倒置，持续数周至数月后T波逐渐恢复正常。④心包积液时有QRS低电压。⑤包膜下心房肌受损时可有除aVR和V_1导联外P－R段压低。

4. 超声心动图　对诊断心包积液迅速可靠。M型或二维超声心动图中均可见液性暗区以确定诊断。心脏压塞的特征为：右心房及右心室舒张期塌陷；吸气时室间隔左移，右心室内径增大，左心室内径减小等。

5. 心包穿刺　抽取的积液做生物学、生化、细胞分类、查瘤细胞的检查等，确定病因；缓解心脏压塞症状；必要时在心包腔内给予抗菌或化疗药物等。

6. 心包镜及心包活检　有助于明确病因。

（四）治疗原则

1. 病因治疗　根据病因给予相应治疗，如结核性心包炎给予规范化抗结核治疗，化脓性心包炎应用敏感抗生素治疗等。

2. 非特异性心包炎的治疗　如下所述。

（1）应用非甾体类抗炎药物治疗：可应用数月的时间，缓慢减量直至停药。

（2）应用糖皮质激素药物治疗：如果应用非甾体类抗炎药物治疗无效，则可应用糖皮质激素治疗，常用泼尼松 40～60mg/d，1～3 周，症状严重者可静脉应用甲泼尼龙。须注意当激素减量时，症状常可反复。

3. 复发性心包炎的治疗　秋水仙碱 0.5～1mg/d，至少 1 年，缓慢减量停药。但终止治疗后部分患者有复发倾向。对顽固性复发性心包炎伴严重胸痛患者，可考虑外科心包切除术治疗。

4. 心包积液、心脏压塞治疗　①结核性或化脓性心包炎要充分、彻底引流，提高治疗效果和减少心包缩窄发生率。②心包积液中、大量，将要发生心脏压塞的患者，行心包穿刺引流。③已发生心脏压塞患者，无论积液量多少都要紧急心包穿刺引流。④由于积液中有较多凝块、纤维条索状物，会影响引流效果或风险大的患者，可行心包开窗引流。

二、缩窄性心包炎

缩窄性心包炎是心脏被纤维化或钙化的心包致密厚实地包围，使心室舒张期充盈受限而引发一系列循环障碍的疾病。

（一）病因、病理、病理生理

1. 病因　缩窄性心包炎继发于急性心包炎，病因以结核性心包炎为最常见，其次为化脓或创伤性心包炎。少数患者与急性非特异性心包炎、心包肿瘤及放射性心包炎等有关，也有部分患者其病因不明。

2. 病理　急性心包炎随着渗液逐渐吸收，心包出现弥漫的或局部的纤维组织增生、增厚粘连、壁层与脏层融合钙化，使心脏及大血管根部受限。心包长期缩窄，心肌可萎缩。如心包显微病理示为透明样变性组织，提示为非特异性，如为结核性肉芽组织或干酪样病变，则提示为结核性。

3. 病理生理　纤维化、钙化的心包使心室舒张期扩张受阻，心室舒张期充盈减少，使心搏量下降。为维持心排血量，心率增快。上、下腔静脉也因心包缩窄而回流受阻，出现静脉压升高，颈静脉怒张、肝大、腹腔积液、下肢水肿，出现 Kussmaul 征。

Kussmaul 征：吸气时周围静脉回流增多而已缩窄的心包使心室失去适应性扩张的能力，致静脉压增高，吸气时颈静脉更明显扩张。

（二）临床表现

1. 症状　常见症状为劳力性呼吸困难、疲乏、食欲缺乏、上腹胀满或疼痛。也可因肺静脉压高而导致症状如咳嗽、活动后气促。也可有心绞痛样胸痛。

2. 体征　有颈静脉怒张、肝大、腹腔积液、下肢水肿、心率增快，可见 Kussmaul 征。腹腔积液常较皮下水肿出现得早、明显得多，这情况与心力衰竭中所见相反。

窦性心律，有时可有房颤。脉搏细弱无力，动脉收缩压降低，脉压变小。心尖冲动不明显，心音减低，少数患者在胸骨左缘第 3、4 肋间可闻及心包叩击音。

（三）实验室检查

1. X 线检查　心影偏小、正常或轻度增大；左右心缘变直，主动脉弓小而右上纵隔增宽（上腔静脉扩张），有时可见心包钙化。

2. 心电图　窦性心律，常有心动过速，有时可有房颤。QRS 波群低电压、T 波低平或倒置。

3. 超声心动图　对缩窄性心包炎的诊断价值远不如对心包积液诊断价值，可见心包增厚、僵硬、钙化，室壁活动减弱，舒张早期室间隔向左室侧移动等，但均非特异而恒定的征象。

4. 右心导管检查　右心导管检查的特征性表现：是肺毛细血管压力、肺动脉舒张压力、右心室舒张末期压力、右心房压力均升高且都在相同或相近高水平，右心房压力曲线呈 M 或 W 波形，右心室收缩压轻度升高，舒张早期下陷及高原形曲线。

（四）治疗原则

1. 外科治疗　应尽早施行心包剥离术。但通常在心包感染、结核被控制，即应手术并在术后继续用药1年。

2. 内科辅助治疗　应用利尿药和限盐缓解机体液体潴留，水肿症状；对于房颤伴心室率快的患者，可首选地高辛，之后再应用β受体阻滞药和钙拮抗药。

三、心包炎护理措施

（一）体位与休息

对于呼吸困难患者要根据病情帮助患者采取半卧位或前倾坐位，依靠床桌，保持舒适体位。协助患者满足生活需要。对于有胸痛的患者，要卧床休息，保持情绪稳定，不要用力咳嗽、深呼吸或突然改变体位，以免使疼痛加重。

（二）呼吸观察与给氧

观察呼吸困难的程度，有无呼吸浅快、发绀，观察血气变化。根据缺氧程度调节氧流量，观察吸氧效果。

（三）预防感染

嘱患者加强营养，给予高热量、高蛋白、高维生素的易消化饮食，限制钠盐摄入，增强机体抵抗力。避免受凉，防止呼吸道感染，以免加重呼吸困难症状。

（四）输液护理

控制输液速度，防止加重心脏负担。

（五）用药护理

遵医嘱给予非甾体抗炎药，注意有无胃肠道反应、出血等不良反应。遵医嘱给予糖皮质激素、抗生素、抗结核、抗肿瘤等药物治疗。

（六）健康教育

1. 增强抵抗力　告诉患者注意充分休息，加强营养，给予高热量、高蛋白、高维生素的易消化饮食，限制钠盐摄入。注意防寒保暖，预防呼吸道感染。

2. 坚持药物治疗　指导患者必须坚持足够疗程的药物治疗，不能擅自停药，防止复发。注意药物不良反应，定期随访。

3. 积极治疗　对缩窄性心包炎的患者，讲明行心包剥离术的重要性，解除心理障碍，尽早接受手术治疗。

（王静玲）

第三章

心血管介入治疗护理

第一节　介入治疗患者心理护理

一、心理护理的意义与做法

1948 年世界卫生组织（World Health Organization，WHO）所制定且在宪章中提出的：“健康不但是没有疾病和身体缺陷，还要有完整的心理状态和良好的社会适应能力。”

护理心理学是一门护理学与心理学有机结合的边缘学科，是医学心理学的一个分支，心理护理是整体护理的核心部分。介入诊疗是一项新兴的微创诊疗技术，在世界范围的发展不过是近 30 年的事情，最近 10 年才在我国得到快速发展，人们对介入诊疗与传统的外科手术相比还比较陌生，普遍存在着模糊认识和错误认知，正因如此，围术期患者在介入诊疗前，均存在不同程度的应激反应，焦虑指数较高，特别是急重症患者对介入诊疗的负性情绪更加明显。介入诊疗患者的不良心理状况，显然不利于介入诊疗手术的配合，对手术的成功率和预后均存在负面影响。因此，对介入诊疗患者的心理维护与情绪调节显得更加重要。心理护理就是运用心理学的理论和方法，积极地影响患者的心理活动，使患者身心处于最佳状态，提高手术成功率。

（一）心理护理发展现状

自 20 世纪 70 年代后期以来，世界范围内的医学思想发生了巨大变化，新医学模式的提出，使护理工作的内容不再是单纯的疾病护理，而是以患者为中心或以人的健康为中心的整体护理。国外心理护理研究主张：把疾病与患者视为一个整体；把“生物学的患者”与“社会、心理学的患者”视为一个整体；把患者与社会及其生存的整个外环境视为一个整体；把患者从入院到出院视为一个连续的整体。1977 年，美国罗彻斯特大学恩格尔（Engel GL）教授提出生物 - 心理 - 社会医学模式，进一步强化了“以患者为中心”的全新护理观念。

临床心理护理作为整体护理的核心内容，以个性化护理、程序化护理、文化护理或宗教护理等形式，在护患沟通中得以充分的体现。在临床护理实践中，以护理程序为核心，对患者生理、心理、社会等方面的资料进行全面评估，进而做出周密的护理诊断，制订并实施系统的护理计划。随着护理学科的迅速发展和护理实践的不断变革，作为护理学重要组成部分的护理心理学也得到了前所未有的飞速发展。集中表现在：护理工作从病情需要向患者的需求转变，按照新型护理程序，从生理、心理、社会、精神及文化等各方面系统地护理患者；护理工作除了执行医嘱和熟练完成各项护理技术操作之外，更多的是要发现和满足患者的心理、情感方面的需要。

护士的角色已不仅仅是患者的照顾者，而更多的是担当患者的教育者、咨询者和管理者、倾听者。在欧美国和东南亚国家，心理护理作为一种制度已经存在多年了。就美国的普通医院而言，它们有专业的心理护理人员为患者开展各种各样的服务。在大手术前后，心理学家总会与患者进行情感沟通，了解他们的情绪，建立心理服务档案，为治疗及护理提供有效的依据。将心理疗法应用于临床心理护理实践，也成了国外护理心理学研究的一个重要特色。

近年来，运用护理心理学进行心理护理，提高护理质量，已被国内医护人员所接受和认同，护理人员的学历教育及培训也纳入了心理学和护理学的内容，这方面的研究也不断展开。鹿瑞云等根据马斯洛的“需要层次论”对患者的需求进行了分析，并提出在临床护理中，满足患者的各种需要是心理护理的重要内容，尤其是手术患者，普遍会产生较强烈的生理与心理应激反应，心理维护和调理至关重要，但还没有形成制度，护理人员这方面的素质还普遍缺乏，就开展得比较好的医院而言也还处于试验阶段，心理护理的理论和临床实践经验还相当缺乏。

（二）心理护理的概念及其应用目的

1. 心理护理的概念　心理护理是指在整个医疗过程中，医护人员（主要是护理人员）借鉴心理学方法或个性化服务，积极地影响患者的心理状态，帮助患者在其自身条件下获得最适宜身心状态。人们常忽视护士的作用，以为治病是医生的事，其实人类对健康问题的“反应”则是多方面的，生理上的问题是可以通过医学方法解决，而心理和精神方面的反应（如悲观和抑郁），需要用心理学等社会人文科学知识和方法来处理。需要以护士为主的医务人员运用心理治疗方法，包括环境体验、光线、音乐、放松疗法、身体语言等影响和改变患者的不良心理状态与行为，使之更有利于介入诊疗的配合、预后及康复，以便达到医疗的最佳效果。

2. 心理护理的目的　人在患病后，正常的社会角色发生了急剧的变化，既要经受疾病的折磨，又要适应门诊或住院的环境及新的群体，会产生患者特有的心理需求和反应（如同情、鼓舞、安慰、信心、心理舒适、平静和安全感等）。护理人员需要利用心理学的方法或个性化的服务，尽可能满足患者的上述需求，对患者的心理进行维护与调理，促其改变负性心理状态和行为，其中包括：

（1）解除或降低患者负性情绪（如紧张、焦虑、悲观、抑郁等），帮助患者树立起战胜疾病的信心。

（2）帮助患者建立新的人际关系，特别是医患关系，护患关系，患者之间的关系，以协助患者适应新的社会角色和生活环境。

（3）通过心理护理尽可能帮助患者调适到有利于治疗和康复的最佳心身状态。

（三）心理护理的具体做法

美国心理护理的实施程序包括：患者心理状态的评估，心理护理的计划，心理护理的实施，心理护理效果的评价。国外较常应用于临床心理护理的心理疗法有音乐疗法、松弛训练法、认知－行为疗法、森田疗法等，不排斥按照患者的需要自创方法，强调实用与效果，不少研究采用心理量表进行对照测验，确保患者获益。

国内医院的心理护理没有形成制度，绝大部分还停留在表面，没有系统的评估和评价体系，离真正的心理护理相差甚远。

我们应该从个性化与共性化两方面来开展心理护理。解放军总医院介入放射科导管室从2007年开始探索介入诊疗患者的心理护理，共性化方面以环境体验为主，如音乐疗法、认知－行为疗法、放松疗法等，个性化心理护理借鉴心理诊疗的有关方法，形成了术前访视缓压，术中音乐、视频及身体语言减压，术后信心鼓励排压的心理护理模式。近5年的临床实践虽然没有经过严格意义的评估与评价，但从患者及家属的反映来看，普遍受到患者的认可，效果是良好的。

如何全方位采集心理信息，通常主要采用临床观察法、访谈法，条件许可时，还可采用问卷调查法、心理测量法、个案分析法、现场实验法等方法进行全方位的信息收集。如可以向患者显示心理测量问卷，了解患者目前处于何种状态，这种轻松易沟通的方法常可诱导患者说出心中的担忧与顾虑，明确护理方向，顺利开展心理护理，优化患者身心，使患者积极主动地配合手术，提高手术成功率。

（四）心理护理的原则

心理护理要遵循心理学的基本原理，以个体化为原则，要避免停滞于表面，泛泛而谈，像做思想政治谈话，一般要遵循下列基本原则。

1. 接受性原则　常规护理遵照医嘱执行便可，心理护理则应以患者愿意接受为前提条件。护理人员首先对患者的疾患要感同身受，以极大的同情心来理解患者的所作所为，与患者建立起信任关系，要以非常通俗贴切的语言打开患者的心扉，只有取得患者的信任，才有可能让患者积极地接受治疗并取得良好的效果，不能在事前没有做任何铺垫和沟通的情况下，做公式化的灌输，这样有可能适得其反。所以护士的诚恳态度、真挚的语言、得体的举止、真诚的微笑非常重要。如对患者的痛苦表现出同情与耐心，而不是厌恶与排斥。并主动与患者建立起融洽的关系。

2. 支持性原则　心理护理与心理治疗不同，心理护理一般没有固定的疗程和模式，不得强迫患者接受，以支持和协助为主要方式。只有在临床心理护理过程中做到“无损伤于患者身心健康”不违背患者主观意愿才能为患者接受，才能准确把握患者心理反应的一般规律，分析原因，评估问题，选择正确的对策，充分展现心理护理的价值。

3. 个体化原则　心理护理要避免公式化，团体化，泛泛而谈，要切合患者的个体化心理需要，方式方法要根据患者自身的条件确定，切不可模式化、公式化。对一个具体患者来说，要了解他的主要心理反应的性质，知道他主要心理反应的强度以及导致患者负性心理反应的主要原因，帮助患者提高对疾病治疗及自身情况的认知水平。只有这样才能达到个体化护理的目的。

4. 保密性原则　对在咨询过程中获知的患者隐私，非经患者许可不可向任何人泄露，不要对患者不想深谈的话题穷追不舍。

5. 自我护理的原则　由于心理护理具有诊疗过程中的支持性、协助性特点，外因要通过内因起作用，心理护理的目的是启发患者自我护理，激发患者内在的主观能动性，反之则心理护理的作用将大打折扣。

二、环境与它对治疗的作用

心理护理不应该仅仅局限于运用心理学的一些方法对患者进行心理维护，应该也包括对诊疗环境的利用。人是环境的产物，环境或多或少地在人的心理上投射下影响，正常人如此，患病之人对环境就更加敏感，所以在诊疗环境的建设和布置上，不能忽略环境对患者的心理调节作用。

环境是自然环境的简称，随着人类社会的发展，环境概念拓展为自然环境与人工环境。国内外有关环境的心理影响投射研究表明，一个适宜的自然环境能给人很好的安抚作用，借助自然环境要素营造的人工环境也具有同样的作用。诊疗环境作为患者疗伤和康复的场所，统筹好建筑结构内的各个要素或适当地添加人文内容，可以有效地帮助患者缓解陌生环境带来的窘迫感和无助感，帮助患者进行环境脱敏，降低患者的焦虑指数，改善患者的诊疗体验。

（一）环境舒压系统的作用

所谓“环境舒压”，就是利用环境给人的安抚作用，缓解患者的受迫感和无助感，有效安抚患者及家属的焦虑情绪，改善患者的诊疗体验。传统的医院诊疗环境建设，受医院建筑环境及意识的影响，色彩单调，灯光昏暗，功能混乱，没有作特殊处理。对患者的诊疗焦虑不可能起到正性的调节作用。解放军总医院肿瘤中心介入放射科导管室在装修设计之初，借鉴国外环境情景体验的经验和我国的五行学说，对诊疗环境的各个要素，诸如光线、色彩、声音、视频、图画、指导性用语、文化宣教等要素识别等进行综合筹划，使得诊疗环境结构和技术进行完美结合，在环境布置上体现更多的人文关怀，建成了综合的、立体的环境舒压系统，经过近 5 年的临床实践和患者及家属反馈表明，温馨友好的诊疗环境，确实能在一定程度上缓解患者及家属的焦虑情绪，改善患者的就诊体验。

（二）诊疗环境的统合要素

医院环境舒压系统由色彩、音乐、照明及人文内容四个元素构成，在顺应建筑结构的情况下，对上述五个要素进行系统筹划，使之能够呈现出色彩清新、音乐缭绕、照明柔和、人文内容丰富的诊疗环境。

1. 颜色　现代色彩研究成果显示，不同颜色会给人以不同的感受，如蓝色是平衡和谐调的色彩，给人以冷静、深邃的感觉，可降低神经的亢进，心境放松，可应用于医护人员办公区，可以使医护人员更加理智，降低压力。

绿色象征生命、青春、新生等。其色彩属性与人眼的视觉感知系统是最相适应的，有消除疲劳的效果。绿色能使人的身心保持冷静与平和，有助于降低血压，镇静交感神经系统以及对肿瘤患者的康复有促进作用，可以大面积地应用于候诊区和手术间。

紫色有镇静作用，有制怒之效，另外紫色还可以减缓饥饿感，可以小面积地应用于候诊区和家属等候区。

黄色可促进消化作用及肠胃活动，亦有强化及刺激神经的作用，可使运动神经活跃起来并产生肌肉的能量，常被应用在促进肝、肠胃及膀胱的新陈代谢上，对增加肿瘤患者的生理功能有促进作用，可以作为主要颜色应用于候诊区和手术间。

解放军总医院介入放射科导管室实行医患独立通道，分别采用蓝色和绿色，血管造影间墙面采用浅果绿色，导管柜采用米黄色，观察窗采用自动收卷的风景画，患者家属等候区天花板上画有太极星云图、墙上布置风景壁挂等，构成一个与其他社会机构或家庭相类似或相同的温馨环境，有效化解传统医院诊疗环境的压抑气氛，帮助患者较好地环境脱敏，缓解患者由于环境的生疏窘迫带来的焦虑。

2. 音乐　音乐主要是通过中枢神经系统对机体进行调节，它带来的影响及治疗作用是毋庸置疑的，我们的祖先很早就应用音乐调节身心和治疗疾病，传统的五行学说又把五音与五脏联系起来，音乐对环境的调节和烘托至关重要，是诊疗环境舒压系统中的重要因素，可以在候诊区域使用，也可以在手术间使用。所使用的音乐要进行有针对性的编制，无特定对象时，可以放一些节奏舒缓、安静的古典名曲或轻音乐，通过节奏、曲调、旋律、速度、力度等因素传递信息，引起人体五脏六腑、肌肉、脑电波等的和谐共振，促进各器官节律趋于协调一致，起到使人呼吸减慢、心境平和，利于降低患者及家属的焦虑与紧张。也注意编辑一些有地域特色、民族特色的音乐，以满足有特殊爱好患者的需要。解放军总医院介入放射科导管室不仅在候诊区播放音乐，同时在手术床上设置了耳机或双声道音乐枕，根据术前访视所得到的信息，为局部麻醉患者播放个性化定制音乐，借以分散患者的注意力。

3. 照明　诊疗环境中的照明不仅用来满足诊疗活动的需要，同时也起到了调节患者及家属情绪的作用。传统医院诊疗场所都使用白炽灯照明，光线偏冷，大多数候诊场所照明不足，给人一种压抑和惨淡的感觉，客观上加剧了患者及家属的焦虑和无助的心情，不利于患者的诊疗配合。舒压情境中的照明需要精心设计，根据功能的需要，可以分区按团组来规划照明，在照明充分的情况下尽量使用暖色灯，营造出温暖体贴的氛围，融化一些患者心中的失意与不快，至少不至于加剧患者心中的孤独与无助。

4. 人文化内容　诊疗环境中的物理因素统合以后，如果没有人文的内容，仍然无法充分表达医护人员的态度和意识，仍然无法迅速在医护人员与患者之间、诊疗环境与患者之间建立起友好的联系，若使患者迅速沐浴到医护人员殷殷的关怀，使患者对诊疗环境有居家之感，则更多的是要在诊疗环境中注入人文内涵。指导用语和宣教要去命令化和说教化，要涓涓细语；要给患者及家属预留有表达感情和情绪的园地；在适当的悬挂有象征意味的心理疏导语言或图画；在二级候诊区安排一些有心理调适内涵的小游戏等，总之，要在诊疗环境中处处流淌着医护人员对患者及家属的人文关怀。

解放军总医院介入放射科导管室在这方面作了有益的尝试，取得了良好的效果。例如：在大门上贴有“不欢迎您来，但备爱心满虚位；却高兴您走，唯用希望相壮行”的轻松幽默对联，寓意希望患者健康，但同时又虚位以待，随时准备为患者的提供帮助。从患者踏进导管室门口起，就被友好的气氛和人文气氛包围。二级候诊区有“希望之墙”墙报，患者可以在上面的留言表达情绪；二级候诊区张贴着“致患者家属的一封信”，表达医护人员与患者家属感同身受，对家属劝慰与鼓励；患者家属信的对面悬挂有“医护人员宣言”，表明医护人员捍卫医德的决心。在患者换衣服的地方建有“心语吧”，患者家属及亲戚朋友可以在上面表达对患者的爱、鼓励与支持。在三级候诊区的适当部位置有“心理暗示性语言贴图”，帮助患者缓解焦虑。很多患者及家属在感谢信中或临离开时都不约而同地表达了诊疗环境带给他们的感动。

有关反馈调查结果表明，医院设计创造出更加温馨、友好的环境，能够改善患者在诊疗过程中的体验，对患者及其家属有着积极的安抚作用，能有效缓解患者的受迫感和无助感，能有效降低患者的焦虑和紧张情绪，有助于提高手术成功率和手术预后。

三、如何接待患者与其家属

接待患者及家属是护理工作的起点，也是护理工作的终点，患者到医院诊疗，与医院医护人员接触的过程就是其诊疗的过程，也是医护人员诊疗与护理的过程，接待好患者与家属既是程序意义上的起点，也是心理护理的开始或转折点，所以十分重要。

（一）首先要有恻隐之心

中国传统文化认为“医乃仁术”，“仁”是中国传统道德“四维八德”的重要内容，所谓“仁”者即爱人，即平等地爱所有的人，可见医道即是爱人和助人之术。古语云：不为良相即为良医，可见良医是有道君子们济世救民的崇高抱负之一。唐代名医药王孙思邈云“凡大医治病，必当安神定志，无欲无求，先发大慈恻隐之心，誓愿普救含灵之苦。若有疾厄来求救者，不得问其责贱贫富，长幼妍媸，怨亲善友，华夷智愚，普同一等，皆如至亲之想”。孟子认为“恻隐之心，仁之端也。”可见行医做护首先要有恻隐之心，对患者的疾患感同身受，只有如此方能对患者由衷生出同情、怜悯、关爱之心，方能对患者做至亲之想，方能够由衷急患者所急，如此才能放低自己的身段，不做公事化的应付，倾自己所能为患者提供周到的接待服务。

（二）要有工作热情

具备了诚敬的心，就有了做好护理工作的主观愿望，但还必须有工作热情。现代护理先驱南丁格尔认为“护士必须有一颗同情心和一双愿意工作的手”。护理人员在接待患者及家属时，映入患者及家属眼帘的可能不是别的，首先是护理人员的服务热情，有了工作热情，你才不会怠慢你的工作对象，才会主动为患者及家属提供服务，才会让患者及家属所得超出他们的预期。做人的工作态度很重要，医护工作者的态度对患者来说就更加重要，医患关系、护患关系紧张很大一部分源于医护人员的畸化态度，而非诊疗技术的优劣，所以，热情的工作态度对护理人员来说非常重要的，也是基本要求，虽然由于工作负荷大，工作环境及待遇不近理想，护理业界普遍存在职业倦怠的情况，这也正是对护理人员保持服务热情难能可贵的考验。

（三）服务用语要规范

接待患者及家属语言交流是其主要服务方式，患者及家属希望能从医护人员口中得到安慰，或某种承诺甚至保证，都是可以理解的，然而不合时宜的安慰，不切实际的承诺与保证，并不能给患者及家属带来真正帮助，相反还会给患者及家属带来困惑，容易引起患者及家属误解，对预后抱着不合理的期待，容易引起非医源性纠纷，所以，医护人员在接待患者及家属时，服务用语要规范严密，切不可信口开河，拣患者及家属喜欢的说，顺着患者的意愿说。

除了日常的礼貌用语外，最好能够形成一套护理接待的用语规范，对患者及家属可能提到的问题设有预答，对技术性的问题或超出护理人员业务范围的问题，不能以不知道作答，而是要为患者给出寻找答案的路径。

（四）仪态要得体

医护工作者是一个受人信赖的职业，应该具有端庄、严谨、亲和的职业形象，医护人员的外在形象应该是端庄大方、整洁素雅，在接待患者及家属时，眼神应专注而亲切，注视着患者，身姿端正略倾向患者，行为动作应该稳当轻巧，耐心倾听患者及家属的主诉，不要随意打断，对患者的隐私或患者不愿深谈的问题不过多追问，也不要不顾患者的需要而滔滔不绝地自说自话，总之，既要满足患者及家属诉说的愿望，又要对患者及家属的问题予以适当的回答。如果在接待当中有急务要处理，一定要礼貌性地征得患者同意，事后要向患者表示歉意，接待结束时，一定要起身目送患者。得体的仪态，能够加强患者对医护人员的信任。

四、心理护理技巧

心理护理不同于心理治疗，没有严格的疗程控制和方式方法上的自主性，可以借鉴心理治疗的一些方法，也可以根据需要和患者特殊情况自创方法，强调的是实用与效果，让患者能够实实在在受益，临床实践中多领域地运用比灵活的心理护理技巧大体有如下几种。

（一）认知疗法

认知疗法，简单地说就是通过认知和行为技术来改变患者的不良认知，达到纠正由此引起的行为和情感的心理治疗方法。认知疗法的基本观点是：认知过程及其导致的错误观念是行为和情感的中介，适应不良行为和情感与适应不良认知有关。认知疗法常采用认知重建、心理应付、问题解决等技术进行心理辅导和治疗，其中认知重建最为关键。在介入患者中实施认知疗法，目的在于帮助患者重建正确的介入诊疗认知。

介入治疗是一项新兴诊疗技术，涉及人体消化、呼吸、心血管、神经、泌尿、骨骼等几乎所有系统疾病的诊断和治疗。相对于传统诊疗方法，介入治疗患者可提取的信息有限，可借鉴的经验较少，因此，很容易受到片面或错误认知的影响，由此引起无谓的紧张和焦虑，影响到介入诊疗的实施和预后。为了帮助患者认知重建，需要在术前访视和候诊时向患者及家属进行简单明了的宣教，可以在门口设立电子宣教屏，候诊区的播放宣教视频，印制《介入诊疗手册》等，从多方面帮助患者重建介入诊疗的正确认知，纠正由此的紧张、焦虑或误解，使患者能以理性的态度对待介入诊疗，为预后的合理期待打下基础。

（二）主观评定量表

主观评定量表也可以称之为心理评定量表，心理评定量表是指对心理现象的观察所得印象进行质的描述或量化的标准化定式测查程序。心理评定量表几乎在社会各个领域均有应用，其中用于评定心理健康目的的称为心理健康评定量表。对患者进行心理健康评估时也可以患者的自创一些简易的评估方式。解放军总医院介入放射科导管室自创了“脸谱化心理评定量表”，而是将患者的焦虑程度卡通脸谱化，让患者在术前选取能够代表其焦虑程度表情的脸谱，我们再根据患者所选脸谱所代表的焦虑程度，针对性地进行放松训练，训练后由患者再一次选取脸谱，以此评定患者焦虑程度的变化。

虽然很难说严谨，但在短暂的介入诊疗时间内，让患者能够借助卡通脸谱看到自己的心境，能够很自然地引起让其描述其原因的话题，并有针对性采用其他放松训练方法，帮助其消除或减轻其焦虑，效果还是很明显的，看似轻描淡写，不少患者通过这种找心境脸谱行为的本身，焦虑程度就有不同程度的降低。

（三）肌肉渐进性放松训练

放松训练不仅是心理护理的需要，同时也是手术的需要。渐进性肌肉放松训练的方法与我国的“放松功”基本相似，放松功主要靠摒弃杂念、自我暗示来有顺序地放松各组肌肉。心理护理当中借鉴渐进性肌肉放松训练，其目的并不是对患者进行放松治疗，主要是借助肌肉放松训练手段，有效转移患者的注意力，缓解其焦虑指数。如果术前患者的主观评定量表超过 5 分，说明患者焦虑程度较高，环境舒压、认知疗法等均不足以缓解其焦虑水平的情况下，让患者进行放松训练，是一个简单有效的方法。心理护理当中的肌肉放松训练与放松功不同，引导患者想象最能令人松弛和愉快的情景，护理人员在一旁辅以语言指导和暗示，令患者全身的肌肉得到深度松弛，同时患者在专注于肌肉放松与收紧的感觉中，有效地转移了注意力，无形之中帮助了患者缓解了紧张的情绪，降低了患者术前焦虑水平。

具体操作方法可以根据患者个人的情况及时间而定，程序也不一定要完整，达到有效转移患者注意力即可。

（四）呼吸疗法

呼吸疗法通过对呼吸功能的训练达到恢复体力、脑力、降低心理活动强度、减轻病症的一种方法。由于患者心理承受能力、生理体质的个体差异性，患者对痛感以及忍耐程度均有不同，有的患者体质差，精力保持时间短，有的患者痛感低，耐受程度差，尽管之前已经做了针对性的心理护理，但在临到手术前或手术中的异样感觉，仍然会惊慌紧张，这个时候其他放松训练方法已不便实施，采用呼吸疗法，简单易行，在短时间内让患者恢复镇静、降低痛感、恢复体力等。具体做法是：用1到2次的深呼吸开始，鼻子吸气嘴呼气，每次呼气要把最后一点气都挤出来，有助于吸入更多的氧气。几次深深的腹式呼吸后，患者感觉更加清醒和镇静。呼吸训练也可结合音乐的联想，使之发挥更好的效果。

（五）音乐疗法

音乐治疗是新兴的边缘学科。它以心理治疗的理论和方法为基础，运用音乐特有的生理、心理效应，使求治者在音乐治疗师的共同参与下，通过对各种专门设计的音乐的体验，达到消除心理障碍，恢复或增进心身健康的目的。音乐是常用的一种减压方式，生活中运用很普遍，主动去欣赏音乐与被动听音乐，都能够有效分散注意力，达到减压的目的。心理护理中使用音乐疗法，不是严格意义上的音乐治疗，没有疗程的要求和音乐治疗师的陪伴，而是借助欣赏音乐与被动听音乐的方法，达到为患者减压的目的。

（六）抚触疗法

抚触具有安慰患者和传递感情的双重作用。在患者感到痛苦时，护士及时实施抚触疗法，即能使其肌肉放松，减少焦虑情绪，又能取得患者的信任建立良好的护患关系。抚触的疗效绝不亚于微笑，它是一剂心形的镇静药，一种无声的语言，一片情感的载体，具有转移感情、减轻痛苦、树立战胜疾病的信心和勇气、提高患者积极配合医护人员的信念等积极作用的一种重要护理手段。

每个人的心理承受能力、痛阈均存在个体差异，一部分患者术前还比较平静，可临近手术或在手术中，情绪波动很大、表现失常。然而另一部分经过心理护理的患者焦虑指数明显下降，情绪平稳，当然也不排除有的患者术中情绪突然波动，可能还有一些意想不到的情况发生，在手术中，别的心理护理方式不便进行，运用抚触疗法则简单易行，轻握患者的手或上前轻按患者的肩膀，便能给予患者以信心和鼓励。治疗性抚触可直接使患者放松、零距离传递情感、降低焦虑，增强信心、快捷移情、减轻痛苦是最有效的心理援助方式。

抚触疗法也可以在手术正常进行的情况下使用，给予患者以关爱，融洽护患关系，优化患者身心，为身心并护锦上添花，提高综合护理质量。

此外如果条件允许，还可以采取经催眠、按摩、香味、宗教方式等心理护理方式，满足患者对心理护理的多元化需求。

五、充分的隐私保护

所谓的心理护理，就是要把患者当成病的人，即不忽略患者作为人的社会属性。保护自己的隐私是人的社会属性的重要标志，任何人都有起码的自尊及维护隐私的心理需要。人生病以后，为了治病往往屈尊以求，对隐私的保护不敢有更多的反对意见，但对诊疗需要的隐私暴露仍然有较大心理障碍，特别是社会地位较高人，对其隐私的避讳更胜一筹。中国人历来以含蓄著称，隐私的暴露是国人诊疗的不可忽视的焦虑之一，因此做好患者的隐私的保护，是做心理护理的基础性工作之一。

何谓隐私呢？根据我国《现代汉语词典》对隐私的定义：隐私即为“不愿告他人的或不愿公开的个人的事”。隐私主要包括公民姓名、肖像、住址、住宅电话、身体肌肤形态（尤其是性器官）的秘密未经其许可，不得加以刺探、公开和传播。从法律角度讲，隐私是指与他人或公共利益生活无关的私人数据、私人事务、私人领域中的信息。它是一个受时间和文化制约的概念，其内容十分广泛，随着社会文明程度的提高，特别是自然人人格的解放，其内容和信息也日益丰富。

隐私所产生的相应的权益形成了隐私权，隐私权是人格权的一个重要部分，是自然人享有的对其个人的、与公共利益无关的个人信息、私人活动和私有领域进行支配的具体人格权。现代民法理论充分重视对人的尊重和权利的充分享有、行使。对隐私权的充分保护，是现代民法精神的体现之一，也是现代人权发展理论关注的一个方面，患者的隐私权的保护是现代民法和现代人权关注的重要内容。患者隐私权主要包括在医疗过程中患者不愿意让他人知悉的私人信息、私人空间的隐瞒权、维护权和支配权等。

医疗行为涉及的隐私主要是患者的健康信息及身体肌肤形态（尤其指性器官），可以统称个人医疗健康信息，个人医疗健康信息的泄露，如果被社会不特定的个人和团体加以别有用心的利用，将对患者的生活产生不可估量的影响，所以对患者的个人医疗健康信息管理及利用，必须用道德和法律来加以约束。《执业医师法》、《护士管理办法》规定，医师、护士对所知悉的就医者的隐私不得泄露，但上述规定所强调的是法律层面的事后保护，与心理护理所强调的对隐私的保护有着很大的不同。心理护理所要做的是在于当下能让患者感觉到他或她的隐私，不仅不会泄露而且得到了很好的保护，从而从心理上疏解患者对隐私暴露与泄露的担忧。

患者在进行介入诊疗手术时，除了一般诊疗所要涉及的患者个人信息的隐私外，介入诊疗时一般会涉及患者胸部和私处的暴露，不少诊疗患者也存在隐私暴露的焦虑表现，有些患者反复询问会不会暴露，特别是有一定社会地位的女性患者常常会要求护士采取保护措施，以防隐私暴露，可见隐私暴露是困扰介入手术患者围术期的焦虑问题之一，因此做好介入患者的隐私保护是介入患者围术期心理护理的基础性工作。

除了一般诊疗需要注意的患者隐私保护之外。如男女患者分开诊疗、女患者诊疗要配备女性医护人员、隔离其他患者、关闭诊疗场所的门、进行私处诊疗时要尽量遮挡、有参观实习人员在场时要征得患者的同意等。介入诊疗由于诊疗方式的需要，涉及患者私处或胸部的暴露，如何采取措施尽可能减少隐私暴露范围和暴露时间，让患者感觉到医护方有充分的患者隐私保护意识，并采取了恰当的保护措施，从心理疏解患者隐私暴露的焦虑。临床实践表明，通过规范诊疗场所的区域功能、革新临床诊疗用具，以及规范化服务语言，都可以有效地舒解介入诊疗患者的焦虑程度。

（一）建立候诊缓冲区

将候诊区为三级候诊区，有两个方面的含义，一是将一般意义的候诊患者与需术前准备的患者隔离开；二是手术阶段患者与术前准备的患者分开。第一层意义在于避免患者在其他患者前不必要的暴露；第二层意义是避免过早地把患者接上手术台。分级候诊有效地缩小了患者隐私暴露的空间和时间。调查反馈及心理量表显示，分级候诊有利于为患者提供渐进性心理减压，有效帮助患者进行焦虑脱敏。也有利于保护患者隐私，有效去除患者对隐私暴露的焦虑，在最大程度上保有尊严的情况下接受诊疗。

进而从缓冲区起到尽可能和用我们自行设计并取得国家实用新型专利的介入专用分段被和手术病号服，在不影响医生诊疗操作的情况下，最大限度地减少了患者隐私部位的不必要暴露，让患者在尽可能保有尊严的前提下接受治疗。

1. 一级候诊区　该候诊区为一般意义的候诊区，即不需要暴露隐私做术前准备的患者皆可在此候诊（图3－1），不限制患者的陪护人数，通过播放视频，帮助患者了解介入诊疗的基本知识、科室的情况介绍以及手术室环境呈现等。

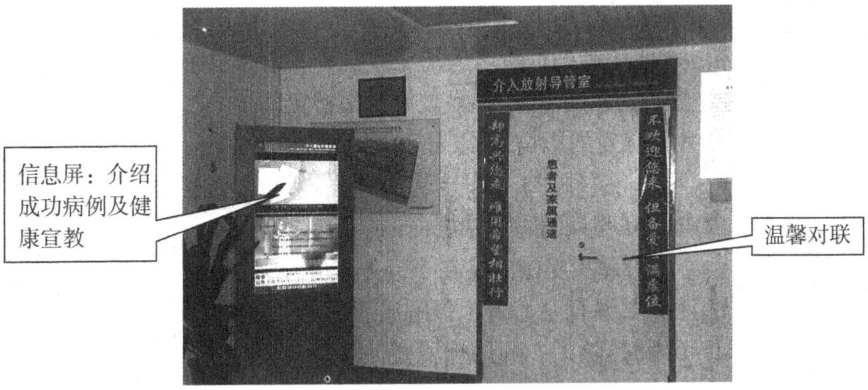

图3－1　一级候诊区

2. 二级候诊区　该候诊区为个性化心理疏导区（图3－2），只允许患者及1～2名亲属进入，护士在此完成术前心理访谈，并根据患者情况和需要提供个性化的心理护理服务，采取看图、朗读心理暗示语言、听音乐等方式对患者进行放松训练。

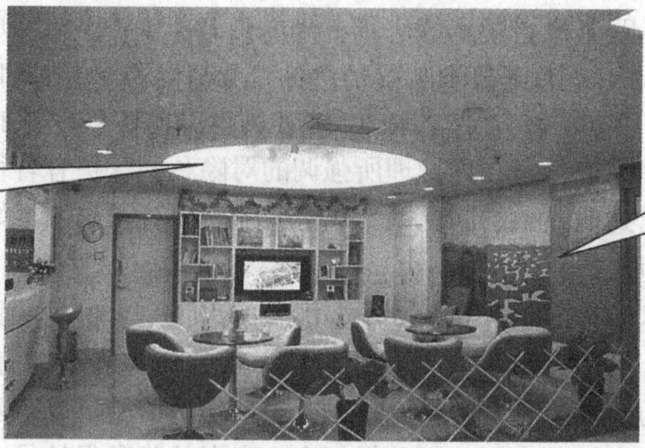
顶层：宇宙星云壁画
给家属的一封信：您此刻的心情我们理解

图 3-2　二级候诊区

3. 三级候诊区　该候诊区为手术缓冲区，只允许患者进入，治疗护士在此完成患者的术前准备和术后整理。治疗护士在此对患者进行静脉输液，并对患者进行术中关键词的复习教育（图 3-3），包括术中患者的姿势、呼吸配合、互动方式等，并根据患者情况和需要作进一步的心理护理（图 3-4）。

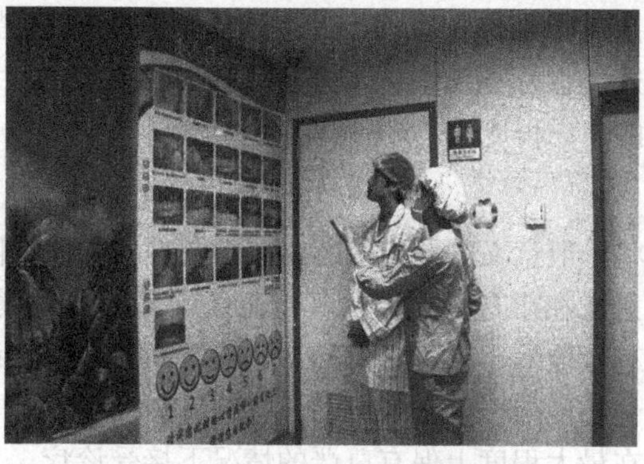

图 3-3　三级候诊区术前宣教

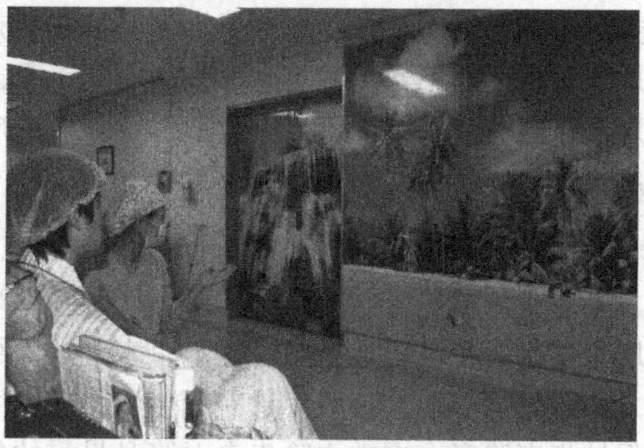

图 3-4　三级候诊区积极冥想

（二）革新介入手术护理用具

介入治疗是利用现代高科技手段进行的一种微创性治疗，具有不开刀，创伤小，手术部位局限等特点。介入手术部位多为心脏位置或大腿位置。术前准备和手术时只需裸露患者身体相应部位即可。通用的手术服与手术被，不太适应介入手术的需要，毫无必要地扩大了患者隐私暴露的范围，不利于患者隐私和体温保护。有必要对其进行革新改进。

1. 介入手术患者专用服装　改进后的介入患者手术专用服装，包括上衣和裤子。将上衣分为上开口部和衣身部，上开口部位于上衣的中上位置。做胸部介入手术诊疗或心电监护时，时仅需把上开口部手术部位掀开即可进行手术，而不需要脱掉整个上衣，衣身部可以遮挡患者隐私部位和保暖（图 3-5）。裤子中上部侧边设有粘扣连接的开口，从患者大腿根部做介入手术诊疗时，只需掀开相应手术部位即可，无须将整条裤子脱掉，非常有效地保护了患者的隐私（图 3-6）。

2. 介入手术患者专用被　通用的介入手术被均使用常规盖被，即长方形被子，没有考虑到介入手术方式的特殊性。从患者大腿根部和心脏部位进行手术时，仍然需要将整个盖被掀开，使患者的隐私不必要地暴露在众人之下。改进后的“介入手术分段被”将手术被至少分为上、中、下三段。上段被通常从人体肩部到脐部，中段被从人体脐部到大腿三分之一处；下段被从人体大腿 1/3 处至脚部，还可以根据实际需要增减分段数量。在做介入诊疗时，只需掀开相应段的被子即可，无须将整个被子掀开（图 3-7），“介入手术分段被”既满足了介入手术诊疗的需要，又很好地解决了对患者隐私的保护和保暖的需要，非常有效地保护了患者的隐私。

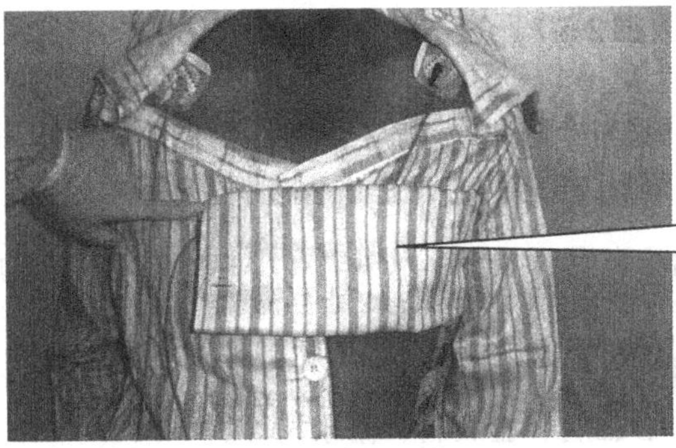

图 3-5　介入患者专用服装

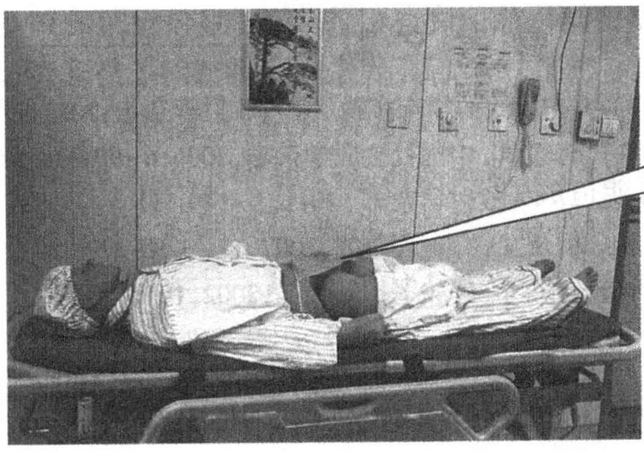

图 3-6　介入患者专用服装

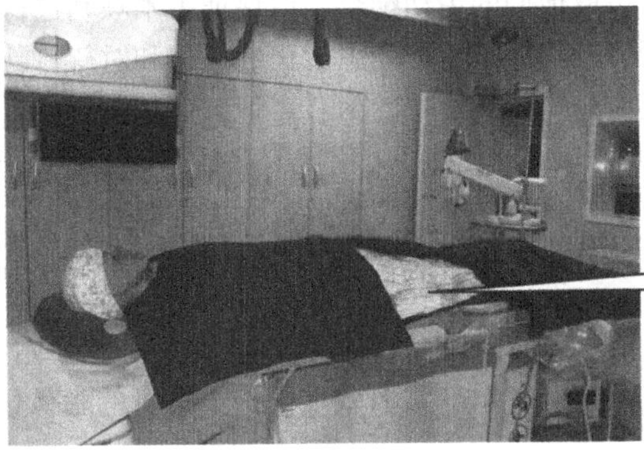

图 3-7　介入患者专用被

改进后的介入患者手术专用服与专用被，既满足了介入手术的需要，又有效地保护了患者的隐私，患者反映良好，有效降低了患者的心理焦虑程度，提高了患者对介入手术护理的满意度。

临床实践中类似的可做的革新还有很多，如：凡是有需要患者暴露诊疗的场所加装围帘、在诊疗医护中避免谈论患者隐私等，总之，无论是革新护理用具还是其他的改进，唯一的目的是让患者感受到医护人员对他或她人格的尊重，对他或她隐私保护的充分重视，这便是隐私保护之于心理护理的作用所在。

（王静玲）

第二节　围术期护理

介入手术的护理主要是指术前、术中及术后整个诊治时期中对患者的护理，即围术期护理。围术期患者不仅要受到疾病本身的刺激，还要受到手术创伤的刺激，从而引起机体代谢不同程度的紊乱和器官功能障碍；加上患者对疾病的焦虑、手术的恐惧、预后的不理解，削弱了患者的抗病力和对手术的耐受力，直接影响手术预后。因此，做好手术前准备、术中和术后护理，对增强患者承受手术的耐受力，防止术后并发症的发生，帮助患者顺利度过手术，促进术后早日康复有着重要的意义。

一、术前准备及护理

（一）护理评估

术前的护理评估有助于确定最佳治疗方案、减少手术风险和提高患者对手术的耐受力。

（1）患者对手术有何顾虑和思想负担。

（2）年龄、病史，所患疾病是良性还是恶性。

（3）有无其他伴发病，如高血压、心脏病、血液病、糖尿病等。

（4）手术目的，预计手术方式。

（5）对手术的耐受力，如重要脏器功能及各种检查结果。

（6）患者及家属对疾病及其检查治疗方法、预后的认知程度及心理状态和承受能力。

（二）护理问题

介入手术面临的主要护理问题有可能造成手术风险和医疗纠纷的增加。

（1）患者的焦虑、恐惧。

（2）患者有潜在手术耐受力下降的危险。

（3）患者和医护人员知识缺乏。

（三）护理措施

1. 心理准备　术前了解患者及亲属的心理活动，采取针对性的护理措施消除他们的不良心理反应，使患者处于接受手术的最佳心理状态。争取他们的主动配合，以保证手术顺利进行。

同情、理解患者的感受，耐心倾听患者的述说，帮助患者正确认识和对待自己的疾病，消除对手术的顾虑、恐惧、紧张不安的不良心理反应，增强对手术的信心。

2. 个体差异　根据患者不同的性别、年龄、职业、文化程度、性格等个体差异，结合患者的病情，以通俗易懂的语言介绍手术的目的、方法及注意事项，使患者有所了解有关知识。

3. 联系　对患者提出的问题要给予明确、有效和积极的解释，建立良好的治疗性联系。

4. 保护性医疗　注意保护性医疗，减少和消除引起紧张的医源性相关因素，否则将增加患者的不良心理反应，从而失去治疗的信心。

5. 环境　创造安静、无刺激的环境。

6. 休息　对过度焦虑、紧张的患者，可适当使用镇静、安眠药物，以保证其休息。

7. 术前常规准备　根据不同的疾病、手术种类和手术方式，在术前应对患者进行卫生宣教和术后的功能锻炼及与医护人员配合等的指导。

（1）嘱患者注意保暖，防止上呼吸道感染。

（2）术前24h不能进食固体或难以消化的食物，4～6h禁食水，以防因麻醉或手术过程中所致的呕吐而引起窒息或吸入性肺炎。

（3）做抗生素、碘过敏试验，并记录。对于过敏体质的患者应格外小心，尽量使用非离子型造影剂。

（4）手术区皮肤准备：皮肤准备是预防感染的重要环节。根据插管部位不同而定备皮范围，如经股动脉插管，备皮范围应从脐平至双侧大腿上1/3前内侧皮肤；经肱动脉、腋动脉入路，须将同侧腋窝备皮。

（5）术前做好心电图、肝肾肺功能、血糖、血常规及凝血功能等检查。监测血压，注意检查穿刺部位远端动脉搏动情况，做好记录，便于术中、术后对照。全面了解患者的全身情况以及耐受手术的程度。

（6）排便练习：术前需指导患者练习床上大小便。因绝大多数患者不习惯在床上解便，很易发生尿潴留和便秘。故于术前给予必要的练习，可减少或避免术后尿潴留及便秘的发生。

（7）术前30min根据医嘱使用镇静剂，使患者以良好的状态接受介入手术。

二、术中配合及护理

在整个介入手术过程中，医护人员必须共同努力，紧密配合，精通各种手术的配合操作技能，做到准、稳、轻、快。具有敏锐的观察力和灵活主动性，才能确保手术的成功，争取高效、安全地完成手术任务。

（一）患者的护理

（1）热情的接待患者，以消除患者的恐惧、紧张心理，取得患者的信任，使患者感到轻松、放心，有安全感，能够主动配合医生。

（2）向患者讲明简单的手术操作步骤，手术中可能出现的感觉，如注射造影剂时有温热感，栓塞时可能出现的疼痛、恶心等反应，使患者有心理准备。

（3）按手术通知单核对患者姓名、年龄、性别、手术名称等；详细清点病房送来的病历、X射线片或CT片、药品等是否齐备。

（4）了解患者是否患有高血压、心脑血管疾病，是否有出血倾向；验证患者的血型、交叉试验结果，以做好输血准备。

（5）建立静脉通道并保持通畅，确保意外发生时的用药抢救。

（6）为患者创造最佳的手术环境和条件，做好护理计划。确保患者舒适、安全，使患者以平静的心态接受手术治疗，防止意外发生。

（7）检查患者术前的准备工作，如穿刺部位皮肤清洁是否合乎要求、义齿、饰物、发夹和贵重物品是否取下，必要时代为保管。

（8）根据手术要求安置体位，全身麻醉或神志不清的患者或儿童应适当约束，固定体位防止坠床，患者意识清楚时应给予解释其体位的目的及重要性，以取得患者的合作，协助医生暴露穿刺部位。

（9）掌握病情、手术名称、手术方式、术中有可能出现的情况，做到心中有数。

（二）手术配合

（1）检查介入手术床内各种药品是否齐备，各种抢救物品是否完善、安全，确保随时可用。调节好室温及光线。

（2）帮助手术人员穿手术衣，戴无菌手套，铺治疗巾、洞巾，防护吊帘套，配合皮肤消毒，安排各类人员就位。术前了解术者的喜好及病情需要，细致地准备手术器材和用品。熟悉手术器械的用法、目的及用途，以便准确无误地配合手术。

（3）准备造影剂和高压注射器，配肝素生理盐水备用，协助抽取2%利多卡因做局部麻醉。有计划、有步骤地主动配合手术者。

（4）随时注意术中的进展情况，随时供给术中所需物品。严密观察患者的生命体征变化，高度集中注意力。若发现休克、心搏骤停等意外情况，不惊慌、急躁，应沉着、果断，及时配合抢救，做好抢救工作。

（5）严密观察穿刺肢体的动脉搏动情况，并与术前对照肢体的温度、皮肤颜色是否改变，如有异常及时告诉操作医生，及时处理，尽量避免引起患者的惊慌。

（6）注射造影剂时，应密切观察患者有无变态反应。一旦发生过敏应立即停止注射并抢救，根据过敏轻重及时给予肾上腺素、地塞米松、异丙嗪等抗过敏药物，并氧气吸入、保暖等。

（7）协助医生灌注药物治疗及栓塞治疗等，如果出现药物反应应根据情况减慢推药速度或立即停止注药，在医生的指导下给予对症处理。

（8）保持手术间清洁、整齐，监督手术人员无菌技术操作，如有违反，立即纠正。随时注意手术台一切情况，以免污染。关心手术人员情况，及时给予解决。

（9）介入手术完毕，协助术者包扎穿刺点，如动脉穿刺应压迫止血15～20min，凝血功能不好者适当延长。包扎后观察穿刺点有无出血和血肿，穿刺肢体体温、颜色以及足背动脉搏动是否常，并与病房护士作好交接班工作。

三、术后护理及并发症的预防和处理

术后护理的目的是根据患者的病情、术中情况找出术后护理问题，制订切实可行的护理计划，做到预见性观察和护理。了解术后并发症发生的原因和临床特点，及时观察其病情的变化做到早期诊断和早期处理，以有效地预防并发症的发生，减轻病的痛苦和不适，使患者顺利康复痊愈出院。

（一）护理评估

（1）患者所经历的手术，术中出血、输液、输血情况。手术是否顺利，穿刺部位是否妥善处理。

（2）生命体征的改变，引流物的性状。

（3）术后体位的改变，机体有何不适。

（4）患者术后心理状况。

（5）患者可能出现的并发症。

（二）护理问题

（1）潜在出血、感染的可能。

（2）疼痛。

（3）自理能力缺陷。

（4）体温升高。

（5）清理呼吸道低下。

（6）营养不足。

（7）心理障碍。

（三）心理护理

1. 心理护理　患者术后都显得非常疲乏和软弱，护士应首先向患者祝贺手术成功，对患者进行安慰、支持和鼓励，增强患者抗病的信心和决心。患者术后可能出现疼痛、发热、穿刺肢体制动、排尿排便困难、恶心、呕吐等不适，加上支架、各种引流管的安置等都可使患者出现焦虑、紧张、恐惧、不安等心理障碍。护士应通过护送患者的医护人员询问手术方式和术中病情变化以及相应处理等具体情况，结合出现上述不适的原因做好患者及家属的解释工作，避免不必要的精神压力，使患者在术后有一个安静舒适的修养环境，尽量减少不必要的干扰，保证充分休息，使患者尽可能早日起床活动、恢复体力，以生活自理并缓解不良心理反应。

2. 穿刺部位、引流物的观察　手术后应观察穿刺部位有无出血、渗血、敷料脱落；术侧肢体足背动脉搏动情况、血供、皮温情况、皮肤颜色、感觉的变化，若发现问题立即处理。特别是动脉穿刺点，若有出血、渗血、血肿形成应立即更换敷料，加压包扎止血，并通知医生。对烦躁、昏迷患者和患儿，需使用约束带，给予必要的制动措施，防止抓脱敷料。大小便污染后应立即更换，防止引起感染。术后应保持引流管通畅，防止引流管道阻塞、扭曲、折叠和脱落等。严密观察和记录引流物的性状，发现有异常情况应立即报告医生，以便及时处理。必要时遵医嘱合理使用抗生素，预防感染，并询问药物敏感史，观察疗效及可能的药物反应。

3. 疼痛护理　栓塞剂及化疗药物等的应用，栓塞后组织的缺血、坏死，术后体位的改变和肢体的制动均可引起患者的疼痛，影响患者的休息和睡眠，严重者还可影响各器官的正常生理功能，因此，必须有效止痛，必要时可按医嘱合理使用止痛剂并记录用药后效果。除了患者主观评估外，护士还必须观察患者的面部表情，活动，睡眠，饮食，疼痛的性质、程度，伴随症状以及诱发因素等疼痛的观察指标，根据情况全面评价镇痛效果，以便做出适当调整。指导患者和家属应用松弛疗法保护疼痛部位，掌握减轻疼痛的方法，并帮助患者调整舒适的体位，给予精神安慰和心理疏导，以消除或减轻疼痛。

4. 体温升高　与某些疾病如恶性肿瘤、结缔组织病、变态反应性疾病、内分泌及代谢功能障碍、免疫缺陷等有关。肿瘤灌注化疗、栓塞、注射灭活术后，肿瘤组织坏死产生的吸收热以及组织感染等也可导致体温升高。

（1）高热患者卧床休息，保持室内通风，室温在18～22℃，湿度在50%～70%。定时监测体温并记录，观察其他全身症状。

（2）鼓励患者多饮水，加强饮食调理，给予清淡、易消化的高热量、高蛋白、含丰富维生素的流质或半流质饮食。

（3）体温超过38.5℃时根据病情采用适当的物理降温，如用温水擦浴，或用冰袋敷于头部、颈旁、腋窝及腹股沟处血管较浅且血流量大的部位。若伴有寒战，可在冷敷同时施以皮肤按摩，促使皮肤毛细血管扩张以达到降温目的。

（4）必要时可遵医嘱给予退热剂、抗生素、静脉补液并记录出入液量，高热患者予以吸氧。

（5）保持口腔清洁，口唇干燥时涂护唇油。

（6）穿衣和盖被不宜过厚，避免影响机体散热。出汗后及时更换衣服。在降温过程中必须随时测量体温，观察患者反应，评估退热效果，防止体温过低。

5. 自理能力缺陷　人在患病后，机体受到疾病影响不能独立完成自理活动，同时还会产生社会、心理等问题。因此，护士要协助患者完成各项活动并给予正确指导，预防并发症的发生，促进康复。定时更换体位，协助患者保持舒适的体位，活动和按摩受压部位；备呼叫器，常用物品放在伸手易拿到的地方；协助患者洗漱，病情严重者给予口腔护理；按需要更换衣服和床单，及时提供便器，协助做好便后清洁工作；鼓励患者尽力配合，逐步恢复自立生活水平。

6. 营养护理　手术、癌症等引起进食不足及代谢改变，影响患者的营养状况。导致机体抵抗力下降，增加感染机会，影响康复进程。因此，采取适宜的护理措施帮助患者恢复、维持和改善营养状况，促进患者早日康复。

（1）对患者的饮食习惯有所了解，根据对患者的营养评估进行有针对性的饮食护理，给予充足、合理的营养素。

（2）为患者创造一个清洁、整齐、安静、空气清新的进餐环境，去除一切不良气味和不良视觉印象，使患者在和谐环境中愉快进食。

（3）督促或协助患者洗手及漱口，病情严重者给予口腔护理，促进食欲。

（4）协助患者采取舒适的进餐姿势，不便下床者，可协助半坐位，放置床上桌。

（5）进食前应暂时停止非紧急的治疗、检查和护理工作。

（6）对恶心厌食者可进食前遵医嘱给予止吐剂；疼痛者给予适当止痛；高热者适时的降温。必要时鼓励患者少食多餐。

7. 清理呼吸道　患者常因感染、气道阻塞、身体虚弱乏力、疼痛，长期卧床等使痰液不易咳出甚至无法咳出导致呼吸遭受阻。必须及时地排除呼吸道分泌物，保持气道通畅，改善呼吸功能，减轻患者的痛苦。

（1）观察痰液的量、性状及痰鸣音的变化：注意患者是否有呼吸困难、发绀加重、烦躁不安、意识障碍等呼吸道阻塞的情况发生。

（2）鼓励并指导患者学会有效的咳嗽：患者取坐位或半卧位，上身前倾，双手抱膝，深吸气后屏气，然后腹肌用力，用力做爆破性咳嗽，将痰咳出。

（3）用手叩打胸、背部，借助振动，使分泌物松脱而排出体外。边叩击边鼓励患者咳嗽。

（4）大量脓痰者应做体位引流。患者取头低足高位，护士轻叩相应部位，嘱患者间歇深呼吸并尽力咳嗽。痰液黏稠不易引流时，可给予蒸气或雾化吸入，有利排除痰液；如引流液大量涌出，应防止窒息。

（5）对于年老体弱、危重、昏迷、气管切开、麻醉未醒前等各种原因引起的不能有效咳嗽者应及时吸痰，以保持呼吸道通畅，预防吸入性肺炎、肺不张、窒息等并发症。

（王静玲）

第三节　血管性介入治疗的护理

一、基本器械

介入治疗所用的器械种类繁多，最基本的有穿刺针、导丝、导管和血管鞘四大类。护士只有熟练掌握这些器械的结构、特性和规格才能得心应手地配合医生的治疗。

（一）穿刺针

医用穿刺针种类很多，有动脉穿刺针、静脉穿刺针、淋巴管穿刺针、软组织穿刺针等。它们的构造及作用均不同。本篇仅介绍经皮血管造影穿刺针，它是行血管造影的基础，利用它可以打开皮肤与血管的通道。经皮血管造影穿刺针不同于一般注射针，其作用是将导丝引入血管，是介入治疗最基本的器械。

1. 种类和结构　穿刺针分薄壁穿刺针和两部件套管针。薄壁穿刺针由2部分组成，前端由不锈钢制成，针端锐利呈斜面，针柄部分可有不同的基板，便于术者持握进行穿刺。两部件套管（鞘）针由外套管和针芯组成，套管（鞘）有金属的，也有塑料制成，针芯由不锈钢制成。

2. 规格　不论使用何种穿刺针，必须选择合适的规格，其长度以cm表示，成人以7cm为宜，儿童以4cm为宜。穿刺针的粗细以G表示，如18G或20G。码数越大，管径越细。导丝采用英寸制，导管采用F制，系国际通用，不同数码的针可通过粗细不同的导丝。

（二）导丝

1. 导丝的作用　如下所述。

（1）引导并支持导管通过皮下组织，经穿刺孔进入血管。

（2）引导导管通过迂曲、硬化的血管。

（3）加强导管的硬度，利于操纵导管。

（4）做交换导管用。

（5）头端柔软可减少导管对血管的损害。

2. 种类　按材料分为金属导丝和超滑亲水导丝。金属导丝由内芯和外弹簧套管构成。内芯为不锈钢丝，外弹簧套管由不锈钢丝绕制成为弹簧状线圈管。导丝表面涂有肝素膜，以增强导丝表面的光滑度，减少摩擦系数。超滑亲水导丝：导丝面为一层超滑的亲水性材料，导丝内无钢圈，仅为一根金属丝，在导管内滑动时摩擦系数极低，头端几乎不会损伤血管，可做选择性插管用。

3. 规格　导丝粗细用英寸（in）表示，多数在0.018～0.038in。成人血管造影一般用0.035in或0.038in导丝，正好与5～7F导管相配。导丝长度因用途而异，为50～260cm。

（三）导管

是经皮血管造影的关键设备。导管应具有适宜的硬度、弹性、柔软性和扭力。导管还应具有良好的不透X射线性能、形状记忆力要好、管壁应光滑、造影性能高，血栓形成性能应控制在最低范围。

造影导管为一根长形胶管，其主要作用为提供管道使造影剂能顺利引进血管内，产生造影效果。因此，一根造影导管应具备如下基本条件：

（1）内管柔滑可产生高流量。

（2）显影性能高。

（3）非创伤之头端并需有极高保持原型状性能不易变形。

（4）可容导丝容易通过等。

1. 导管的种类　如下所述。

（1）非选择造影导管：分为：直形、单弯、猪尾3种。做主动脉和心房、心室造影者，导管头端均有侧孔。单弯侧孔管可做非选择性造影，单弯端孔管属多用途管。

（2）选择造影导管：预成形的导管都可做选择性插管用。按解剖部位分为脑动脉管、冠状动脉导管、内脏动静脉导管。

（3）超选择造影导管：①预成形的超选择导管：如肝动脉导管（RH）、胃左动脉导管（RLG）、胰背动脉导管（RDP）等，除能做选择性腹腔动脉造影外，还能做腹腔动脉分支的超选择性插管。②同轴超选择性导管：由外导管、内导管及导丝组成。外导管做导引用。内导管细，1～3F，因而可进入小血管分支。

（4）球囊导管：它由导管茎和球囊2部分组成，并分为完全孤立的2条腔道。一个腔道与普通造影导管一样，可通过导丝以引导球囊导管或注入造影剂；另一腔道则位于导管的外周，并于远端的球囊相通，通过此腔注入稀释的造影剂，使球囊膨胀。膨胀后的球囊呈圆柱形，其长度和直径因血管粗细而不同。球囊的远端部位一般距导管头端1～2cm，球囊两端装有金属环，能在透视下清楚显示球囊两端的部位。

2. 规格　血管造影导管管径一般采用法制标准1F＝0.330mm或0.013in，导管按需要有2～12F不等。成人常用5F、6F或7F的导管，儿童常用3F、4F或5F的导管：长度为60～150cm。

（四）其他器械

1. 导管插入鞘　导管（插入）鞘主要用于引导诊断性导管、球囊导管或其他血管内器具顺利进入血管，同时也主要用于导管交换，通过导管鞘交换导管，可以减少导丝交换的操作，特别当导管内发生凝血阻塞时，能直接拔出不通的导管，换用新管，不致使操作被迫停止。导管外鞘套是由穿刺针（可有可无）、外鞘、扩张器和短导丝组成。常见的有动脉鞘、静脉鞘、撕开鞘等。

2. 扩张管　扩张管是进入血管的通路，减轻血管损伤，减少导管头端的磨损，利于薄壁导管和细导管进入血管。扩张管应等于或小于所选用的导管，否则易造成穿刺孔漏血。

3. 连接管　用于连接高压注射器与导管、导管与手推注射器或导管与压力监测等。连接管两端接头分为金属和塑料，两头装有一子一母接头。管壁一般透明，也可加用金属网。长度30～240cm，管径用“F”表示。

4. 开关　分为金属和塑料2种。从功能上看，有一路、多路和多侧口开关。如三通（可做一般诊断血管造影）、三联三通（冠脉造影用，可同时做压力监测、肝素盐水冲洗、注射造影剂用）。而共轴导管需要用一种“人”字形接头。

二、护理常规

（一）患者进入介入手术室后护理常规

患者进入造影手术间后，护士要根据检查治疗申请单核对患者的姓名、年龄、性别、治疗部位，嘱患者先排便，老、弱患者要陪同到洗手间。然后安排患者躺在诊断床上，防止坠床。检查患者病历的碘过敏试验是否阴性，查看穿刺部位是否备皮。护士要对患者进行心理护理，帮助消除恐惧心理，指导患者练习吸气屏气动作。除不合作的患者和儿童外，一般只做局部浸润麻醉。

（二）血管性介入治疗常规药物准备

1. 肝素　在介入治疗过程中，导管内外与导丝表面可能有血凝块形成，为避免血凝块形成脱落造成血管栓塞，需要配制肝素盐水，导管插入血管后，每隔2～3min向血管内推注肝素等渗盐水3～5mL，肝素浓度为5 000U/500mL等渗盐水。

2. 利多卡因　1%利多卡因用做局部浸润麻醉，并可做血管痉挛的解痉药。

（三）器械准备

（1）介入治疗前，护士要根据患者年龄、病变部位准备相应型号的穿刺针、导管、导丝、血管鞘等常规器械。

（2）造影用消毒包一套：①造影手术包：小药杯2个（1个用于装皮肤消毒液，1个用于装造影剂）；弯盘1个；小碗1个，装肝素盐水；蚊式血管钳2把；4号刀柄1个；②消毒孔巾1包；③无菌手术衣1包。

（四）建立静脉通道

血管性介入治疗的患者常规建立一条静脉通道。

（五）术中常规护理

（1）每次造影后，护士要及时进入机房询问患者有无不良反应，并观察患者皮肤有无潮红、丘疹，以便及时发现造影剂不良反应并进行处理。

（2）术中要经常观察患者静脉通道是否通畅。

（3）根据治疗需要，按医生要求准备好各种更换器材。

（4）在介入治疗过程中，护士要监督操作者及参观者遵守无菌操作原则。

（杨美玲）

第四节　非血管性介入治疗的护理

非血管性介入治疗是在医学影像设备的监导下对非血管部位做介入性诊治的方法。

一、非血管介入治疗的范围

1. 活检术　抽吸或切割组织或腔内液体组织做细胞学、组织学或生化、免疫组化检查，如肝、肺等器官病变取组织做病理活检。

2. 引流术　将脓腔、积液排空，促使组织恢复新生，避免功能损害。

3. 成形术　因外伤、肿瘤、放射损伤或手术瘢痕等引起的狭窄通道扩大，使之通畅，称为成形术。一般用球囊导管扩张，如食管狭窄的球囊导管扩张成形术。

4. 造瘘术　通常指对受阻的管腔建立与体外相通的瘘口，以便机体暂时得到改道支行，避免因梗阻造成严重功能损害，但它并不建立正常通道，只能做暂时性或永久性姑息治疗，如胆总管梗阻引起肝内胆管扩张、输尿管梗阻引起的肾积水。

5. 支撑架术　将支撑架放在狭窄的腔道处使其扩张，如食管支架等。

6. 灭能术　通过穿刺针或导管注入无水乙醇，使肿瘤、囊肿或增生组织破坏，如囊肿内囊液抽吸后注入无水酒精，使囊壁黏膜破坏，不再分泌囊液，也称硬化术。

7. 再通术　病变造成的管腔梗阻，通过物理机械方法使之再通，如子宫输卵管再通术。

8. 神经阻滞术　用药物封闭神经节或神经丛，用以镇痛，如腹腔神经节阻滞，用于腹部肿瘤的镇痛。

二、非血管性介入治疗的常用器械

1. 经皮活检针　有抽吸针、切割针和环钻针。抽吸针是一种直径较细的简单的斜面针，只能获得细胞学标本；切割针直径较粗，具有不同形状的针尖，能得到组织芯或组织块；环钻针主要用于骨活检。下面介绍一些常用的活检针。

（1）Chiba针：又称千叶针，针径18～23号，壁薄，针体可弯曲，针尖斜面75°角，针长15～20cm。此针用于抽吸活检。

（2）Turner针：针径16～22号，长15～20cm，针尖斜面45°角，针口四周锐利，针芯头端尖锐，稍突出于套管。此针既可用于抽吸，也可用于切割取组织碎块。

（3）Trucut针：切割针，前端有一20mm槽沟，套管外径1.57mm、2.1mm，针长15cm或20cm，尾端有较长的塑料手柄。

（4）Jamshidi针：针头呈斜面，针口锐利，切割组织，针径11号、12号。常用于骨髓、海绵质骨等活检。

2. 经皮引流管 如下所述。

（1）引流管分内引流管和外引流管。

（2）外引流管有多种规格，根据引流脏器的不同，引流管的头端有猪尾形弯曲，有Z形弯曲，还有蘑菇形等。引流管一般都开有14～32个侧孔，管径有5～14F，多由不透X射线的聚乙烯等材料制成。

（3）内引流管又称支撑导管，多用于输尿管的支撑，两端呈猪尾状弯曲，一端放置在肾盂内，另一端放置在膀胱内。

三、非血管性介入治疗的护理

（1）患者术前常规查肝功能，肾功能，出、凝血时间，血小板计数，若发现异常，应进行相应治疗，若不能纠正，则为禁忌证。

（2）向患者及家属说明检查目的、治疗步骤及可能发生的并发症，告知术中如何配合，消除顾虑，取得合作，紧张的患者可在治疗前30min注射镇静剂。

（3）需要用造影剂的患者做碘过敏试验。

（4）根据非血管性介入治疗的不同方法，准备相应的器械。

（5）除穿刺活检的患者外，其他患者均应术前禁食4～6h。

（6）穿刺活检术前应准备好玻片、10%甲醛固定液及标本瓶。

（7）治疗过程中护士要观察患者有无不良反应，根据患者出现的不适遵医嘱进行对症处理。

（8）非血管性介入治疗的患者，有部分为门诊患者，对门诊患者治疗结束后要留观30～60min，无不适方可离开医院。

（杨美玲）

第五节 心律失常介入治疗的护理

一、快速心律失常

（一）射频消融术

1. 适应证和禁忌证

（1）适应证

1）房室结折返性心动过速的消融适应证：①心动过速反复发作，症状明显，药物治疗不能完全控制者；②因药物不良反应不能耐受，或不愿长期药物治疗者。

2）旁路消融的适应证：①伴有症状的房室折返性心动过速，药物治疗或药物预防无效或药物治疗产生不可耐受的不良反应；②预激综合征并发心房颤动且不能耐受药物治疗。

3）快速性房性心律失常的消融指征：①伴有症状的房性心动过速、心房扑动、心房颤动；②对药物不能控制心室率的快速房性心律失常包括房性心动过速、Ⅰ型或Ⅱ型心房扑动，尤其是心脏逐渐增大或心力衰竭难以控制时。

4）其他适应证：①窦房结折返性心动过速；②室性心动过速；③频率过快的窦性心动过速；④伴有症状的非阵发性交界区心动过速且不能接受药物治疗者。

（2）禁忌证：射频消融术除妊娠中的女性是明确禁忌证（因为X线照射可能对胎儿有害）外，无明显禁忌证。对于快速性心律失常发作不频繁、心律失常发作时无明显临床症状、心律失常易于用刺激迷走神经手法或药物中止者，应结合具体情况而定。

2. 术前护理

（1）心理护理：对患者进行心理疏导，了解手术，树立信心。

（2）术前准备

1）常规准备同其他心脏介入治疗。

2）术前停用抗心律失常药物至少2周，向患者讲解停用的目的和意义，进行Holter检查，观察心律失常的形态和规律，直至心律失常发作频繁、恒定。行心电图检查，连续记录多个心律失常，仔细比较心律失常的形态，便于和术后心电图比较。

3）术前3d口服阿司匹林抗血小板。

4）备齐术中可能使用的异丙肾上腺素、阿托品等药物及包括抗心律失常药物在内的各种抢救药物，备齐心电监护仪、射频发生器、除颤仪、吸引器及气管插管所需设备等。

5）心理护理，患者对射频消融术缺乏了解而产生紧张、恐惧不安情绪，护士应进行针对性的解释和安慰。

3. 术中护理配合

（1）射频消融手术包

小治疗巾　4块

中单　4块

大单　4块

小药杯　1个

弯盘　1个

持物钳　1把

大号不锈钢盆　1个

不锈钢碗　2个

换药碗　1个

三角刀柄　1个

刀片　2个

小纱布　10块

（2）物品器械准备

电极导管（冠状窦电极导管、有管腔的电极导管、食管电极导管、射频消融大头导管、Halo导管、网篮导管）多根

多道生理记录仪　1台

程序刺激器　1台

射频发生器　1台

阿托品　1～2支

异丙肾上腺素　1支

6～8F动脉鞘　3～4副

心电监护仪　1台

除颤器　1台

吸引器　1台

临时起搏器　1套

软头J形导引钢丝　1根

（3）手术步骤和护理配合

1）患者取平卧位，双下肢外旋，头偏向左侧——建立静脉通道，连接心电监护仪。

2）消毒右侧颈部；消毒双侧腹股沟上至脐部，下至大腿中部，暴露腹股沟——全身半量肝素化，以后每小时静脉注入10mg肝素。

3）穿刺3处股静脉和1处颈内静脉，置4根4级6F动脉鞘，标测电极至高位右心房、右心室、希氏束及冠状静脉窦——电生理检查，初步判断室上性心动过速的类型。

4）如为左侧旁道，则穿刺右侧股动脉，置入左侧消融大头导管；如为右侧旁道或房室结双径，则在股静脉内置入右侧消融大头导管——心内膜标测。

5）确定靶点后，射频发生器进行消融。

6）重复电生理检查，确认消融是否成功。

7）手术成功后，退出导管，拔除动脉鞘——压迫止血，包扎伤口，护送患者至病房。

4. 术后护理

（1）心电图的观察：术后持续心电监护，观察有无心律失常的发生，对于室性期前收缩的射频消融治疗术后尤其要观察有无室性心动过速，同时予24h动态心电图监测，观察有无心律失常的发生以及心律失常的形态，经常巡视患者，询问有无胸闷、心悸等不适主诉，做好患者生命体征的监护。

（2）并发症观察

1）心脏压塞：在房颤消融并发症中最常见，其发生率为1.2%～5%。大多数不是射频消融的直接后果，而与患者心房解剖结构异常、导管在冠状窦内或心房、心室内操作粗暴和消融温度有关。早期消融有心脏压塞的报道，随着此项技术的发展，近来很少有发生心脏压塞者。发生心脏压塞后可先进行闭式引流，一般不需要外科介入，病情稳定后可撤除引流管。

2）房室传导阻滞（AVB）：对靠近心脏传导系统的快速性心律失常进行消融时，均有导致不同程度房室传导阻滞的风险。早期房室结改良术消融快径，AVB的发生率可高达10%，严重者需置入永久性心脏起搏器。改用慢径消融改良房室结后，放电时密切监护体表和心内心电图，如见到连发的快速交界性心律时，及时在5s内终止放电，则可大大降低AVB的发生率。一旦发生房室阻滞后可酌情给予静脉注射肾上腺皮质激素3～7d减轻局部组织水肿和炎症反应。

3）气胸为锁骨下静脉穿刺的并发症，多发生于操作不熟练时，少量气胸可自行吸收，气体量大时可进行抽气引流。

4）周围血管损伤和血栓形成多发生于穿刺部位，患者可发生股静脉血栓和股动脉内血栓形成。

5）心房－食管瘘是房颤射频消融术中不常见但最严重的并发症。患者表现为术后数天内出现高热、胸痛、白细胞计数明显增高等症状、体征。一旦确诊应立即行开胸修补术。

6）其他少见的并发症：误穿锁骨下动脉、冠状动脉损伤与急性闭塞、心房内血栓形成、主动脉瓣损伤、假性动脉瘤和动静脉瘘及膈神经损伤等。

（3）伤口的护理：患者回病房后每30分钟测血压1次，连续6次，2～4h后如病情平稳即可拔除动脉鞘管，拔管前向患者做好解释工作，嘱患者排空大小便，准备好抢救器材和阿托品、多巴胺等药物，保持静脉通畅，以防止拔管时发生迷走神经反射。拔除鞘管后伤口按压20min，再加压包扎，予沙袋压迫6h，嘱患者患侧肢体制动，卧床休息12h。拔除动脉鞘管后护士要经常巡视患者伤口情况，观察足背动脉搏动情况及皮温、颜色变化，防止动脉栓塞的发生。嘱患者咳嗽时紧压穿刺点，如穿刺部位有湿热感，立即报告医护人员，给予重新加压包扎，并延长卧床时间；如有皮下瘀青要做好标记，动态观察其大小，防止皮下血肿的发生。

（4）疼痛的护理：少数患者在术中主诉放电时有胸部或背部疼痛，术后可能出现类似的疼痛。护士要向患者解释发作的诱因，教会患者胸痛时自我护理的方法，如深呼吸运动、听音乐等。并用长海痛尺对患者胸痛进行评分，评估疼痛的性质、范围、持续时间，当评分>5分需给予药物镇静镇痛，同时观察药物的疗效。

（5）一般护理：术后30min后可进食、水。由于术后12h都要卧床休息，大小便都要在床上进行，因此应避免产气、刺激性食物。术后要适量饮水，一旦发生尿潴留要及时诱导排尿或导尿，以免膀胱过度充盈发生意外。同时术后要使用青霉素等抗生素预防感染治疗，并观察患者体温和血常规变化。

5. 健康教育　定期复查心电图，严格按医嘱服药，口服阿司匹林肠溶片3～6个月。

（1）术后1个月避免重体力劳动，活动适度，维持日常生活自理即可，待心功能恢复后再逐渐加大活动量，以保护心功能。保持心情舒畅。

（2）教会患者测量脉搏，并记录，发现异常及时与医师联系。

（3）出院3个月内每2周门诊复查1次，如有不适随时到医院就诊。

（4）对于行房颤射频消融术的患者，术后2个月内需半流质饮食，避免吃刺激、坚硬的食物；禁烟、戒酒，术后6个月内口服华法林抗凝，剂量应根据INR数值来调节。一般INR要求控制在2～3。服用华法林期间应少食含维生素K高的食物，定期复查INR。术后第1个月每周复查1次，平稳后改为每月复查1次。

（二）置入型心律转复除颤器安置术

恶性室性心律失常是心脏性猝死最常见原因，约占心脏性猝死的87%，置入型心律转复除颤器（implantable cardioverter defibrillator，ICD）的应用为恶性室性心律失常的治疗开辟了一个新领域。ICD包含一个体内除颤器和起搏器，在发病后那生死攸关的几秒钟内，ICD像一头警犬自动地进行监测，当检测到室性心动过速或心室颤动时，ICD能及时进行电冲击和起搏治疗。

1. 适应证和禁忌证

（1）2008年ACC/AHA/HRS心脏节律异常器械治疗指南中的适应证

1）Ⅰ类适应证：①非可逆因素引起的室颤或血流动力学不稳定的持续室性心动过速引起的心搏骤停幸存者（证据水平A）；②存在器质性心脏病的自发持续性室性心动过速患者，无论血流动力学是否稳定（证据水平B）；③不明原因的晕厥患者，电生理检查诱发临床相关血流动力学不稳定的持续性室性心动过速或室颤（证据水平B）；④心肌梗死40d以上，LVEF＜35%，NYHAⅡ级或Ⅲ级（证据水平A）；⑤NYHAⅡ级或Ⅲ级，LVEF≤35%的非缺血性心肌病（证据水平B）；⑥心肌梗死40d以上，LVEF＜30%，NYHA Ⅰ级（证据水平A）；⑦心肌梗死所致非持续室性心动过速，LVEF＜40%且电生理检查可诱发出持续性室性心动过速或室颤（证据水平B）。

2）Ⅱa类适应证：①不明原因晕厥，伴随明显左心室功能障碍的非缺血性扩张型心肌病患者（证据水平C）；②心室功能正常或接近正常的持续性室性心动过速患者（证据水平C）；③存在1个以上心脏性猝死主要危险因素的肥厚型心肌病患者（证据水平C）；④存在1个以上心脏性猝死主要危险因素的致心律失常性右心室心肌病患者（证据水平C）；⑤服用β受体阻滞药期间有晕厥或室性心动过速并发长QT综合征患者（证据水平B）；⑥等待心脏移植的非住院患者（证据水平C）；⑦有晕厥史的Brugada综合征患者（证据水平C）；⑧未发生心搏骤停，但有明确室性心动过速记录的Brugada综合征患者（证据水平C）；⑨服用β受体阻滞药期间有晕厥发作和（或）记录到持续性室性心动过速的儿茶酚胺敏感性室性心动过速患者（证据水平C）；⑩心脏结节病、巨细胞心肌炎或chagas病患者（证据水平C）。

3）Ⅱb类适应证：①LVEF≤35%且NYHA Ⅰ级的非缺血性心肌病患者（证据水平C）；②有心脏猝死危险因素的长QT综合征患者（证据水平B）；③并发严重器质性心脏病伴晕厥，有创和无创检查均不能明确病因者（证据水平C）；④有猝死史的家族心肌病患者（证据水平C）；⑤左心室致密化不全患者（证据水平C）。

4）Ⅲ类适应证：①满足以上Ⅰ、Ⅱa、Ⅱb类适应证，但不能以较好的功能状态生存1年以上者（证据水平C）；②无休止室性心动过速或室颤患者（证据水平C）；③存在明显的精神疾病，且可能由于ICD置入而加重，或不能进行系统的随访者（证据水平C）；④NYHAⅣ级，不适合心脏移植或心脏再同步化治疗药物难以控制的顽固性充血性心力衰竭患者（证据水平C）；⑤不合并器质性心脏病的不明原因晕厥且未诱发出室性心律失常的患者（证据水平C）；⑥手术或导管消融可治愈的室性心动过速或室颤患者（证据水平C）；⑦无器质性心脏病，由完全可逆因素引起的室性快速性心律失常患者（证据水平B）。

（2）禁忌证

1）原因不明的晕厥，又未证实系室速、室颤所致者。

2）持续性室速或室颤的病因可逆或可纠正，如急性心急梗死、心肌炎、电解质紊乱或药物的不良反应等。

3）无休止的室速。

4）导管消融或外科手术可治疗的室速或室颤，如预激综合征并发房颤所致的室颤、特发性室速或束支折返性心动过速及法洛四联征并发的室速。

5）需考虑的社会、医疗或心理方面的因素，如有明显的精神障碍，难以配合或难以随访的患者；药物治疗无效的重度心功能不全，且不能行心脏移植的患者，其他终末期患者（预期寿命 <6 个月）。

2. 术前护理

（1）心理护理：因 ICD 价格昂贵，又是一项新技术，临床应用数量尚不多，治疗效果如何，是否接受该治疗，患者及家属均存在顾虑，加之心律失常的阵发特点也常常使患者存在侥幸心理，因此医护人员应及时讲解 ICD 系统的基本知识，取得患者及家属的信任，签订手术同意书。

（2）术前准备

1）护士应协助医师尽快完成各项术前检查及准备工作，同时酌情给予适量 β 受体阻滞药，以免术前发生猝死。

2）装备良好的全套 ICD 置入系统。

3）ICD 置入术由临床电生理和埋藏起搏器经验丰富的医师及熟知 ICD 性能的工程技术人员共同完成，因术中要诱发、终止室颤，需给予全身麻醉，并可能发生严重并发症，应至少请一名麻醉师和一名心外科医师到场协助。

4）术前电生理检查，明确能否诱发出 VT/VF 及其频率、形态、终止方式；尽可能停用抗心律失常药 3 个半衰期；心力衰竭应尽可能消除或加以改善。

5）讨论确认手术适应证，安置位置与途径，可能发生的严重并发症及制定相应的防治预案。

6）备皮范围上及下颌，下至肋缘，内至胸部正中线，外至腋中线。

7）给予静脉留置针，建立静脉通道，以便抢救用药。

3. 术中护理配合

（1）麻醉及手术体位

1）麻醉方式：局部麻醉或静脉麻醉。

2）取平卧位，暴露前胸部，头偏向手术部位的对侧。

（2）置入型心律转复除颤器安置术常用物品

1）器材及数量：

刀柄　1 把

三角刀片　1 把

止血钳

大止血钳　2 把

中止血钳　2 把

小止血钳　2 把

组织剪　1 把

巾钳　4 把

电极导线　1 套

利多卡因　10mL

2）输液物品：

平衡液　500mL

带调节的输液管　1 副

静脉输液延长管　1 根

留置针　1 个

透明贴膜　1 张

10mL 注射器　2 支

20mL 注射器　1 支

手套　2 副

起搏分析仪

起搏器 1 套

临时起搏器

除颤器　1 台

(3) 起搏器器械包

大直止血钳　2 把

中直止血钳　2 把

小直止血钳　2 把

巾钳　4 把

组织剪　1 把

线剪　1 把

刺针器　1 把

刀柄　1 把

三角刀片　1 把

三角缝针　2~4 枚

大弯止血钳　2 把

中弯止血钳　2 把

小弯止血钳　2 把

有齿镊　2 把

无齿镊　2 把

皮肤钳　2 把

皮肤撑开器　1 把

眼科剪　1 把

眼科镊　1 把

甲状腺拉钩　2 把

(4) 手术步骤与护理配合：以头静脉途径为例，置入型心律转复除颤器安置术手术步骤及护理配合。

1) 消毒手术部位及铺巾——递送碘酒及75%乙醇。

2) 右或左锁骨中外1/3交接处下方2~3cm处局部麻醉——抽取利多卡因10mL，整理手术器械，清点针线、纱布数量并记录。

3) 切开皮肤约5cm，分离出头静脉——递送安装好的手术刀和纱布。

4) 结扎头静脉远心端，切开头静脉——递送缝线和止血钳、静脉扩张钩。

5) 将起搏器的电极导线插入头静脉，直至右心房——递送起搏电极。

6) 将心室电极嵌入肌小梁。

7) 将心房电极插入右心房下部的三尖瓣处。

8) 测试起搏器的功能参数——连接起搏测定仪，记录并调节起搏器参数，设定ICD工作程序和快速心律失常的治疗程序。

9) 电极固定。

10) 囊袋制作和脉冲发生器的置入。

11) 缝合皮肤——递送缝针与缝线。

12) 伤口包扎——递送纱布与胶布，护送患者回CCU病房。

4. 术后护理

(1) 心理护理：ICD术后患者关注的焦点是手术后效果，多数思想上有一定压力，尤其是在清醒状态下被电击过的患者，感到恐惧不安，因此进行心理护理是重要的。护理人员应给患者适当的解释和安慰，告诉患者这几次放电均系 ICD 准确识别心律失常并按预设工作模式工作，说明 ICD 的有效性，且 ICD 各项工作参数均系人为设置，可根据病情调节。同时我们认真观察心律失常的发生及终止方式，及时修改 ICD 的工作模式，使之更适应患者病情，电击次数明显减少，再配合少量镇静药，让患者充分休息，使焦虑、恐惧解除。

（2）生命体征的监护：术后患者入住监护病房，心电、血压监护 24～48h，密切观察心律、心率、呼吸、血压和血氧饱和度的变化，尤其是观察有无心律失常的发生，监护中若发现 VT 和（或）VF，应守候床边，观察记录起搏器工作状况及患者意识等，发现异常立即报告医师。

（3）预防感染的护理：术后常规伤口护理，每日伤口换药 1 次，7～10d 拆线。在此期间观察患者伤口有无红、肿、热、痛及切口皮肤的张力情况。术后 3d 内每 6 小时测体温 1 次，术后常规应用抗生素静脉滴注，以防血行感染。

（4）基础护理：术后卧床休息 3d，取平卧位或健侧卧位，限制术肢活动，一些常用的生活用品放在患者健侧，以便患者使用。护理人员应主动协助患者做好生活护理，减少患者的活动，避免电极脱位而引起 ICD 功能失灵；72h 后下床在室内轻度活动，并指导患者做上肢和肩关节前后适当运动。

（5）饮食护理：给予患者高蛋白、高维生素、多纤维、易消化饮食，增强患者机体抵抗力，使伤口早日愈合。

（6）出院前指导：患者出院时常担心出院后 ICD 不能正常工作，护士要耐心解答患者的疑问，并详细交代注意事项，指导用药和避免加重心力衰竭的诱因等，除永久起搏器携带者的常规指导外，护理人员应教会患者自测脉搏的方法，每次自测脉搏 1 次。还应为患者建立随访卡，记录患者资料和 ICD 安装时间、型号、厂家、使用年限等，嘱患者外出随时携带小卡，并做好事件记录，定期随访，第一年隔月随访 1 次，次年每月随访 1 次，尤其是当 ICD 预期寿命临近时，更应缩短随访间期。

5. 健康教育　在手术后康复的过程中，患者应遵照以下要求。

（1）根据医师的指示进行体育锻炼、沐浴和散步活动。

（2）避免穿紧身的衣服以免刺激埋置 ICD 处的皮肤。

（3）按照医师指示，限制上肢的活动。

（4）术肢负重不能超过 5～7.5kg 的物品。

（5）不能过分地推、拉或扭动上肢。

（6）如伤口出现红、肿或流液，应及时向医师报告。

（7）将置入 ICD 的情况告知其他医师（包括牙科医师），使他们在对患者进行手术和牙科治疗前后，为患者注射抗生素以预防感染。

（8）遇到以下情况，应及时联系医师

1）发生快速心律失常时，症状持续的时间超过 3min 或超出医师规定的时间长度。

2）伤口出现红、肿或渗液现象。

3）不明原因发热达 2～3d。

4）对 ICD 或所服用的药物有任何疑问。

5）计划旅行或搬家。

6）发生任何异常情况，如出现新的不能解释的症状或出现置入 ICD 前有过的症状。

7）ICD 每次放电或短期内发生多次放电。

8）术后加服、更换或调整抗心律失常药。

9）ICD 复律或除颤无效后。

二、人工心脏起搏介入治疗护理

（一）概述

人工心脏起搏术（artifical cardial pacing）是用人造的脉冲电流刺激心脏，带动心脏搏动的治疗方法。在临床上不仅已广泛地用于心动过缓性心律失常，亦已用于心动过速的治疗，特别是随着心脏电生理检查技术的深入，促进了导管电消蚀治疗快速性心律失常的开展，所以人工心脏起搏技术已成为心脏病学的一个重要领域。

（二）作用机制

起搏或传导系统功能有障碍的心脏，心率极为缓慢，甚至停搏。如此时心脏仍保持兴奋性、传导性以及收缩功能，则以人工心脏起搏器发出一定形式的微弱脉冲电流，经导线传至电极，电极与心肌接触而使电脉冲刺激心肌，引起心脏兴奋收缩。即用人工的异位兴奋灶来替代正常的心脏起搏点，从而控制心脏按一定节律收缩。

（三）人工心脏起搏器及其类型

1. 脉冲发生器　是起搏系统的主体。使用时埋置在患者体内的称埋藏式起搏器，放在体外的称体外式起搏器。起搏器的种类根据起搏电极所在心腔的位置不同，可分为单腔起搏器（心房或心室）和双腔起搏器（心房和心室）。按起搏脉冲与患者自身心律的关系又可分为非同步起搏（目前已基本不用）和按需型起搏（目前临床上常用的类型），后者可感知患者自身心脏搏动，视需要发放电脉冲，故不发生竞争心律。

2. 电极　目前主要用心内膜电极，此外还有心外膜电极和胸壁电极。

3. 电源　用锂电池系列供电，一般可用6~8年，有可能达14~15年。

（四）起搏方法

1. 永久埋藏式心脏起搏　将单电极导管从头静脉（在锁骨外侧段下沿三角肌胸大肌沟切开寻找）、锁骨下静脉或颈外静脉送到右心室尖部，并将电极接触心内膜，带有无关电极的起搏器埋藏在胸壁胸大肌前皮下组织中而起搏。适用于所有需长时间起搏的缓慢心律失常患者。用双极起搏器需另置一起搏电极于右心房。如用程序可控制起搏器还可治疗快速心律失常。

2. 临时心脏起搏　采用双电极导管经外周静脉（常用右股静脉或左锁骨下静脉）送至右心室，电极接触到心内膜，起搏器置于体外。该方法适用于急需起搏，但放置时间不能太久，一般不能超过1个月，以免发生感染。

（五）适应证

1. 临时起搏器的适应证

（1）反复阿-斯综合征发作者。

（2）急性心肌梗死。

（3）心脏外科手术后的二度Ⅱ型以上AVB或SSS。或术后预计有低排血量、低血压或休克、充血性心力衰竭者，可预防性地行房室顺序的临时起搏。

（4）冠状动脉造影术、左心室造影术等心导管检查过程中安装临时起搏器。

（5）已用大量抑制心肌的抗心律失常药物又需电击除颤时，可预先安装临时起搏器，以预防电击后心脏静止。

（6）为起搏器依赖患者更换新的永久起搏器时做临时性支持。

2. 永久起搏适应证

（1）心动过缓起搏

1）心脏传导阻滞：有症状的二度Ⅰ、Ⅱ型AVB；有症状的先天性三度AVB；有症状的获得性三度AVB；有症状的手术后永久性AVB；房颤伴三度CAVB。

2）病态窦房结综合征：有症状的慢-快综合征；有症状的窦性心律过缓药物治疗无效者；有症状的窦性心律停搏或S-AB（窦房传导阻滞）。

3）心动过缓伴频发期前收缩者。

4）儿童先天性完全性房室传导阻滞者。

5）程控起搏器治疗顽固性快速心律失常。

6）三腔起搏器治疗扩张型心肌病充血性心力衰竭。

（2）非心动过缓起搏

1）充血性心力衰竭。

2）肥厚型梗阻性心肌病。

3）阵发性心房颤动（房颤）。

4）长 QT 综合征。

5）某些快速型心律失常，如室性心动过速、室上性心动过速。

（六）术前护理

（1）术前宣教：向患者及家属介绍人工心脏起搏器的有关知识及指导术中配合，以消除紧张心理。请手术成功的患者亲自介绍体会，使患者了解手术的必要性、安全性及注意事项。同时，根据患者提出的问题和引起焦虑的原因进行有针对性的心理疏导，以减轻其心理压力，满足其心理需求，以利手术顺利施行。

（2）做青霉素和奴夫卡因皮试。

（3）完善各种检查，了解各脏器的功能。

（4）手术部位常规备皮。

（5）手术日清晨禁食、禁水（药物除外），术前 30min 排空膀胱。

（6）术前排空大小便，精神过度紧张者，可在术前 30min 给予地西泮 10mg 肌内注射。

（7）更换衣裤。

（8）开放静脉通道，备齐一切抢救设备及药品。

（七）术中护理配合

1. 麻醉及手术体位

（1）麻醉方式：局部麻醉。

（2）手术体位：采用平卧位。

2. 常用器材和物品　同 ICD 安置术。

3. 手术步骤及护理配合　同 ICD 安置术。

（八）术后护理

1. 心理护理　起搏器置入术后由于患者肢体制动时间较长，伤口疼痛，容易使患者产生不舒适感，护理人员应加强沟通，做好健康教育，缓解患者的紧张心理。

2. 并发症的观察与护理

（1）手术并发症

1）危重的心律失常：当电极插入右心室时，往往因机械性刺激引起室性期前收缩或短阵性室性心动过速，重者可致室颤而死亡。因此，安置起搏电极时必须配备除颤器。密切观察，一有短阵室速时，应很快将电极撤回到心房。

2）心肌穿孔：是插入电极时使用了硬的导管指引钢丝及操作粗暴所致。

3）气胸：由穿刺针误入胸腔刺破肺引起。少量气胸不必特殊处理，如为张力性气胸应作紧急处理。

（2）伤口并发症

1）血肿形成：可见锁骨下静脉穿刺引起出血，埋藏处囊腔小动脉出血，电极插入头静脉口结扎不妥而致出血。出血多者可形成血肿，必要时可在严密消毒下用针抽吸出积血。预防的方法是术时注意止血，术后局部用小沙袋压迫 6h，对使用抗凝血治疗的患者，更要小心。

2）囊袋感染：局部感染最常发生在放置脉冲发生器的部位，一般发生在术后 2～4d，可能与早期应用抗生素但没有完全控制感染有关。感染后局部肿胀变硬、触痛、缝线处发红，继而有波动感。局部一旦发生感染应作积极处理，有积血淤滞者，先抽去积血，抽出液应做细菌培养，然后注入抗生素，并密切观察，必要时可全身抗生素治疗。

3）皮肤坏死：主要是覆盖在脉冲发生器表面的皮肤坏死穿破，可由不明显的慢性感染或因此处皮肤很薄，受压迫的局部循环不良所致。

（3）晚期并发症：起搏综合征，主要发生在心室起搏的患者，其主要原因如下。①单纯心室起搏时，心排血量比正常房室顺序收缩时降低10% ~35%；②房室瓣不能同步活动，心房收缩可能出现在房室瓣关闭时，而心室收缩时房室瓣可能开放，前者使心房内的血液反流入静脉系统导致静脉压升高，后者因房室瓣反流也引起心房和静脉压升高；③室房传导能刺激心房和肺静脉壁上牵张感受器，迷走神经传导这些冲动到中枢，反射性引起周围血管扩张，以上综合因素而导致头晕，晕厥先兆或晕厥，疲乏无力，低血压等。可在起搏器置入前行心室起搏测试或选用生理型起搏器。

（4）膈肌及胸腹肌抽动，可调整电极或程控起搏器输出能量解决。

3. 一般护理

（1）术后12h平卧或健侧卧位，逐渐增加活动量。

（2）术后用沙袋压迫2 ~4h，绝对卧床6h，禁止术侧卧位，术侧肢体不宜过度活动。

（3）观察伤口有无出血、囊袋渗血情况，必要时放引流条。

（4）心电遥测48 ~72h，注意心律及心率变化。

（5）测体温，4/d ×7天。

（6）测血压，1/30min ×6次。

（7）避免切口污染，术后应用抗生素5 ~7d。

（8）第4日开始协助并鼓励患者做术侧肢体的关节活动，以防关节僵硬。

（9）治疗原发病，纠正电解质紊乱及其他心律失常。

（10）填写患者随身携带的登记卡。

（11）术后7 ~10d拆线。

（九）健康教育

（1）患者应随身携带及妥善保存起搏器置入卡（有起搏器型号、有关参数、安装日期等）以便治疗，也便于登机时通过金属检测仪的检查。

（2）教会患者自己数脉搏，出现脉率比设置频率低10%或再次出现安装起搏器前的症状应及时就医。

（3）因其他问题就医时，应告知医师身上装置有人工心脏起搏器。

（4）不要随意抚弄起搏器置入的部位。自行检查该部位有无红、肿、热、痛等炎症反应或出血现象，出现不适立即就医。

（5）教导患者避免出入高电量、强磁场的场所，远离某些家用电器、医院的理疗设备，以免干扰起搏功能。

（6）避免剧烈运动：装有起搏器的一侧上肢应避免作用力过度或幅度过大的动作（如背、扛重物，打网球，使用粗重工具等），以免影响起搏器功能或电极脱落。

（7）定期随访：最初半年每个月1次，以后每3 ~6个月1次。以测定起搏器功能，当电池即将耗尽前每周1次。每年摄片1次，主要观察电极有无移位、断裂，心脏穿孔等，小儿因生长发育易致电极移位，应半年摄片1次。

（8）生活指导：洗澡时勿用力搓揉埋藏起搏器处的皮肤。

（杨美玲）

第四章

内分泌系统常见疾病的护理

第一节　甲状腺功能亢进症

甲状腺功能亢进症（hyperthyroidism，简称甲亢）是指多种病因导致甲状腺激素分泌增多而引起的临床综合征。

一、病因和发病机制

（一）甲亢的病因分类

见表4－1。

表4－1　甲亢病因分类

1. 甲状腺性甲亢
①Grave's病
②自主性高功能甲状腺结节或腺瘤（Plummer病）
③多结节性甲状腺肿伴甲亢
④滤泡性甲状腺癌
⑤碘甲亢
⑥新生儿甲亢
2. 垂体性甲亢
3. 异源性TSH综合征
①绒毛膜上皮癌伴甲亢
②葡萄胎伴甲亢
③肺癌和胃肠道癌伴甲亢
4. 卵巢甲状腺肿伴甲亢
5. 仅有甲亢症状而甲状腺功能不增高
①甲状腺炎甲亢：亚急性甲状腺炎；慢性淋巴细胞性甲状腺炎；放射性甲状腺炎
②药源性甲亢

（二）Grave's病（简称GD）病因

又称毒性弥漫性甲状腺肿或Basedow病、Parry病。是一种伴甲状腺激素分泌增多的器官特异性自身免疫病，占甲亢的80%～85%。

1. 遗传因素　GD的易感基因主要包括人类白细胞抗原（如HLA－B8、DR3等）、CTLA－4基因和其他一些与GD特征性相关的基因（如GD－1，GD－2）。

2. 环境因素（危险因素）　细菌感染（肠耶森杆菌）、精神刺激、雌激素、妊娠与分娩、某些X染色体基因等。

3. GD的发生与自身免疫有关　遗传易感性、感染、精神创伤等诱因，导致免疫系统功能紊乱，Ts功能缺陷，对Th细胞（T辅助细胞）抑制作用减弱，B淋巴细胞产生自身抗体，TSH受体抗体

（TRAb）与 TSH 受体结合而产生类似于 TSH 的生物学效应，使 GD 有时表现出自身免疫性甲状腺功能减退症的特点。

二、临床表现

（一）一般临床表现

多见于女性，男：女为 1：（4～6），20～40 岁多见。

1. 高代谢综合征　患者可表现为怕热多汗，皮肤、手掌、面、颈、腋下皮肤红润多汗。常有低热，严重时可出现高热。患者常有心动过速、心悸、胃纳明显亢进，但体重下降，疲乏无力。

2. 甲状腺肿　不少患者以甲状腺肿大为主诉，呈弥漫性、对称性肿大，质软，吞咽时上下移动。少数患者的甲状腺肿大不对称，或肿大不明显。

3. 眼征　眼征有以下几种：①睑裂增宽，上睑挛缩（少眨眼睛和凝视）。②Mobius 征：双眼看近物时，眼球辐辏不良（眼球内侧聚合困难或欠佳）。③von Graefe 征：眼向下看时，上眼睑因后缩而不能跟随眼球下落，出现白巩膜。④Joffroy 征：眼向上看时，前额皮肤不能皱起。⑤Stellwag 征：瞬目减少，炯炯发亮。

4. 神经系统　神经过敏，易于激动，烦躁多虑，失眠紧张，多言多动，有时思想不集中，但偶有神情淡漠、寡言抑郁者。

5. 心血管系统　心率快，心排血量增多，脉压加大，多数患者述说心悸、胸闷、气促，活动后加重，可出现各种期前收缩及心房纤颤等。

6. 消化系统　食欲亢进，但体重明显减轻为本病特征。腹泻，一般大便呈糊状。肝可稍大，肝功能可不正常，少数可有黄疸及维生素 B 族缺乏的症状。

7. 肌肉骨骼　甲亢性肌病、肌无力、肌萎缩、周期性瘫痪。

8. 生殖系统　女性月经减少或闭经，男性阳痿，偶有乳腺增生。

9. 造血系统　白细胞总数减少，周围血淋巴细胞比例增高，单核细胞增加，血容量增大。

（二）特殊临床表现

（1）甲亢危象：甲状腺功能亢进症在某些应激因素作用下，导致病情突然恶化，出现高热（39℃以上）、烦躁不安、大汗淋漓、恶心、呕吐、心房颤动等，严重者出现虚脱、休克、谵妄、昏迷等全身代谢功能严重紊乱，并危及患者生命安全。对甲亢患者应提高警惕，从预防着手，一旦发生危象，应立即采取综合措施进行抢救。

（2）甲亢性心脏病：心脏增大、严重心律失常、心力衰竭。

（3）淡漠型甲亢：神志淡漠、乏力、嗜睡、反应迟钝、明显消瘦。

（4）T_3 型甲亢、T_4 型甲亢。

（5）亚临床型甲亢：T_3、T_4 正常，TSH 降低。

（6）妊娠期甲亢：体重不随妊娠相应增加，四肢近端肌肉消瘦，休息时心率 >100 次/min。

（7）胫前黏液性水肿。

（8）甲状腺功能正常的 Grave's 眼病。

（9）甲亢性周期性瘫痪。

（三）实验室检查

1. 血清甲状腺激素测定　①血清总甲状腺素（TT_4）：是判断甲状腺功能最基本的筛选指标。TT_4 受甲状腺结合球蛋白（TBG）结合蛋白量和结合力变化的影响，又受妊娠、雌激素、急性病毒性肝炎等的影响而升高。受雄激素、低蛋白血症、糖皮质激素等的影响而下降。②血清总三碘甲状腺原氨酸（TT_3）：亦受 TBG 影响。③血清游离甲状腺素（FT_4）、游离三碘甲状腺原氨酸（FT_3）：是诊断甲亢的首选指标，其中 FT_4 敏感性和特异性较高。

2. 促甲状腺激素测定（TSH）　是反映甲状腺功能的最敏感的指标。ICMA（免疫化学发光法）：

第三代 TSH 测定法，灵敏度达到 0.001mU/L。取代 TRH 兴奋试验，是诊断亚临床型甲状腺功能亢进症和亚临床型甲状腺功能减退症的主要指标。

3. TRH 兴奋试验　正常人 TSH 水平较注射前升高 3～5 倍，高峰出现在 30min，并且持续 2～3h。静注 TRH 后 TSH 无升高则支持甲亢。

4. 甲状腺摄 I 率　总摄取量增加，高峰前移。

5. T_3 抑制试验　鉴别甲状腺肿伴摄碘增高由甲亢或单纯性甲状腺肿所致。

6. 其他　促甲状腺激素受体抗体（TRAb）、甲状腺刺激抗体（TSAb）测定。

三、诊断

1. 检测甲状腺功能　确定有无甲状腺毒症：有高代谢症状、甲状腺肿等临床表现者，常规进行 TSH、FT_4 和 FT_3 检查。如果血中 TSH 水平降低或者测不到，伴有 FT_4 和（或）FT_3 升高，可诊断为甲状腺毒症。当发现 FT_4，升高反而 TSH 正常或升高时，应注意有垂体 TSH 腺瘤或甲状腺激素不敏感综合征的可能。

2. 病因诊断　甲状腺毒症的诊断确立后，应结合甲状腺自身抗体、甲状腺摄 ^{131}I 率、甲状腺超声、甲状腺核素扫描等检查具体分析其是否由甲亢引起及甲亢的原因。

3. GD 的诊断标准　如下所述。

（1）甲亢诊断成立。

（2）甲状腺呈弥漫性肿大或者无肿大。

（3）TRAb 和 TSAb 阳性。

（4）其他甲状腺自身抗体如 TPPAb、TGAb 阳性。

（5）浸润性突眼。

（6）胫前黏液性水肿。

具备前 2 项者诊断即可成立，其他 4 项进一步支持诊断确立。

四、治疗

（一）一般治疗

情绪不稳定、精神紧张者可服用一些镇静药，如地西泮、氯氮䓬等；心悸及心动过速者可用普萘洛尔、阿替洛尔等药；保证足够的休息；增加营养，包括糖类、蛋白质、脂肪和维生素等摄入量较正常人增加。

（二）甲亢的特征性治疗

1. 抗甲状腺药物　常用的抗甲状腺药物分为硫脲类和咪唑类两类。硫脲类包括甲硫氧嘧啶或丙硫氧嘧啶；咪唑类包括甲巯咪唑、卡比马唑。比较常用的是丙硫氧嘧啶和甲巯咪唑。

适应证：①病情轻、中度患者；甲状腺轻、中度肿大，较小的毒性弥漫性甲状腺肿。②年龄在 20 岁以下。③手术前或放射碘治疗前的准备。④甲状腺手术后复发且不能做放射性核素 ^{131}碘治疗。⑤作为放射性核素 ^{131}碘治疗的辅助治疗。

不良反应：①粒细胞减少：发生率约为 10%，治疗开始后 2～3 个月内，或 WBC $<3\times10^9$/L 或中性粒细胞 $<1.5\times10^9$/L 时应停药。②皮疹：发生率为 2%～3%。③胆汁淤积性黄疸、血管神经性水肿、中毒性肝炎、急性关节痛等较为罕见，如发生则须立即停药。

2. 甲状腺手术治疗　如下所述。

（1）适应证：①中、重度甲亢，长期服药无效，停药后复发或不能坚持长期服药者。②甲状腺很大，有压迫症状。③胸骨后甲状腺肿。④结节性甲状腺肿伴甲亢。⑤毒性甲状腺腺瘤。

（2）禁忌证：①较重或发展较快的浸润性突眼。②合并较重心、肝、肾疾病，不能耐受手术者。③妊娠前 3 个月和第 6 个月以后。④轻症可用药物治疗者。

3. 放射性核素^{131}碘治疗　如下所述。

（1）适应证：①毒性弥漫性中度甲状腺肿，年龄在25~30岁以上。②抗甲状腺药物治疗无效或过敏。③不愿手术或不宜手术，或手术后复发。④毒性甲状腺腺瘤。

（2）禁忌证：①妊娠、哺乳期。②25岁以下。③严重心、肝、肾衰竭或活动性肺结核。④WBC < 3×10^9/L或中性粒 < 1.5×10^9/L。⑤重症浸润性突眼。⑥甲亢危象。⑦甲状腺不能摄碘。

（3）剂量：根据甲状腺组织重量和甲状腺^{131}I摄取率计算。

（4）并发症：①甲状腺功能减退症：国内报告治疗后1年内的发生率4.6%~5.4%，以后每年递增1%~2%。②放射性甲状腺炎：7~10d发生，严重者可给予阿司匹林或糖皮质激素治疗。

4. 其他药物治疗　如下所述。

（1）碘剂：应减少碘摄入，忌食含碘丰富的食物。复方碘化钠溶液仅用在术前、甲亢危象时。

（2）β-受体阻滞药：作用机制是阻断甲状腺激素对心脏的兴奋作用；阻断外周组织T_4向T_3转化，主要在抗甲状腺药物初治期使用，可较快控制甲亢的临床症状。

5. 甲亢危象的治疗　如下所述。

（1）抑制甲状腺激素合成及外周组织中，T_4转化为T_3：首选丙硫氧嘧啶，首次剂量600mg口服，以后给予250mg，每6h口服1次，待症状缓解后，或甲巯咪唑60mg，继而同等剂量每日3次口服至病情好转，逐渐减为一般治疗剂量。

（2）抑制甲状腺激素释放：服丙硫氧嘧啶1h后再加用复方碘口服溶液5滴，每8h服1次，首次剂量为30~60滴，以后每6~8h服5~10滴，或碘化钠1g加入10%葡萄糖盐水溶液中静脉滴注24h，以后视病情逐渐减量，一般使用3~7d。每日0.5~1.0g静脉滴注，病情缓解后停用。

（3）降低周围组织对TH反应：选用β肾上腺素能受体阻断药，无心力衰竭者可给予普萘洛尔30~50mg，6~8h给药1次，或给予利舍平肌内注射。

（4）肾上腺皮质激素：氢化可的松50~100mg加入5%~10%葡萄糖溶液静脉滴注，每6~8h滴注1次。

（5）对症处理：首先应去除诱因，其次高热者予物理或药物降温；缺氧者给予吸氧；监护心、肾功能；防治感染及各种并发症。

五、常见护理问题

（一）潜在并发症——甲亢危象

（1）保证病室环境安静。

（2）严格按规定的时间和剂量给予抢救药物。

（3）密切观察生命体征和意识状态并记录。

（4）昏迷者加强皮肤、口腔护理，定时翻身，以预防压疮、肺炎的发生。

（5）病情许可时，教育患者及家属感染、严重精神刺激、创伤等是诱发甲亢的重要因素，应加以避免；指导患者进行自我心理调节，增强应对能力；提醒家属或病友要理解患者现状，应多关心、爱护患者。

（二）营养失调——与基础代谢率增高，蛋白质分解加速有关

1. 饮食　高糖类、高蛋白、高维生素饮食，提供足够热量和营养以补充消耗，满足高代谢需要。成人每日总热量应在12 000~14 000kJ，约比正常人高50%。蛋白质每日1~2g/kg体重，膳食中可以各种形式增加奶类、蛋类、瘦肉类等优质蛋白以纠正体内的负氮平衡。餐次以一日6餐或一日3餐中间辅以点心为宜。主食应足量。每日饮水2 000~3 000mL，补偿因腹泻、大量出汗及呼吸加快引起的水分丢失，心脏病者除外，以防水肿和心力衰竭。忌食生冷食物，减少食物中粗纤维的摄入，调味清淡可改善排便次数增多等消化道症状。慎用卷心菜、花椰菜、甘蓝等致甲状腺肿的食物。

2. 药物护理　有效治疗可使体重增加，应指导患者按时按量规则服药，不可自行减量或停服。

3. 其他 定期监测体重、血 BUN 等。

（三）感知改变——与甲亢所致浸润性突眼有关

1. 指导患者保护眼睛 戴深色眼镜，减少光线和灰尘的刺激。睡前涂抗生素眼膏，眼睑不能闭合者覆盖纱布或眼罩，将角膜、结膜损伤、感染和溃疡的可能性降至最低限度。眼睛勿向上凝视，以免加剧眼球突出和诱发斜视。

2. 指导患者减轻眼部症状的方法 0.5% 甲基纤维素或 0.5% 氢化可的松溶液滴眼，可减轻眼睛局部刺激症状；高枕卧位和限制钠盐摄入可减轻球后水肿，改善眼部症状；每日做眼球运动以锻炼眼肌，改善眼肌功能。

3. 定期眼科角膜检查 以防角膜溃疡造成失明。

（四）个人应对无效——与甲亢所致精神神经系统兴奋性增高、性格与情绪改变有关

1. 解释情绪、行为改变的原因，提高对疾病认知水平 观察患者情绪变化，与患者及其亲属讨论行为改变的原因，使其理解敏感、急躁易怒等是甲亢临床表现的一部分，可因治疗而得到改善，以减轻患者因疾病而产生的压力，提高对疾病的认知水平。

2. 减少不良刺激，合理安排生活 保持环境安静和轻松的气氛，限制访视，避免外来刺激，满足患者基本生理及安全需要。忌饮酒、咖啡、浓茶，以减少环境和食物对患者的不良刺激。帮助患者合理安排作息时间，白天适当活动，避免精神紧张和注意力过度集中，保证夜间充足睡眠。

3. 帮助患者处理突发事件 以平和、耐心的态度对待患者，建立相互信任的关系。与患者共同探讨控制情绪和减轻压力的方法，指导和帮助患者处理突发事件。

六、健康教育

告诉患者有关甲亢的临床表现、诊断性试验、治疗、饮食原则及眼睛的防护方法。上衣宜宽松，严禁用手挤压甲状腺以免甲状腺受压后甲状腺激素分泌增多，加重病情。强调长期服用抗甲状腺药物的重要性，长期服用抗甲状腺药物者应每周查血常规 1 次。每日清晨卧床时自测脉搏，定期测量体重，脉搏减慢、体重增加是治疗有效的重要标志。每隔 1 ~2 个月门诊随访作甲状腺功能测定。出现高热、恶心、呕吐、大汗淋漓、腹痛、腹泻、体重锐减、突眼加重等症状提示可能发生甲亢危象应及时就诊。掌握上述自我监测和自我护理的方法，可有效地降低本病的复发率。

本病病程较长，多数经积极治疗后，预后良好，少数患者可自行缓解。心脏并发症可为永久性。放射性碘治疗、甲状腺手术治疗所致甲状腺功能减退症者需终身替代治疗。

（王 玲）

第二节 甲状腺功能减退症

甲状腺功能减退症（hypothyroidism，简称甲减），是由各种原因导致的低甲状腺激素血症或甲状腺激素抵抗而引起的全身性低代谢综合征。按起病年龄分为三型，起病于胎儿或新生儿，称为呆小病；起病于儿童者，称为幼年性甲减；起病于成年，称为成年性甲减。前两者常伴有智力障碍。

一、病因

1. 原发性甲状腺功能减退 由于甲状腺腺体本身病变引起的甲减，占全部甲减的 95% 以上，且 90% 以上原发性甲减是由自身免疫、甲状腺手术和甲亢 ^{131}I 治疗所致。

2. 继发性甲状腺功能减退症 由下丘脑和垂体病变引起的促甲状腺激素释放激素（TRH）或者促甲状腺激素（TSH）产生和分泌减少所致的甲减，垂体外照射、垂体大腺瘤、颅咽管瘤及产后大出血是其较常见的原因；其中由于下丘脑病变引起的甲减称为三发性甲减。

3. 甲状腺激素抵抗综合征 由于甲状腺激素在外周组织实现生物效应障碍引起的综合征。

二、临床表现

1. 一般表现　易疲劳、怕冷、体重增加、记忆力减退、反应迟钝、嗜睡、精神抑郁、便秘、月经不调、肌肉痉挛等。体检可见表情淡漠，面色苍白，皮肤干燥发凉、粗糙脱屑，颜面、眼睑和手皮肤水肿，声音嘶哑，毛发稀疏、眉毛外1/3脱落。由于高胡萝卜素血症，手脚皮肤呈姜黄色。

2. 肌肉与关节　肌肉乏力，暂时性肌强直、痉挛、疼痛，嚼肌、胸锁乳突肌、股四头肌和手部肌肉可有进行性肌萎缩。腱反射的弛缓期特征性延长，超过350ms（正常为240~320ms），跟腱反射的半弛缓时间明显延长。

3. 心血管系统　心肌黏液性水肿导致心肌收缩力损伤、心动过缓、心排血量下降。ECG显示低电压。由于心肌间质水肿、非特异性心肌纤维肿胀。左心室扩张和心包积液导致心脏增大，有学者称之为甲减性心脏病。冠心病在本病中高发。10%患者伴发高血压。

4. 血液系统　由于下述四种原因发生贫血：①甲状腺激素缺乏引起血红蛋白合成障碍；②肠道吸收铁障碍引起铁缺乏；③肠道吸收叶酸障碍引起叶酸缺乏；④恶性贫血是与自身免疫性甲状腺炎伴发的器官特异性自身免疫病。

5. 消化系统　厌食、腹胀、便秘，严重者出现麻痹性肠梗阻或黏液水肿性巨结肠。

6. 内分泌系统　女性常有月经过多或闭经。长期严重的病例可导致垂体增生、蝶鞍增大。部分患者血清催乳素（PRI）水平增高，发生溢乳。原发性甲减伴特发性肾上腺皮质功能减退和1型糖尿病者，属自身免疫性多内分泌腺体综合征的一种。

7. 黏液性水肿昏迷　本病的严重并发症，多在冬季寒冷时发病。诱因为严重的全身性疾病、甲状腺激素替代治疗中断、寒冷、手术、麻醉和使用镇静药等。临床表现为嗜睡、低体温（T<35℃）、呼吸徐缓、心动过缓、血压下降、四肢肌肉松弛、反射减弱或消失，甚至昏迷、休克、肾功能不全危及生命。

三、实验室检查

1. 血常规　多为轻、中度正细胞正色素性贫血。

2. 生化检查　血清三酰甘油、总胆固醇、LDL-C增高，HDL-C降低，同型半胱氨酸增高，血清CK、LDH增高。

3. 甲状腺功能检查　血清TSH增高、T_4、FT_4降低是诊断本病的必备指标。在严重病例血清T_3和FT_3减低。亚临床甲减仅有血清TSH增高，但是血清T_4或FT_4正常。

4. TRH刺激试验　主要用于原发性甲减与中枢性甲减的鉴别。静脉注射TRH后，血清TSH不增高者提示为垂体性甲减；延迟增高者为下丘脑性甲减；血清TSH在增高的基值上进一步增高，提示原发性甲减。

5. X线检查　可见心脏向两侧增大，可伴心包积液和胸腔积液，部分患者有蝶鞍增大。

四、治疗要点

1. 替代治疗　左甲状腺素（L-T_4）治疗，治疗的目标是将血清TSH和甲状腺激素水平恢复到正常范围内，需要终身服药。治疗的剂量取决于患者的病情、年龄、体重和个体差异。补充甲状腺激素，重新建立下丘脑-垂体-甲状腺轴的平衡一般需要4~6周，所以治疗初期，每4~6周测定激素指标。然后根据检查结果调整L-T_4剂量，直到达到治疗的目标。治疗达标后，需要每6~12个月复查1次激素指标。

2. 对症治疗　有贫血者补充铁剂、维生素B_{12}、叶酸等胃酸低者补充稀盐酸，并与TH合用疗效好。

3. 黏液水肿性昏迷的治疗

（1）补充甲状腺激素：首选TH静脉注射，直至患者症状改善，至患者清醒后改为口服。

（2）保温、供氧、保持呼吸道通畅，必要时行气管切开、机械通气等。

（3）氢化可的松 200～300mg/d 持续静滴，患者清醒后逐渐减量。

（4）根据需要补液，但是入水量不宜过多。

（5）控制感染，治疗原发病。

五、护理措施

（一）基础护理

1. 加强保暖　调节室温在 22～23℃，避免病床靠近门窗，以免患者受凉。适当地使体温升高，冬天外出时，戴手套，穿棉鞋，以免四肢暴露在冷空气中。

2. 活动与休息　鼓励患者进行适当的运动，如散步、慢跑等。

3. 饮食护理　饮食以高维生素、高蛋白、高热量为主。多进食水果、新鲜蔬菜和含碘丰富的食物如海带等。桥本甲状腺炎所致甲状腺功能减退者应避免摄取含碘食物，以免诱发严重黏液性水肿。不宜食生凉冰食物，注意食物与药物之间的关系，如服中药忌饮茶。

4. 心理护理　加强与患者沟通，语速适中，并观察患者反应，告诉患者本病可以用替代疗法达到较好的效果，树立患者配合治疗的信心。

5. 其他　建立正常的排便形态，养成规律、排便的习惯。

（二）专科护理

1. 观察病情　监测生命体征变化，观察精神、神志、语言状态、体重、乏力、动作、皮肤情况，注意胃肠道症状，如大便的次数、性状、量的改变，腹胀、腹痛等麻痹性肠梗阻的表现有无缓解等。

2. 用药护理　甲状腺制剂从小剂量开始，逐渐增加，注意用药的准确性。用药前后分别测脉搏、体重及水肿情况，以便观察药物疗效；用药后若有心悸、心律失常、胸痛、出汗、情绪不安等药物过量的症状时，要立即通知医师处理。

3. 对症护理　对于便秘患者，遵医嘱给予轻泻剂，指导患者每天定时排便，适当增加运动量，以促进排便。注意皮肤防护，及时清洗并用保护霜，防止皮肤干裂。适量运动，注意保护，防止外伤的发生。

4. 黏液性水肿昏迷的护理

（1）保持呼吸道通畅，吸氧，备好气管插管或气管切开设备。

（2）建立静脉通道，遵医嘱给予急救药物，如 $L-T_3$，氢化可的松静滴。

（3）监测生命体征和动脉血气分析的变化，观察神志，记录出入量。

（4）注意保暖，主要采用升高室温的方法，尽量不给予局部热敷，以防烫伤。

（三）健康教育

1. 用药指导　告诉患者终身坚持服药的重要性和必要性以及随意停药或变更药物剂量的危害；告知患者服用甲状腺激素过量的表现，提醒患者发现异常及时就诊；长期用甲状腺激素替代者每 6～12 个月到医院检测 1 次。

2. 日常生活指导　指导患者注意个人卫生，注意保暖，注意行动安全。防止便秘、感染和创伤。慎用催眠、镇静、止痛、麻醉等药物。

3. 自我观察　指导患者学会自我观察，一旦有黏液性水肿的表现，如低血压、体温低于 35℃、心动过缓，应及时就诊。

（王　玲）

第三节　亚急性甲状腺炎

一、疾病概述

亚急性甲状腺炎（subacute thyroiditis）在临床上较为常见。多见于20～50岁成人，但也见于青年与老年，女性多见，3～4倍于男性。

慢性淋巴细胞性甲状腺炎（chronic lymphocytic thyroiditis）又称桥本病（Hashimoto disease）或桥本甲状腺炎。目前认为本病与自身免疫有关，也称自身免疫性甲状腺炎。本病多见于中年妇女，有发展为甲状腺功能减退的趋势。

二、护理评估

（一）健康评估

1. 亚急性甲状腺炎　本病可能与病毒感染有关，起病前常有上呼吸道感染。发病时，患者血清中对某些病毒的抗体滴定度增高，包括流感病毒、柯萨奇病毒、腺病毒、腮腺炎病毒等。

2. 慢性淋巴细胞性甲状腺炎　目前认为本病病因与自身免疫有关。这方面的证据较多。本病患者血清中抗甲状腺抗体、包括甲状腺球蛋白抗体与甲状腺微粒体抗体常明显升高。甲状腺组织中有大量淋巴细胞与浆细胞浸润。本病可与其他自身免疫性疾病同时并存，如恶性贫血、舍格伦综合征、慢性活动性肝炎、系统性红斑狼疮等。本病患者的淋巴细胞在体外与甲状腺组织抗原接触后，可产生白细胞移动抑制因子。上述情况也可在Grave's病与特发性黏液性水肿患者中见到，提示三者有共同的发病因素。因此，Grave's病、特发性黏液性水肿与本病统称为自身免疫性甲状腺病。自身免疫性甲状腺病也可发生于同一家族中。

（二）临床症状与评估

1. 亚急性甲状腺炎

（1）局部表现：早期出现的最具有特征性的表现是甲状腺部位的疼痛，可先从一叶开始，以后扩大或转移到另一叶，或者始终局限于一叶。疼痛常向颌下、耳后或颈部等处放射，咀嚼或吞咽时疼痛加重。根据病变侵犯的范围大小，检查时可发现甲状腺弥漫性肿大，可超过正常体积的2～3倍；或在一侧腺体内触及大小不等的结节，表面不规则，质地较硬，呈紧韧感，但区别于甲状腺癌的坚硬感；病变部位触痛明显，周围界限尚清楚；颈部淋巴结一般无肿大。到疾病恢复期，局部疼痛已消失，急性期出现的甲状腺结节如体积较小可自行消失，如结节较大，仍可触及，结节不规则、坚韧、表面不平，周围界限清楚，无触痛。有些患者病变轻微，甲状腺不肿大或仅有轻微肿大，也可无疼痛。

（2）全身表现：早期，起病急骤，可有咽痛、畏寒、发热、寒战、全身乏力、食欲不振等。如病变较广泛，甲状腺滤泡大量受损，甲状腺素释放入血，患者可出现甲状腺功能亢进的表现，如烦躁、心慌、心悸、多汗、怕热、易怒、手颤等。有些患者病变较轻，仅有轻度甲亢症状或无甲亢症状。随着病情的发展，甲状腺滤泡内甲状腺素释放、耗竭，甲状腺滤泡细胞又尚未完全修复，患者可出现甲状腺功能减退症状，如乏力、畏寒、精神差、易疲劳等。随着甲状腺滤泡细胞的修复及功能恢复，临床表现亦逐渐恢复正常。

2. 慢性淋巴细胞性甲状腺炎

（1）局部症状：本病起病缓慢，甲状腺肿为其突出的临床表现，一般呈中度弥漫性肿大，仍保持甲状腺外形，但两侧可不对称，质韧如橡皮，表面光滑，随吞咽移动。但有时也可呈结节状，质较硬。甲状腺局部一般无疼痛，但部分患者甲状腺肿大较快，偶可出现压迫症状，如呼吸或咽下困难等。

（2）全身症状：早期病例的甲状腺功能尚能维持在正常范围内，但血清TSH可增高，说明该时甲状腺储备功能已下降。随着疾病的发展，临床上可出现甲状腺功能减退或黏液性水肿的表现。本病但也有部分患者甲状腺不肿大、反而缩小，而其主要表现为甲状腺功能减退。慢性淋巴细胞性甲状腺炎也可出现一过性甲状腺毒症，少数患者可有突眼，但程度一般较轻。本病可与Grave's病同时存在。

（三）辅助检查及评估

1. 亚急性甲状腺炎　早期血清 T_3、T_4 等可有一过性增高，红细胞沉降率明显增快，甲状腺摄碘率明显降低，血清甲状腺球蛋白也可增高；以后血清 T_3、T_4 降低，TSH增高；随着疾病的好转，甲状腺摄碘率与血清 T_3、T_4 等均可恢复正常。

2. 慢性粒巴细胞性甲状腺炎

（1）血清甲状腺微粒体（过氧化物酶）抗体、血清甲状腺球蛋白抗体：明显增加，对本病有诊断意义。

（2）血清TSH：可升高。

（3）甲状腺摄碘率：正常或增高。

（4）甲状腺扫描：呈均匀分布，也可分布不均或表现为“冷结节”。

（5）其他实验室检查：红细胞沉降率（ESR）可加速，血清蛋白电泳丙种球蛋白可增高。

（四）心理－社会评估

甲状腺炎患者由于甲状腺激素分泌增多、神经兴奋性增高，常表现为悲观、抑郁、恐惧，担心自己的疾病转化为甲亢；且本病易反复，有较长的服药史，容易失去战胜疾病的信心。

三、护理诊断

1. 疼痛　与甲状腺炎症有关。
2. 体温过高　与炎症性疾病引起有关。
3. 营养失调——低于机体需要量　与疾病有关。
4. 知识缺乏　与患者未接受或不充分接受相关疾病健康教育有关。
5. 焦虑　与疾病所致甲状腺肿大有关。

四、护理目标

（1）患者住院期间疼痛发生时能够及时采取有效的方法缓解。

（2）患者住院期间体温维持正常。

（3）患者住院期间体重不下降并维持在正常水平。

（4）患者住院期间能够复述对其进行健康教育的大多部分内容，能够说出、理解并能够执行，配合医疗护理有效。

（5）患者住院期间主诉焦虑有所缓解，对治疗有信心。

五、护理措施

（一）生活护理

嘱患者尽量卧床休息，减少活动，评估患者疼痛的程度、性质，可为患者提供舒适的环境，使其放松，教会患者自我缓解疼痛的方法如分散注意力等，必要时可遵医嘱给予止痛药缓解疼痛，注意观察用药后有无不良反应发生。

（二）病情观察

观察患者生命体征，主要是体温变化和心率变化。体温过高时采取物理降温，并按照高热患者护理措施进行护理，并注意监测降温后体温变化，嘱患者多饮水或其喜爱的饮料。

（三）饮食护理

嘱患者进食高热量、高蛋白质、高维生素并易于消化的食物，指导患者多摄入含钙丰富的食物，防止治疗期间药物不良反应引起的骨质疏松，同时对于消瘦的患者应每天监测体重。

（四）心理护理

多与患者接触、沟通，了解患者心理状况，鼓励患者说出不良情绪，给予开导，缓解患者焦虑情绪。

（五）用药护理

（1）亚急性甲状腺炎：轻症病例用阿司匹林、吲哚美辛等非甾体抗炎药以控制症状。阿司匹林0.5～1.0g，每日2～3次，口服，疗程一般在2周左右。症状较重者，可给予泼尼松20～40mg/d，分次口服，症状可迅速缓解，体温下降，疼痛消失，甲状腺结节也很快缩小或消失。用药1～2周后可逐渐减量，疗程一般为1～2个月，但停药后可复发，再次治疗仍有效。有甲状腺毒症者可给予普萘洛尔以控制症状。如甲状腺摄碘率已恢复正常，停药后一般不再复发。少数患者可出现一过性甲状腺功能减退；如症状明显，可适当补充甲状腺制剂。有明显感染者，应做有关治疗。

（2）慢性淋巴细胞性甲状腺炎：早期患者如甲状腺肿大不显著或症状不明显者，不一定予以治疗，可随访观察。但若已有甲状腺功能减退，即使仅有血清TSH增高（提示甲状腺功能已有一定不足）而症状不明显者，均应予以甲状腺制剂治疗。一般采用干甲状腺片或左旋甲状腺素（L－T_4），剂量视病情反应而定。宜从小剂量开始，干甲状腺片20mg/d，或L－T_4 25～50μg/d，以后逐渐增加。维持剂量为干甲状腺片60～180mg/d，或L－T_4 100～150μg/d，分次口服。部分患者用药后甲状腺可明显缩小。疗程视病情而定，有时需终身服用。

（3）伴有甲状腺功能亢进的患者，应予以抗甲状腺药物治疗，但剂量宜小，否则易出现甲状腺功能减退。一般不采用放射性碘或手术治疗，否则可出现严重黏液性水肿。

（4）糖皮质激素虽可使甲状腺缩小与抗甲状腺抗体滴定度降低，但具有一定不良反应，且停药后可复发，故一般不用。但如甲状腺迅速肿大或伴有疼痛、压迫症状者，可短期应用以较快缓解症状。每日泼尼松30mg，分次口服。以后逐渐递减，可用1～2个月。病情稳定后停药。

（5）如有明显压迫症状，经甲状腺制剂等药物治疗后甲状腺不缩小，或疑有甲状腺癌者，可考虑手术治疗，术后仍应继续补充甲状腺制剂。

用药期间注意观察患者使用激素治疗后有无不良反应的发生，注意患者的安全护理。

（六）健康教育

评估患者对疾病的知识掌握程度以及学习能力，根据患者具体情况制订合理的健康教育计划并有效实施，帮助患者获得战胜疾病的信心。

（王　玲）

第四节　甲状旁腺功能减退症

一、疾病概述

甲状旁腺功能减退（简称甲旁减）是指甲状腺激素（PTH）分泌过少和（或）效应不足引起的一组临床综合征。临床常见类型有特发性甲旁减、原发性甲旁减、低血镁性甲旁减，少见的类型包括假性甲旁减等。其临床特点是手足搐搦、癫痫样发作、低钙血症和高磷血症。长期口服钙剂和维生素D制剂可使病情得到控制。

二、护理评估

（一）健康评估

评估患者的年龄、性别，了解患者有无颈部手术史；有无颈部放疗史；有无手足麻木、刺痛感；有无抽搐史。甲状旁腺功能不全（hypoparathyroidism）简称甲旁低，其原因如下。

1. 先天性甲状旁腺发育不全或未发育

(1) 伴有胸腺发育缺损或其他第三、四咽弓发育缺陷者，尚可有第一、五咽弓发育异常及其他内脏器官的发育畸形（Di－George综合征）。

(2) 伴有染色体异常：第18对或第16对常染色体呈环形。

(3) 单纯缺损。

2. 暂时性甲状旁腺功能减低

(1) 早期新生儿低血钙脐血PTH水平低，至第6天才增长1倍，达正常小儿水平；生后12～72小时常有低血钙。尤多见于早产儿、糖尿病母亲所生的出生时有窒息的新生儿。

(2) 晚期新生儿低血钙：生后2～3天至1周，低血钙的出现可受牛奶喂养的影响，人奶喂养者少见，因人奶中含磷4.8～5.6mmol/L（150～175mg/L），而牛奶含磷32.2mmol/L（1 000mg/L）。摄入磷高而肾脏滤过磷相对较低，因此产生高血磷低血钙。

(3) 酶成熟延迟：见于某些1～8周婴儿，由于酶的未成熟，不能将所生成的前甲状旁腺素原（prepro PTH）或甲状旁腺素原（pro PTH）裂解成有生物活性的PTH释放入血，或由于腺细胞的胞吐作用障碍，不能释放出细胞，因此PTH低下或PTH生物活性不足。

(4) 母亲患甲状旁腺功能亢进：胚胎期间受母体血中高血钙影响，新生儿甲状旁腺受到抑制，出生后可表现为暂时性甲状旁腺功能减低，可持续数周至数月之久。

3. 家族性伴性隐性遗传性甲旁低　曾有兄弟两人患此症而死于车祸，尸解时发现无甲状旁腺，因此认为X染色体上某些基因可调节甲状旁腺的胚胎发育。甲旁低亦可有散发性，或呈常染色体显性或隐性遗传，或男性遗传男性。

4. 特发性甲旁低　可见于各种年龄，原因不明，可能为自身免疫性疾病，常合并其他自身免疫性疾病如艾迪生病、桥本病、甲亢、恶性贫血或继发白色念珠菌病等。1/3以上的患儿血中可查到抗甲状旁腺抗体。

5. 外科切除或甲状旁腺受损伤　甲状腺次全切除术时将甲状旁腺切除或损伤，如系部分切除或供血暂时不足者数周后可自行恢复，如大部分或全部被切除则为永久性功能不全。颈部炎症或创伤亦可使甲状旁腺受损。再如浸润性病变，肿瘤亦可破坏甲状旁腺。

6. PTH分子结构不正常　又称假性特发性甲旁低，PTH数值虽然正常或增高，但无生理活性，临床表现与甲旁低同。注射外源性有活性的PTH可矫正其钙、磷异常。

7. 靶组织对PTH反应不敏感　①假性甲旁低Ⅰ型。②假性甲旁低Ⅱ型。③假性甲旁低伴亢进症（纤维囊性骨炎）。

（二）临床症状及评估

1. 神经肌肉表现

(1) 手足搐搦：表现为反复发作。发作前常有手指、脚趾及口周感觉异常，局部发麻、蚁行感及肌肉刺痛感等先兆症状。发作时手足及面肌麻木、痉挛，继而出现手足搐搦。典型者表现为双侧拇指内收，掌指关节屈曲，指间关节伸展，腕、肘关节屈曲，形成“助产士”手。同时，双足亦呈强直性伸展，膝、髋关节屈曲。新生儿患者主要表现为手足搐搦。对隐匿型手足搐搦患者应注意观察Chovstek和irousseau征阳性。由于甲旁减主要改变是低血钙和高血磷，而低血钙又与神经肌肉兴奋性密切相关，故长期或反复手足搐搦的病史是甲旁减临床诊断的重要线索。

(2) 癫痫发作：发生率仅次于手足搐搦。可表现为典型癫痫大、小发作，亦可局限性发作，少数则以癫痫为首发或唯一表现而易致误诊。重者还可见腕踝痉挛、喉哮鸣及抽搐。其发生机制不明，可能与低血钙使脑组织发生病理性水潴留，或激发原有的致痫因素有关。

(3) 异位钙化：约有2/3患者可出现颅内基底节钙化，多见特发性甲旁减及假性甲旁减。基底节钙化与低血钙可引起锥体外系症状，如帕金森症或舞蹈病。纠正低血钙上述症状可减轻或消失。若异位钙化出现在骨、关节或软组织周围，则形成骨赘，引起关节强直和疼痛等。

(4) 颅内高压及视盘水肿：少数患者可有假性脑瘤的临床表现，出现视野缺损、头痛、嗜睡、视盘水肿和颅高压，但无脑瘤引起的眼、脑定位性症状和体征。可能与低血钙致血管渗透性增加有关，补钙治疗后症状可消失。

2. 精神异常表现　轻者表现为易激动、烦躁、恐惧、失眠，重者出现妄想、幻觉、人格改变、谵妄或痴呆。其发生可能与钙磷代谢异常影响神经递质释放、树突电位改变、轴突冲动传导减慢有关。

3. 外胚层组织营养变形表现　患者常见皮肤干燥、粗糙或脱屑，毛发稀少或脱落，指（趾）甲改变等外胚层组织营养变形症状。由于晶状体阳离子转运受阻而混浊，临床出现白内障。儿童患者可见齿发育不良。

4. 骨骼改变　病程长、病情重的患者表现为骨骼疼痛，腰和髋部疼痛。

5. 胃肠道功能紊乱　有恶心、呕吐、腹痛和便秘。

6. 其他表现

（1）特发性甲旁减：①神经性耳聋；②肾发育不良；③先天性胸腺萎缩所致免疫缺陷；④其他内分泌腺功能异常，如肾上腺皮质功能减退、甲状腺功能异常、性发育缺陷等；⑤指甲和口腔并发白色念珠菌感染；⑥心肌损害、心律失常及心力衰竭等。

（2）假性甲旁减：①Albright 遗传性骨营养不良（AHO）：表现为身材矮胖、圆脸、颈短、盾状胸廓、短指趾畸形（常见第4、5 指趾），拇指末节短而宽，其指甲横径大于纵径，即 Murder 拇指。②骨骼病变：出现骨质疏松或纤维性囊性骨炎、骨骼疼痛及反复病理性骨折等。

（三）辅助检查及评估

1. 血钙、磷测定　正常成年人血清总钙值为 2.2 ~ 2.7mmol/L（8.8 ~ 10.9mg/dl），血游离钙值为（1.18 ±0.05）mmol/L；正常成年人血清磷浓度为 0.97 ~ 1.45mmol/L（3 ~ 4.5mg/dl），儿童为 1.29 ~ 2.10mmol/L（4.0 ~ 6.5mg/dl）。患者血清钙多 < 2.0mmol/L，严重者可降至 1.0mmol/L；血清无机磷 > 1.61 或 1.94mmol/L。

2. 血清碱性磷酸酶（ALP）及其同工酶　可正常或稍低。

3. 血 PTH　正常人血 PTH 范围为 24 ~ 36pmol/L。原发性甲旁减患者血 PTH 多数低于正常，亦可在正常范围；而假性甲旁减患者则血 PTH 可正常或高于正常人范围。

4. 尿钙、磷排量　我国正常成年人随意饮食时尿钙排量为每天 1.9 ~ 5.6mmol（75 ~ 225mg）。若患者用低钙饮食 3 ~ 4 天后 24 小时尿钙排量 > 4.99mmol 即为升高；由于尿磷排量受饮食等因素影响，故对诊断的意义不如尿钙排量，只能作为初筛试验。

5. 环磷酸腺苷（cAMP）　cAMP 是目前已被公认的细胞内第二信使物质之一，其浓度取决于细胞膜上的腺苷环化酶和磷酸二酯酶的活性，并需要 PTH 参与。

6. PTH 刺激试验　肌内注射外源性 PTH 后检测尿磷及尿 cAMP 排量，正常人尿磷排量可增加 5 ~ 10 倍以上。

7. 基因诊断　根据临床病史特征，选择性进行相关基因某些已知缺陷筛查 PTH、GA – TA3、AIRE、CASR 及 GNAS1 基因等。

8. EEG 检查　癫痫发作时的异常特点为，各导联基础节律持续广泛的慢波化，并突发性高电位慢波、过度呼气时慢波成分增加等。

9. X 线检查　基本变化主要包括为骨质疏松、骨质软化与佝偻病、软组织钙化与骨化等表现。①骨质疏松：呈现为普遍性骨小梁数目减少、变细，骨皮质变薄，骨质吸收脱钙，骨质稀疏。颅骨变薄，出现多发性斑点状透亮区，毛玻璃样或颗粒状，少数见局限性透亮区，可见虫蚀样骨质吸收。四肢长骨的生长障碍线明显，处于生长发育期的患者可出现干骺端的宽阔钙化带。②骨质软化：儿童患者主要表现为似佝偻病损害的骨骺端膨大变形，以及具有特征的假性骨折（Looser 带）。由于骨骼处于生长发育期，在 X 线片上可见许多特殊征象：早期为骨骺板临时钙化带不规则、变薄或模糊，干骺端凹陷。当临时钙化带消失后干骺端变宽伴毛刷状高密度影。③软组织钙化：表现为密度高、边缘锐利的斑点状、颗粒状、环状或线条状浓影。如能见到骨小梁结构则被称为软组织骨化。

10. MRI　本项目检查常被用于甲状旁腺扫描，腺体发育与否，腺体的大小、定位及其性质，并可检出84%的异位甲状旁腺腺体。

11. 颅脑CT　可见以基底节为中心的双侧对称性、多发性、多形性脑钙化的特点。除苍白球外，可广泛分布于壳核、尾状核、小脑齿状核、丘核、内囊及脑皮质、白质等处。

（四）心理－社会评估

疾病对心理－社会的影响表现为疾病本身多伴有精神兴奋、情感不稳定、易激惹或情绪淡漠、抑郁、失眠、自我贬低等症状，并可因其慢性病程和长期治疗而出现焦虑、性格变态，终致个人应对能力下降、家庭和人际关系紧张、社交障碍、自我概念紊乱等心理－社会功能失调。

评估时应重点询问患者的职业、经济和婚姻状况、发病前有无过度紧张或精神创伤，发病后有无自我概念、精神或情绪状态的改变及其程度，对疾病的认知水平，家庭及人际关系处理方式等，全面了解患者的心理－社会状况，为制订整体护理计划做准备。

三、护理诊断

1. 疼痛　与神经肌肉应激性增高和骨骼改变有关。
2. 有外伤的危险　与抽搐时自我保护能力下降有关。
3. 感知的改变　与神经精神症状有关。
4. 自我形象紊乱　与外胚层组织营养变性有关。
5. 营养失调——低于机体需要量　与胃肠功能紊乱有关。
6. 个人应对无效　与激素分泌功能异常所致个人心理－社会功能失调有关。
7. 潜在并发症　电解质紊乱。

四、护理目标

（1）患者自诉疼痛症状改善。
（2）患者恐惧等精神神经症状减轻。
（3）无外伤史。
（4）患者能正确认识身体外表的改变。
（5）无营养失调发生。
（6）患者了解疾病的基本知识。

五、护理措施

（一）一般护理

（1）告知患者所用药物名称、作用、剂量和服用方法；教育患者知道药物治疗的不良反应，激素过量或不足的表现，以及时就医调整剂量。

（2）教育患者了解同所患疾病有关的实验室检查方法、过程和注意事项，指导患者按实验要求配合检查以确保实验结果的可靠性。

（3）有无皮肤干燥、粗糙，有无毛发稀疏、脱落或多毛及其毛发分布情况；有无知识缺乏，即所患内分泌疾病的有关知识缺乏。

（二）饮食护理

（1）给予患者清淡易消化饮食，注意各种营养的搭配。

（2）限制磷的摄入，给予无磷或低磷饮食；避免高磷食物，如粗粮、豆类、奶类、蛋黄、莴苣、奶酪等。

（3）注意食物的色、香、味；少量多餐，减少胃肠道反应。

（三）急性期护理

（1）患者发生手足搐搦时，医护人员不要惊慌，沉着冷静回给患者安全感。

（2）加床栏，并在床旁保护；保持呼吸道的通畅，防止抽搐时因分泌物引起窒息，必要时使用牙垫，防止舌咬伤。

（3）房间保持安静，避免刺激引起患者再次的抽搐。各种操作应集中进行，避免不必要的刺激。

（4）遵医嘱给予钙制剂和镇静药，并观察用药反应。防止发生药物不良反应。

（5）密切观察病情变化，防止并发症的发生。

（四）间歇期的护理

（1）病室保持清洁，注意皮肤、口腔的护理，保持头发的清洁，减少脱发。

（2）告知患者所用药物名称、作用、剂量和服用方法；教育患者知道药物治疗的不良反应。

（3）轻症的甲旁减患者经补钙、限磷后，血清钙可以基本正常，症状得到控制；较重者要加用维生素 D 制剂，从小剂量开始，逐渐增加，以后逐渐调停，直至手足搐搦症状减轻，要告诉患者不要轻易地增减量，要按照医嘱进行服药。

（4）补镁的护理，对于伴有低镁患者，应立即补充，纠正低镁血症后低钙血症随即纠正，在使用过程中护士应密切观察患者的生命体征。

（五）心理护理

（1）情感支持：患者亲属的态度及护士的言行举止对患者的自我概念变化有着重要作用。护士应在患者亲属的理解和协助下，以尊重和关心的态度与患者多交谈，鼓励患者以各种方式表达形体改变所致的心理感受，确定患者对自身改变的了解程度及这些改变对其生活方式的影响，接受患者交谈中所呈现的焦虑和失落，使患者在表达感受的同时获得情感上的支持。

（2）提高适应能力：与患者一起讨论激素水平异常是导致形体改变的原因，经治疗后随激素水平恢复至正常或接近正常、形体改变可得到改善或复原，消除患者因形体改变而引起的失望与挫折感以及焦虑与害怕的情绪，正确认识疾病所致的形体外观改变，提高对形体改变的认识和适应能力。

（3）指导患者改善身体外观的方法，如衣着合体和恰当的修饰等；鼓励患者参加正常的社会交往活动。

（4）对举止怪异、有人格改变的患者要加强观察，防止意外。

（六）健康教育

（1）让患者正确认识疾病，坚持遵医嘱服药，不要随意地增减量。如有不适，应尽快就诊。服药期间监测电解质平衡，防止发生电解质紊乱。

（2）告知患者应适当地调节自己的不良情绪，积极向上的心态有助于疾病的康复。

（3）告知患者的家属要给予患者心理上的支持，并学会观察用药过程中出现的不良反应，及时就诊。

（胡金容）

第五节　甲状旁腺功能亢进症

一、疾病概述

原发性甲状旁腺功能亢进（primary hyperparathyroidism，简称甲旁亢）是由于甲状旁腺本身疾病引起的甲状旁腺素（parathyroid hormone，PTH）合成、分泌过多。其主要靶器官为骨和肾，对肠道也有间接作用。表现为骨吸收增加的骨骼病变、肾结石、高钙血症和低磷血症等一种内分泌性疾病。

甲旁亢在欧美多见，仅次于 DM 和甲状腺功能亢进症是内分泌疾病的第三位，在我国较少见。1970 年以后采用血钙筛选，本病每年发现率较前增加 4～5 倍。女性多于男性，约 2 ∶ 1～4 ∶ 1。近年来发现老年人发病率高，儿童较少见，可能和遗传有关，需除外多发性内分泌腺瘤Ⅰ型或Ⅱ型。

二、护理评估

（一）健康评估

甲旁亢病因尚不明了，部分患者是家族性多发性内分泌腺瘤（multiple endocrine neoplasia，MEN），为常染色体显性遗传。有作者报道，颈部放疗后11%～15%的患者发生良性和恶性的甲状腺和甲状旁腺肿物。本病的发生与遗传和放疗的确切关系还需进一步研究。

PTH其主要靶器官为骨和肾，对肠道也有间接作用。PTH的生理功能是调节体内钙的代谢并维持钙和磷的平衡，它促进破骨细胞的作用，使骨钙（磷酸钙）溶解释放入血，致血钙和血磷浓度升高。当其血中浓度超过肾阈时，便经尿排出，导致高尿钙和高尿磷。PTH同时能抑制肾小管对磷的回收，使尿磷增加、血磷降低。因此当发生甲旁亢时，可出现高血钙、高尿钙和低血磷，引起钙、磷和骨代谢紊乱及甲状旁腺激素分泌增多导致的一系列症状和体征。护士要询问患者是否有骨折史、骨畸形、骨关节痛、食欲不振、腹胀、便秘、恶心、呕吐、消化道溃疡史，是否反复发生泌尿系结石、慢性胰腺炎等。此外，护士还需询问女性已产妇患者，新生儿出生时是否有低钙性手足抽搐。部分患者系多发性内分泌腺瘤，护士要询问其家族是否有类似疾病的发生。

（二）临床症状及评估

1. 高钙血症　①中枢系统方面：记忆力减退、情绪不稳定、个性改变、淡漠、消沉、烦躁、多疑多虑、失眠、情绪不稳定和突然衰老。②神经肌肉系统方面：患者易疲劳、四肢肌肉无力、重者发生肌萎缩（钙浓度与神经肌肉兴奋性呈反比）。③钙沉着：沉积于肌腱导致非特异性关节痛，常累及手指关节，有时主要在近端指间关节，沉积于皮肤可导致皮肤瘙痒。④高钙危象：血钙＞4.5mmol/L（14mg/dl）时，患者可表现为极度衰竭、厌食、恶心、呕吐、严重脱水、烦躁、嗜睡、昏迷，甚至诱发室性心律失常而导致猝死。

2. 骨骼病变　典型病变为破骨或成骨细胞增多、骨质吸收，呈不同程度的骨质脱钙，结缔组织增生构成纤维性囊性骨炎。严重时引起多房囊肿样病变及“棕色瘤”，易发生病理性骨折及骨畸形。主要表现为广泛的骨关节疼痛，伴有明显压痛，多由下肢和腰部开始逐渐发展至全身，以至活动受限、卧床不起、翻身困难等。重者有骨畸形，如胸廓塌陷变窄、椎骨变形、骨盆畸形、四肢弯曲和身材变矮。约50%以上的患者有自发性病理性骨折和纤维囊性骨炎。国内报道的病例80%以骨骼病变表现为主。X线表现指骨内侧骨膜下皮质吸收和颅骨斑点状脱钙有诊断意义。

3. 泌尿系统症状　由于血钙过高致有多量钙自尿排出，患者常诉多尿、烦渴、多饮，尿结石发生率也较高，一般在60%～90%，临床上有肾绞痛、血尿或继发尿路感染，反复发作后可引起肾功能损害甚至可导致能衰竭。本病所致的尿结石的特点为多发性、反复发作性、双侧性，结石常具有逐渐增多、增大等活动性现象，连同肾实质钙盐沉积，对本病具有诊断意义。肾小管内钙盐沉积和钙质盐沉着可引起肾衰竭，在一般尿结石患者中，约有2%～5%由本病引起。

4. 消化道症状　胃肠道平滑肌张力降低，胃蠕动缓慢引起食欲缺乏、便秘、腹胀、恶心、呕吐、上腹痛等症状。部分患者伴有十二指肠溃疡病，可能与血钙过高刺激胃黏膜分泌促胃液素有关。如同时伴有胰岛促胃液素瘤，如卓－艾综合征（Zollinger－Ellison syndrome），则消化性溃疡顽固难治，5%～10%患者可伴有多发性胰腺炎，原因未明，可能因胰腺有钙盐沉着、胰管发生阻塞所致。

（三）辅助检查及评估

1. 实验室检查

（1）血钙：甲状旁腺功能亢进时血清总钙值呈现持续性升高或波动性升高，少数患者血清总钙值持续正常，因此需多次测定较为可靠，正常人血总钙值为2.2～2.7mmol/L（8.8～10.9mg/dl），血游离钙值为（1.18±0.05）mmol/L。合并维生素D缺乏、骨质软化症、肾功能不全、胰腺炎、低蛋白血症的甲亢患者，血清总钙值正常，但游离钙常增多。

（2）血磷：正常值成人为0.97～1.45mmol/L（3～4.5mg/dl）儿童为1.29～2.10mmoL/L（4～

6.5mg/dl）。低磷血症是本病的特点之一，但在肾功能不全、肾小球滤过率降低时，血清磷可正常或升高。

（3）血清 PTH：甲旁亢患者 80% ~90% 有 PTH 水平增高。血 PTH 增高的程度与血钙浓度、肿瘤大小和病情严重程度相平行。

（4）血清碱性磷酸酶（ALP）：正常值为 34 ~107U/L。甲旁亢，排除肝胆系统的疾病存在，则 ALP 水平增多。骨病愈严重，血清 ALP 值愈高。

（5）血清抗酒石酸酸性磷酸酶（tartrate resistance acid phosphatase，TRAP）：在骨吸收和骨转换增高时，血清 TRAP 浓度增高。在本病中血清 TRAP 常成倍增高，手术治疗如成功，可于术后 1 ~2 周内明显下降，甚至达正常。北京协和医院一组正常值为（7.2 ±1.9）U/L。

（6）24 小时尿钙：24 小时尿钙排泄量增加。主要由于血钙过高后肾小管滤过增加，尿钙也增多。高尿钙血症为 24 小时尿钙排量 >6.25mmol（女性）和 >7.5mmol（男性）。但尿钙排泄量可受维生素 D 和日光照射强弱以及有无尿结石等许多因素影响，故估价尿钙意义时应做具体分析。收集尿时应予酸化，以免钙盐沉淀影响结果。

（7）尿羟脯氨酸排量：甲旁亢时尿羟脯氨酸排泄增多，系骨质吸收较灵敏指标。北京协和医院内分泌科实验室尿羟脯氨酸正常值为（20 ±11） mg/24h。

2. X 线检查　普遍性骨质脱钙、骨质疏松，常为全身性，以胸腰椎、扁骨、掌骨和肋骨最显著，表现为密度减低、骨小梁减少，皮质变薄呈不均匀板层状，或骨小梁粗糙呈网状结构。少数患者尚可出现骨硬化和异位钙化。这种骨骼的多形性改变，可能与甲状旁腺激素对破骨细胞和成骨细胞的作用、降钙素的代偿和病变的腺体呈间歇性活动有关。X 线片中尚可见到多发性反复发生的尿结石及肾钙盐沉着症，对诊断均有价值。

3. 骨密度测定　甲旁亢时骨密度降低。

4. 其他定位检查

（1）颈部超声检查。

（2）颈部和纵隔 CT 扫描：对于前上纵隔腺瘤的诊断符合率为 67%。

（3）放射性核素检查：可检出 1cm 以上病变。

（4）选择性甲状旁腺静脉取血测 iPTH：血 iPTH 的峰值能反映病变甲状旁腺的位置。

（四）心理 - 社会评估

此病患者由于疾病所致高钙血症、可出现记忆力减退、情绪不稳、个性的改变等，护士应在监测水、电解质同时，关注患者情绪变化，给予安慰、鼓励，建立信任。

三、护理诊断

1. 疼痛：肌痛、骨骼痛　与肌肉痉挛、骨吸收增加有关。

2. 皮肤完整性受损　与骨痛长期卧床、营养状况改变有关。

3. 便秘　与胃肠道平滑肌张力降低有关。

4. 躯体移动障碍　与骨骼变化引起活动范围受限有关。

5. 活动无耐力　与血钙浓度增高，降低了神经肌肉兴奋性有关。

6. 生活自理能力缺陷　与骨骼变化、活动受限有关。

7. 有受伤的危险　与骨质疏松、骨关节变形有关。

8. 维持健康能力改变　与日常体力活动不足有关。

9. 社交障碍　与骨骼变形、活动受限有关。

10. 知识缺乏　缺乏骨质疏松及相关知识。

11. 潜在并发症——高钙危象　与 PTH 分泌增多使骨钙溶解吸收入血有关。

四、护理目标

（1）保证患者足够的营养摄入，掌握适宜的运动方式，能合理搭配饮食，保证钙的需求。
（2）患者症状及不适主诉缓解。
（3）护士识别高钙危象的症状和体征。
（4）患者能正确对待疾病，能说出药物的使用方法、剂量和不良反应，积极配合治疗。
（5）患者促进正常排便。
（6）增进患者自我照顾能力。
（7）护理中维护患者安全。
（8）防止骨折等并发症的发生。
（9）能坚持服药，定期复诊。
（10）使患者了解有关疾病的相关知识。

五、护理措施

（一）一般护理

定时评估血压、心率、脉搏、呼吸频率的变化。避免环境寒冷，提高室温，增加被服，避免穿堂风。保持患者床单位干净、整洁，预防患者感染、压疮的发生。

（二）饮食护理

适度摄取蛋白质和脂肪，因高蛋白质食物和高脂肪食物会增加尿钙的排出而影响钙质的吸收。戒烟戒酒，避免摄入过多的咖啡因。

（三）病情观察

血清钙、骨密度、尿钙磷检测。注意观察患者是否有厌食、恶心、呕吐、便秘、头晕、记忆力减退、精神萎靡、表情淡漠、昏睡、心律失常、心电图异常改变等高钙危象的表现。鼓励患者多饮水，并准确记录出入量，每天检测体重，保持出入量的平衡，预防心力衰竭的发生。

（四）疼痛的护理

有骨痛的患者可指导其使用硬板床，取仰卧位或侧卧位，卧床休息数天到一周，可缓解疼痛。对疼痛部位给予湿热敷，可促进血液循环、减轻肌肉痉挛、缓解疼痛。给予局部肌肉按摩，以减少因肌肉僵直所引发的疼痛。药物的使用包括止痛剂、肌肉松弛剂或抗炎药物等。

（五）活动与安全

让患者参与活动，并提高活动的兴趣。保证环境安全，防止跌倒，保证楼梯有扶手、梯级有防滑边缘、房间与浴室的地面干燥、灯光明暗适宜、过道避免障碍物等。加强日常生活护理，对行动不便者，将日常所需物品如茶杯、热水壶、呼叫器等放置床边，以利患者取用，指导患者维持良好姿势，且在改变姿势时动作应缓慢，必要时建议患者使用手杖或助行器，以增加其活动时的稳定性，衣服和鞋穿着应合适，以利于运动。加强巡视，尤其在患者洗漱及用餐时间，护士应加强意外的预防。如患者使用利尿剂或镇静剂后，要严密注意其频繁如厕或精神恍惚而发生意外。

（六）排便护理

鼓励患者多活动，以刺激肠蠕动、促进排便。每日液体摄入量应在2 000mL，可以根据患者的个人喜好和习惯安排摄入液体的种类和时间。例如，对于限制热量的患者可摄入不含热量或热量低的液体。适当增加食物中纤维素的补充，如各种绿色蔬菜、水果等。指导患者进行腹部按摩，以增强肠蠕动，必要时遵医嘱给予缓泻剂，观察并记录患者排便的色、量、性质等情况。

（七）用药护理

在应用扩容、利尿类药物前，护士应评估患者的心功能，观察血压、心律、心率、呼吸的深度、频率及皮肤的颜色等，并注意用药前后体重的变化，防止心力衰竭。使用双磷酸盐类药物时应选择大血管并观察体温的变化，因双磷酸盐可引起发热、肌痛等不良反应。

（八）围手术期护理

有症状或有并发症的原发性甲状旁腺功能亢进一般宜手术治疗。手术的适应证：血钙水平较正常高限增高 1mg/dl 或 0. 25mmol/L 以上；明显骨骼病变；肾结石；甲状旁腺功能亢进危象；尿钙排量明显增多（10mmol/24h 或 400mg/24h）；骨密度降低；年龄小于 50 岁者等。多数为腺瘤，可做腺瘤摘除；如为腺癌，宜做根治手术。

甲状旁腺手术后可出现低钙血症，轻者手、足、唇、面部发麻，重则手足抽搐。低钙血症可开始于术后 24 小时内，血钙最低值出现在手术后 4 ~ 20 天。大部分患者在 1 ~ 2 个月之内血钙可恢复至 2mg/dl（8mmol/L）。发生低血钙后，立即口服乳酸钙或葡萄糖酸钙；手足抽搐明显者可缓慢静脉注射 10% 葡萄糖酸钙 10 ~ 20mL；难治顽固性低钙血症可静脉点滴葡萄糖酸钙于 5% 或 10% 葡萄糖液内。补充钙量是否足够，视神经肌肉应激性和血钙值两方面加以衡量。

（九）心理护理

多与患者交流，选择患者感兴趣的话题；鼓励患者参加娱乐活动，调动参加活动的积极性；安排患者听轻松的、愉快的音乐，使其心情愉快；嘱患者家属多关心患者，使患者感到温暖和关怀，以增强其自信心；协助患者及家属重新定位患者的角色与责任，以利于患者的康复；给患者安排社交活动的时间，减轻患者孤独感。

（十）甲状旁腺危象的护理

补充生理盐水，纠正脱水补充血容量，而且可因多量钠自尿中排出，促使钙也排出。根据脱水程度，每天可给予液体 4 000 ~ 6 000mL 静脉滴注，注意监测心、肾功能。

补充血容量的基础上应用利尿剂如呋塞米，促使钙排出。禁用可减少钙排出的噻嗪类利尿剂。有些利尿剂可造成钾和镁的丢失，应监测血电解质，适当补充。

（十一）健康教育

教导患者均衡饮食的重要性，合理饮食，并每天坚持合理的户外活动，运动要循序渐进、持之以恒。合理告知家庭成员注意家庭安全对患者的影响。

（胡金容）

第六节　肾上腺皮质功能减退症

一、疾病概述

肾上腺皮质功能减退症（hypofunction of the adrenal gland）是由于体内 ACTH 分泌不足、下丘脑 - 垂体功能紊乱或肾上腺完全或部分受损引起的肾上腺分泌激素减少。按病因可分为原发性和继发性，按病程可分为慢性和急性。急性肾上腺皮质功能减退又称肾上腺危象，多表现为循环衰竭、高热、胃肠功能紊乱、惊厥、昏迷等症状，病势凶险，须及时抢救。

本病临床上呈衰弱无力、体重减轻、色素沉着、血压下降等综合征。患者以中年及青年为多，年龄大多在 20 ~ 50 岁，男、女性患病率几乎相等，原因不明者以女性为多。

二、护理评估

（一）健康评估

急性肾上腺功能减退症常由于肾上腺急性感染、出血、双侧肾上腺静脉血栓形成所致，也可见于原有慢性肾上腺皮质功能减退症加重，长期应用大剂量肾上腺皮质激素治疗后或双侧肾上腺手术切除后发生。

原发性慢性肾上腺皮质功能减退症又称 Addison 病，是由于双侧肾上腺自身免疫、结核或真菌等严重感染、肿瘤浸润等严重破坏，或由于双侧大部分切除或全部切除导致肾上腺皮质激素分泌不足。

继发性肾上腺皮质功能减退症有许多症状和体征与 Addison 病患者相同。但色素沉着不典型，因为 ACTH 和相关肽的水平较低。当出现严重脱水、低钠血症和高钾血症时，诊断为肾上腺皮质功能减退症，这是由盐皮质激素严重不足所导致的。

护士在评估患者时应了解患者疾病诱发因素，如既往有无结核感染史、有无长期服用激素治疗、外伤史及手术史等。

（二）临床症状观察及评估

1. 循环系统　患者可出现直立性晕厥、头晕、眼花、低血氧、体温过低；休克、低血钠。

2. 消化系统　由于各种消化酶和消化液减少，因而患者可出现食欲减退、消化不良、喜食咸食、体重下降、恶心、呕吐、低血钠、低血钾，有的伴有腹泻或便秘。

3. 乏力消瘦　本病的早期症状之一，其程度与病情轻重平行，表现为注意力不集中、精力不充沛、体力不足、脂肪减少、肌肉消瘦、体重减轻，多为进行性加重。这与糖皮质激素、盐皮质激素、氮类激素缺乏所导致的蛋白质和糖代谢紊乱，慢性失钠、失水，食欲不振，营养障碍有关。

4. 低血糖　患者空腹血糖常低于正常，往往在餐前或剧烈活动后，易发生饥饿、心悸、冷汗、乏力等低血糖症状，严重时视力模糊、复视、精神失常，甚至昏迷。此由于糖异生作用减弱，肝糖原不足，对胰岛素敏感所致。也有在餐后 2 ~ 3 小时诱发反应性低血糖症。

5. 神经精神症状　下丘脑 - 垂体 - 肾上腺皮质轴有维持神经精神正常状态的作用。皮质醇对中枢神经系统有兴奋作用。因而患者可出现精神萎靡、记忆力下降、头晕、淡漠嗜睡，或有烦躁、失眠，甚至谵妄或精神失常等。

6. 肾功能减退　患者夜尿增多，对水负荷的排泄能力减弱，在大量饮水后可出现稀释性低钠血症。这些是由于皮质醇分泌不足，肾小球血流量及滤过率均减少，血管升压素（抗利尿激素）释放增多所致。

7. 抵抗力下降　当遇到某种应激时，如感染、疼痛、劳累、手术等，易发生神志模糊、血压降低，严重时可诱发急性肾上腺功能减退性危象。对各种镇静剂、麻醉药甚为敏感，应慎用。

8. 肾上腺危象　本病常因感染、创伤、手术、分娩、吐泻、大量出汗、失水、高热、劳累，骤停激素治疗或结核恶化等而诱发危象。危象临床表现为本病原有症状的急骤加重，可由高热、呕吐、腹痛、腹泻、失水、血压降低、心率增快、脉搏细弱，呈周围循环衰竭状况。神志模糊，甚至昏迷。可有低血糖、低血钠，血钾偏高、正常或偏低，对此应予尽早识别，及时配合抢救。

9. 皮肤、黏膜色素沉着　色素沉着的原因系皮质激素水平下降，对垂体分泌 ACTH、黑素细胞、雌激素、促脂素的反馈抑制作用减弱，此组激素分泌增多，导致皮肤、黏膜黑素沉着。见于绝大多数患者，为本病早期症状之一。色素沉着有四个特点。

（1）分布不均匀：在全身皮肤普遍性色素加深的基础上有点状或斑块状色素加深，有些部位加深更显著。①暴露部位：面部和四肢；②摩擦部位：关节伸屈面、乳头、乳晕、腋下、掌纹指纹、腰带部、会阴部、肛周等；③黏膜：唇、舌、龈、颊、上颚等；④瘢痕部位。

（2）色泽差异性：有淡褐、棕黄、棕黑、蓝黑、煤黑色等，色泽深浅自身比较有先后差异和个体间差异。

（3）多样化：本病患者除黑素沉着外，少数患者尚可有白斑、白化病或黄褐斑等多种多样变化。

（4）色素深浅与病情轻重不成正比。

（三）辅助检查及其评估

1. 基础血、尿皮质醇和醛固酮、尿 17 - 羟皮质类固醇测定　血浆皮质醇（F）基础值≤3μg/dl 可确诊为肾上腺皮质减退症。

2. 血常规　常有轻度红细胞、血红蛋白、血小板、中性粒细胞减少，淋巴细胞相对增多，嗜酸粒细胞明显增多。

3. 血清电解质　可由低血钠、高血钾，后者一般不重。血磷、镁轻度增加，由于肾、肠排钙减少，可致血钙增高。

4. X 线检查　结核所致患者于肾上腺区半数有钙化阴影。胸部 X 线片示心影缩小，或后肺结核。疑有肾上腺皮质占位性病变所致者可做 CT 检查。

5. 血浆基础 ACTH 测定　本病患者可明显增高。继发性肾上腺皮质功能减退者，在血浆皮质醇降低的情况下，ACTH 浓度也甚低。

6. ACTH 兴奋试验　用以检测肾上腺皮质储备功能，并可鉴别原发性及继发性肾上腺皮质功能减退。ACTH 兴奋试验对确诊肾上腺功能不全非常必要。通过静脉或肌肉给予促皮质激素 0.25 ~ 1mg。分别测基线值、给药后 30 分钟、1 小时血浆皮质醇水平。原发性肾上腺皮质功能减退时，皮质醇反应缺失或明显下降；继发性肾上腺皮质功能减退时，皮质醇反应下降。长时间 ACTH 兴奋试验是将 25U 的 ACTH 溶于盐水中每天输 8 小时，连续 3 天，同时收集 24 小时尿标本。测尿 17 - 羟皮质类固醇和尿游离皮质醇的水平。原发性肾上腺皮质功能减退的患者，皮质醇反应下降或缺失；继发性肾上腺皮质功能减退的患者，24 小时尿的17 - 羟皮质类固醇水平不能升高至 20mg 以上。

（四）心理 - 社会评估

本病由于肾上腺皮质激素缺乏，因此患者可产生中枢神经处于抑郁状态，因此易产生情绪低落、抑郁淡漠，或有违拗症、注意力不集中，多失眠。有时因血糖过低而发生神经精神症状，严重者有昏厥，甚至昏迷。

三、护理诊断

1. 体液不足　由于醛固酮分泌减少，保钠排钾功能减低，致低血钠、高血钾及代谢性酸中毒所致。
2. 心排血量减少　与疾病所致肾上腺皮质激素分泌减少有关。
3. 营养不良——低于机体需要量　与胃肠道症状严重，常出现恶心、呕吐、食欲缺乏、消瘦、腹泻、腹痛有关。
4. 活动无耐力　主要与代谢改变、电解质失衡，营养不良有关。
5. 焦虑　与皮质醇减少对神经系统的作用及皮肤外观改变对心理的作用有关。
6. 有感染的危险　与机体对应激的抵抗力降低有关。
7. 自我形象紊乱　与脱发和色素沉着有关。
8. 知识缺乏　与患者未接受过有关疾病知识有关。
9. 潜在并发症　肾上腺危象。

四、护理目标

（1）患者住院期间补充水分适当，体液平衡。
（2）患者能够在正确指导和帮助下完成日常活动。
（3）患者住院期间食欲良好，合理饮食，获得需要的营养。
（4）患者住院期间情绪稳定，能够正确处理问题。
（5）患者住院期间无感染发生。
（6）患者住院期间能够说出脱发与色素沉着产生的原因并表示理解和接受。
（7）通过健康教育使患者能够复述出肾上腺皮质功能减退症的有关知识，并表示理解。
（8）护士及时发现肾上腺危象的发生，及时准备好抢救物品，通知医生配合抢救治疗。

五、护理措施

（一）一般护理

鼓励患者进食高糖、高蛋白、高钠饮食，每日摄钠应为5~10g，含钠量高的食物有咸肉、酱油、泡菜、午餐肉罐头、含钠味精等罐头食品。含钠中等量的食物包括蛋类、牛乳、番茄汁、饼干等。如食物中氯化钠量不足，可酌情补充药片或胶囊，或补充盐水溶液，以维持水盐代谢。嘱患者充分休息，避免远距离活动，防止低血压、晕厥等意外发生。限制陪伴探视，避免患者过度劳累及增加感染机会。

（二）心理护理

因病程长、服药较久、精神抑郁，加之疲乏无力，生活上需要关心照顾，精神上需给予支持。应鼓励患者接受外观改变，积极配合药物治疗，树立战胜疾病的信心。

（三）病情观察

肾上腺皮质功能减退症患者由于血容量减少，可发生组织灌注不足。应激可诱发肾上腺危象，如果不及时采取措施，外周组织灌注受损，导致血管塌陷和休克。通过补充体液和使用激素可纠正血容量不足。

护理人员通过严密监测生命体征可及时发现体液不足的征象，如低血压、心动过速和呼吸急促。护理人员应监测并报告每小时尿量，患者每小时的尿量不应少于30mL。护理人员应评估和报告患者的精神状况和定向力方面的变化。通过护理人员的观察为医生治疗提供依据。

观察患者的精神状态，注意是否有淡漠、嗜睡、神志不清等症状出现。注意观察患者是否有口渴的感觉，皮肤弹性、体重及血压的变化，观察是否有肾上腺危象发生，包括有无恶心、呕吐、腹泻、腹痛，有无发热或体温过低，有无嗜睡，有无血压下降或休克。一旦发现肾上腺危象的征兆，应立即与医生联系并积极配合医生尽早治疗，防止发生生命危险。

（四）预防并发症

主要预防肾上腺危象的发生。应嘱患者按时服药，不能自行中断。应避免一切应激因素的发生。一旦出现压力增加、感染、外伤等情况，应增加服药剂量。身体不适时应尽早就医。

（五）用药护理

由于本病需要终身服用激素替代治疗，因此护理重点应为激素治疗的观察。应向患者详细说明类固醇激素用量、用法，解释定时定量服药的必要性，以及需要做好终身服药的思想准备。使患者了解药物疗效及可能发生的不良反应。长期坚持替代治疗；尽量减少激素用量，以达到缓解症状目的，避免过度增重和骨质疏松等激素不良反应（表4-2）。对原发性肾上腺皮质减退症患者必要时补充盐皮质激素；应当给患者佩带急救卡；应及时应增加激素剂量，有恶心、呕吐、12小时不能进食时应静脉给药。通常选用的激素有糖皮质激素（氢化可的松、泼尼松龙和泼尼松）、盐皮质激素，能潴钠排钾，维持血容量。应用盐皮质激素时，如有水肿、高血压、高血钠、低血钾则需减量；如有低血压、低血钠、高血钾则适当加量；对有肾炎、高血压、肝硬化和心功能不全慎用。氮皮质激素，常用以改善乏力、食欲不振和体重减轻等症状，并能加强蛋白质的同化作用。对孕妇及心力衰竭患者应慎用。

表4-2　激素的不良反应

·低血钾
·诱发或加重消化性溃疡
·骨骼肌肉萎缩引起乏力
·精神、行为改变
·糖代谢紊乱，血糖升高
·脂肪分布改变，库欣综合征貌
·伤口愈合减慢

续 表

·易发生感染，可诱发感染或使机体内潜在的感染灶扩大或扩散
·影响下丘脑及腺垂体分泌促肾上腺皮质激素，使内源性糖皮质激素分泌减少或导致肾上腺皮质激素功能不全
·血压升高
·骨质疏松

（六）肾上腺危象的护理

肾上腺皮质功能减退危象为内科急症，应积极抢救。

（1）遵医嘱补液：第1～2日内应迅速静脉滴注葡萄糖生理盐水2 000～3 000mL。

（2）立即静脉滴注磷酸氢化可的松或琥珀酸氢化可的松100mg，以后每6小时加入补液中静脉滴注100mg，最初24小时总量可给400mg，第2～3日可减至300mg分次滴注。如病情好转，逐渐减至每日100～200mg。经以上治疗，在7～10日后可恢复到平时的替代剂量。

（3）积极治疗感染及其他诱因对发生肾上腺危象的患者，嘱其绝对卧床，遵医嘱迅速及时准确进行静脉穿刺并保证静脉通路通畅，正确加入各种药物，如补充激素、补液治疗，对有消化系统症状的患者遵医嘱予药物控制症状。

（4）并准备好抢救药品。积极与医生配合，主动及时观察患者生命体征变化。

（5）做好出入量记录，警惕肾功能不全。

（6）按时正确留取各种标本；鼓励患者饮水并补充盐分，进高钠、低钾饮食。

（7）昏迷患者及脱水严重的患者可通过胃管进行胃肠道补液，并按昏迷常规护理。

（8）在使用激素治疗过程中，应注意观察患者有无面部及全身皮肤发红，以及有无激素所致的精神症状等出现。

（七）活动与安全

指导患者活动时注意安全，可活动过程中进行能够间断休息，保证体力，制定循序渐进的活动计划。

（八）健康教育

（1）避免感染、外伤等一切应激因素的刺激。

（2）保持情绪稳定，避免压力过大。

（3）正确服药，避免中断及剂量错误，教会患者根据病情调整用药。

（4）教会患者自我观察，如有不适应尽早就医。

（5）避免直接暴露与阳光下，以防色素加深。

（6）外出时随身携带病情识别卡，以便遇意外事故时能得到及时处理。

（7）定期门诊随诊。

（8）在遇分娩、手术、特殊治疗时应向医生说明患者有本病的事实，以利于医生治疗时正确用药，防止危象发生。

（胡金容）

第七节　原发性醛固酮增多症

一、疾病概述

原发性醛固酮增多症（primary aldosteronism，简称原醛）为继发性高血压，主要由于肾上腺皮质腺瘤或增生使醛固酮分泌过多，导致钠、水潴留，体液容量扩张而抑制肾素－血管紧张素系统。临床表现有三组特征：高血压，神经肌肉功能异常，血钾过低。

原发性醛固酮增多症可分为醛固酮瘤、特发性醛固酮增多症及糖皮质激素可抑制性醛固酮增多症等。

二、护理评估

（一）健康史评估

护士在评估患者时应注意评估患者有无家族史，高血压、低血钾病史，如血压增高、乏力、肌肉麻痹、夜尿增多，严重时患者会出现周期性瘫痪等病史。

1. 醛固酮瘤　占原醛的80% ~90%，少数患者可为多发腺瘤或双侧腺瘤。腺瘤成因不明，血浆醛固酮与血浆ACTH的昼夜节律呈平行关系。

2. 特发性醛固酮增多症　临床表现和生化改变与醛固酮瘤相似，可能与肾上腺球状带细胞对血管紧张素Ⅱ的敏感性增强，醛固酮刺激因子兴奋醛固酮分泌，血清素或组胺介导的醛固酮过度兴奋有关。

3. 糖皮质激素可抑制性醛固酮增多症　与遗传有关，有家族史者以常染色体显性遗传方式遗传。

（二）临床症状和评估

1. 高血压　为最早出现的症状。原因主要是大量醛固酮分泌引起钠潴留，使血浆容量增加，血管壁内钠离子浓度升高及增强血管对去甲肾上腺素的反应，从而引起高血压。可有不同程度的头痛、耳鸣、头晕。

2. 高尿钾、低血钾　原醛症患者因肾小管排钾过多，约80% ~90%的患者有自发性低血钾（2.0 ~ 3.5mmol/L），也有部分患者血钾正常，但进高钠饮食或服用含利尿剂的降压药物后诱发低血钾。由于低钾血症，临床上可出现肌无力、软瘫、周期性瘫痪、心律失常、心电图出现U波或ST改变等；长期低血钾可致肾小管空泡变性，尿浓缩功能差，患者可有多尿伴口渴，尿比重偏低，且夜尿量大于日尿量，常继发泌尿系统感染，病情严重者可出现肾功能损害。

3. 其他　由于醛固酮增多，使肾小管对 Na^+ 离子的重吸收增强，而对 K^+ 及 H^+ 离子的排泌增加，还可产生细胞外液碱中毒；醛固酮增多使肾脏排 Ca^{2+}、Mg^{2+} 离子也增加，同时因碱中毒使游离钙减少，而使患者出现手足抽搐、肢端麻木等。

低血钾抑制胰岛素分泌，约半数患者可发生葡萄糖耐量低减，甚至可出现糖尿病。此外，原醛症患者虽有钠潴留，血容量增多，但由于有“钠逸脱”作用，而无水肿。

儿童期发病则影响其生长发育。

（三）辅助检查及其评估

1. 实验室检查　①血钾与尿钾：大多数患者血钾低于正常，一般在2.0 ~3.0mmol/L，严重者更低，腺瘤者低血钾往往成持续性，增生者称波动性。尿钾增高，若血钾小于3.5mmol/L、24小时尿钾大于25mmol/L，或同日血钾小于3.0mmol/L而24小时尿钾大于20mmol/L，则有诊断意义。②血钠与尿钠：血钠一般为正常高限或轻度增高。尿钠每日排出量较摄入量为少或接近平衡。③碱血症：血pH可高达7.6，提示代谢性碱中毒。④血镁：轻度降低。⑤尿常规：尿pH呈中性或碱性。

2. 醛固酮及其他类固醇测定

（1）醛固酮：①血浆醛固酮，明显增高；②尿醛固酮排出量高于正常。

（2）血浆β-内啡肽测定：特发性醛固酮增多症患者血浆β-内啡肽比腺瘤者及原发性高血压者均高。

（3）24小时尿17-羟皮质类固醇及17-酮类固醇测定：一般均为正常，除非有癌肿引起的混合性皮质功能亢进可增高。

3. 肾素-血管紧张素Ⅱ测定　患者血管紧张素Ⅱ基础值可降至正常水平以下，且在注射利尿剂或直立体位后也不增高，为本病特征之一。这是由于醛固酮分泌增高、血容量扩张使肾素，血管紧张素系统活性降低所致，是与继发性醛固酮增多症的区别之处。

4. 特殊试验

（1）普食下钠、钾平衡试验：在普通饮食条件下（每日钠160mmol、钾60mmol）观察1周，可显示患者钾代谢呈负平衡，钠代谢正平衡，或近于平衡。在平衡试验期间，需记录血压，监测血钾、钠、二氧化碳结合力，尿钾、钠及血尿pH等，平衡期的检查结果作为对照，与以后的试验期（如低钠、高钠、螺内酯等）等进行比较。

（2）低钠试验：用以鉴别肾源性高血压伴低血钾。每日摄入钠10～20mmol、钾60mmol共1周。本病患者在低钠条件下，到达肾远曲小管的钠明显减少，患者尿钾明显减少，血钾随之上升，如本试验历时2周以上则血钾上升和血压下降可更明显。肾脏病患者因不能有效地潴钠可出现失钠、脱水，即使在限制钠摄入的条件下，尿钠排泄仍不减少，尿钾排泄减少也不显著，血钾过低亦不易纠正。

（3）高钠试验：对病情轻、血钾降低不明显的疑似患者可做本试验。每日给钠240mmol，钾60mmol一周，本症患者由于大量钠进入远曲小管进行钠、钾交换，使尿钾增多，血钾降低更明显，对血钾较低的患者不宜做此试验。

（4）螺内酯（安体舒通）试验：螺内酯可拮抗醛固酮对肾小管上皮的作用，每日320～400mg，分3～4次口服，连续至少1～2周（可达4～5周），对比服药前后基础血压、血钾、钠、二氧化碳结合率，尿钾、钠，血、尿pH，尿量等。如系本病患者，血钾可上升甚至接近正常、血压可下降、血二氧化碳结合力下降、尿钾减少、尿变为酸性，肌无力及麻木症状改善。肾病所致低血钾、高血压则螺内酯往往不起作用。

（5）氨苯蝶啶试验：此药有利钠保钾作用，每日200mg，分2～3次口服，1周以上，如能使血钾上升、血压下降者提示本病。对肾动脉狭窄及急进性高血压无效。

（四）心理－社会评估

患者由于疾病可致低血钾软瘫发作，因此应注意患者存在对疾病的恐惧发作、易紧张、无助感。

三、护理诊断

1. 潜在并发症——低血钾　与醛固酮增多所致的低血钾及失钾性肾病有关。
2. 有受伤的危险　与神经肌肉功能障碍有关。
3. 活动无耐力　与低血钾症引起的肌力下降、四肢麻痹抽搐及高血压有关。
4. 知识缺乏　与缺少对本病及相关检查的知识有关。

四、护理目标

（1）保持患者心情舒畅，嘱其避免紧张、激动的情绪变化。
（2）防止患者住院期间突发高血压引起的脑血管意外的发生。
（3）对于肌无力、软瘫的患者应加强巡视，加强生活护理和防护措施，以保证患者安全。
（4）使患者对本疾病有所了解，能更好地配合各项检查及治疗。
（5）使患者了解含钾高的水果及食物，了解监测出入量、体重、血钾、血压的重要性。

五、护理措施

（一）一般护理

为患者创造良好、安静、舒适、安全的病室环境，使患者能卧床安静休息，避免劳累。

（二）病情观察

监测血压及血钾变化，做好记录。保证随电解质平衡和酸碱平衡如果患者出现肌无力、呼吸困难、心律失常或神志变化，应立即通知医生迅速抢救。

（三）饮食护理

给予患者低盐饮食，减少水、钠潴留，鼓励患者多吃含钾高的水果及食物。

（四）心理护理

如为分泌醛固酮的肾上腺皮质腺瘤，手术切除后大多数患者临床及化验恢复正常，病情缓解达到治愈；少数病程长、有严重并发症的患者，高血压、低血钾的症状也可达到部分缓解。通过护理活动与患者建立良好的护患关系，使患者保持心情舒畅，避免紧张、激动的情绪变化。

（五）用药护理

对于双侧肾上腺皮质增生的，手术往往不够理想，因此近年来已主张药物治疗，可服用硝苯地平或螺内酯，或两者合用，但长期大量服用螺内酯可出现男性乳腺增生等不良反应。如为糖皮质激素可抑制性醛固酮增多症，则口服小剂量地塞米松治疗，但需长期终生服药。护士在对患者进行用药护理时，应帮助患者做好需要长期服药的思想准备，指导患者遵医嘱合理用药，并且观察患者用药后有无药物不良反应发生。

钙离子拮抗剂的使用为醛固酮的术前准备及双侧肾上腺皮质增生患者的长期治疗提供了新手段。口服硝苯地平对降低血压，改善症状有较好疗效，但必要时需遵医嘱给予适量补钾治疗。

（六）试验护理

醛固酮瘤的分泌受体位变化和肾素－血管紧张素Ⅱ变化影响较小，而和 ACTH 昼夜变化有关，正常人隔夜卧床，上午 8 时血浆醛固酮值约为 0.11～0.33nmol/L，如保持卧位到中午 12 时，血浆醛固酮低于上午时；8～12 时取立位则血浆醛固酮高于上午，说明体位对醛固酮的分泌可产生影响。因此，护士在遵医嘱执行试验前，应向患者充分解释试验的目的、方法，指导患者如何进行配合。准时留取定时、定体位血标本。准确留取尿标本。对于进行卧立位醛固酮试验的患者，应在注射呋塞米后观察患者有无低血压，保证患者安全，如患者出现头晕、乏力、大汗等症状，及时发现，通知医生，立即停止试验，同时协助患者进食或进水。

（七）健康指导

（1）对手术患者进行术前和术后健康指导，向患者讲解手术治疗的必要性，术前应做的准备如服用约物控制血压，保证水、电解质平衡，补钾治疗，用药后的不良反应等。

（2）对长期服用药物治疗的患者，指导患者合理遵医嘱用药，定时随诊，监测肝、肾功能和电解质，对于长期服用激素治疗的患者注意讲解激素治疗的不良反应等。

（3）指导患者进行适当的功能锻炼，与患者一起制定活动计划。

（颜　艳）

第八节　糖尿病

糖尿病是由于多种原因引起的胰岛素分泌不足和（或）其作用缺陷而导致的一组以慢性血糖水平增高为特征的代谢性疾病。临床表现为代谢紊乱综合征，久病可引起多系统损害，导致眼、肾、神经、心脏、血管等组织器官的慢性进行性病变，引起功能缺陷及衰竭。重症或应激时可发生酮症酸中毒、高渗性昏迷等急性代谢紊乱。世界卫生组织将糖尿病分为 1 型糖尿病、2 型糖尿病、其他特殊类型和妊娠期糖尿病四种。

一、护理措施

（一）一般护理

1. 适当运动　循序渐进并长期坚持，运动方式以有氧运动为宜，结合患者的爱好，老年人以散步为宜，不应超过心肺及关节的耐受能力。运动时间的计算：从吃第一口饭开始计时，以餐后 0.5～1h 开始为宜。肥胖患者可适当增加活动次数。

2. 明确饮食控制的重要性　计算标准体重，控制总热量，糖类占 50%～60%，蛋白质占 15%～

20%，脂肪占20%～25%。注意定时定量进餐，饮食搭配合理，热量分配一般为早、中、晚餐各占1/5，2/5，2/5或1/3，1/3，1/3。在血糖稳定的情况下，尽量供给营养全面的膳食。禁食甜食。多食含纤维素高的食物，保持大便通畅。

3. 注射胰岛素的护理　如下所述。

（1）贮存：备用胰岛素需置于2～8℃冰箱存放。使用中的胰岛素笔芯放于30℃以下的室温中即可，有效期为4周，避免阳光直射。

（2）抽吸：抽吸胰岛素剂量必须准确，两种胰岛素合用时，先抽短效胰岛素，后抽中效或长效胰岛素，注射前充分混匀。注射预混胰岛素以前，要摇匀并避免剧烈振荡。

（3）注射部位：腹部以肚脐为中心直径6cm以外、上臂中外侧、大腿前外侧、臀大肌，其中腹部吸收最快。注意更换注射部位，两次注射之间应间隔2cm以上。

（4）消毒液：用体积分数75%酒精消毒，不宜用含碘的消毒剂。

（5）观察胰岛素不良反应：如低血糖反应、胰岛素过敏及注射部位皮下脂肪萎缩。

（6）注射胰岛素时应严格无菌操作，使用一次性注射器，防止感染。

4. 按时测体重　必要时记录出入量。如体重改变>2kg，应报告医师。

5. 生活有规律　戒烟，限制饮酒。

6. 用药护理　使用口服降糖药物的患者，应向其说明服药的时间、方法等注意事项及药物的不良反应。

（二）症状护理

（1）皮肤护理：注意个人卫生，保持全身和局部清洁，加强口腔、皮肤和会阴部清洁，勤换内衣。诊疗操作应严格无菌技术，发生皮肤感染时不可随意用药。

（2）足部护理：注意保护足部，鞋子、袜口不宜过紧，保持趾间清洁、干燥，穿浅色袜子，每天检查足部有无外伤、鸡眼、水泡、趾甲异常，有无感觉及足背动脉搏动异常。剪趾甲时注意不要修剪过短。冬天注意足部保暖，避免长时间暴露于冷空气中。

（3）眼部病变的护理：出现视物模糊，应减少活动，加强日常生活的协助和安全护理。

（4）保持口腔清洁，预防上呼吸道感染，避免与肺炎、肺结核、感冒者接触。

（5）保持会阴部清洁、干燥，防止瘙痒和湿疹发生。需导尿时应严格无菌技术。

二、健康教育

（1）糖尿病为慢性终身性疾病，目前尚不能根治。患者要在饮食控制和运动治疗的基础上进行综合治疗，以减少或延迟并发症的发生和发展，提高生活质量。

（2）食物品种多样化，主食粗细粮搭配，副食荤素食搭配。避免进食浓缩的糖类。避免食用动物内脏等高胆固醇食物。少喝或不喝稀饭，可用牛奶、豆浆等代替。

（3）运动能降低血糖，并可增强胰岛素的敏感性。运动时随身携带糖果，当出现低血糖症状时及时食用。身体不适时应暂停运动。

（4）遵医嘱使用降糖药物，指导所使用胰岛素的注射方法、作用时间及注意事项。

（5）每天检查足部皮肤，以早期发现病变。避免穿拖鞋、凉鞋、赤脚走路，禁用热水袋，以免因感觉迟钝而造成烫伤。

（6）指导患者正确掌握血糖监测的方法，了解糖尿病控制良好的标准。

（7）定期复查，一般每3个月复查糖化血红蛋白，以了解疾病控制情况，及时调整用药剂量。每年进行全身检查，以便尽早防治慢性并发症。

（颜　艳）

第九节 糖尿病酮症酸中毒

一、疾病介绍

糖尿病酮症酸中毒（diabetic ketoacidosis，DKA）是糖尿病患者最常见的急性并发症，具有发病急、病情重、变化快的特点。占糖尿病住院患者的8%～29%，每千名糖尿病患者年发生DKA者占4%～8%，多由各种应激状态诱发，也可无明显诱因，延误诊断或者治疗可致死亡。

1. 定义　由于糖尿病代谢紊乱加重，脂肪分解加速，产生的以血糖及血酮体明显增高及水、电解质平衡失调和代谢性酸中毒为主要表现的临床综合征。严重者常致昏迷及死亡。

2. 诱因　DKA诱因很多，1型糖尿病有自发DKA倾向，2型糖尿病患者在一定诱因作用下也可发生DKA，常见诱因：感染、胰岛素剂量不足或治疗中断、饮食不当、妊娠和分娩、创伤、手术、麻醉、急性心梗、心力衰竭、精神紧张或严重刺激引起应激状态等，有时亦可无明显诱因。

3. 病理生理　糖尿病酮症酸中毒是糖尿病患者在各种诱因作用下，由于胰岛素及升糖激素分泌双重障碍，造成糖、蛋白质、脂肪以至于水、电解质、酸碱平衡失调而导致高血糖、高血酮、酮尿失水电解质紊乱、代谢性酸中毒等一个综合征。

（1）高血糖：DKA患者的血糖多呈中等程度的升高常为16.7～27.5mmol/L（300～500mg/dl），除非发生肾功能不全否则多不超过27.5mmol/L（500mg/dl）。高血糖对机体的影响包括：①细胞外液高渗使得细胞脱水将导致相应器官的功能障碍；②引起渗透性利尿，同时带走水分和电解质进一步导致水盐代谢紊乱。

（2）酮症和（或）酸中毒：酮体是脂肪β氧化不完全的产物包括乙酰乙酸、β-羟丁酸和丙酮3种组分，其中β-羟丁酸和乙酰乙酸都是强酸。DKA患者由于脂肪分解增加，产生大量的酮体，超过正常周围组织氧化的能力而引起高酮血症和酮症酸中毒，并消耗大量的储备碱。当血pH降至7.2时可出现典型的酸中毒呼吸（Kussmaul呼吸），pH<7.0时可致中枢麻痹或严重的肌无力甚至死亡，另外，酸血症影响氧与血红蛋白解离，导致组织缺氧加重全身状态的恶化。DKA时知觉程度的变化范围很大，当血浆HCO_3^-≤9.0mmol/L时，不论其意识状态为半清醒或昏迷，均可视之为糖尿病酮症酸中毒昏迷（diabetic ketoacidosis and coma，DKAC），当血HCO_3^-降至5.0mmol/L以下时，预后极为严重。

（3）脱水：DKA时渗透性利尿、呼吸深快失水和可能伴有的呕吐、腹泻引起的消化道失水等因素均可导致脱水的发生。严重的脱水可引起血容量不足、血压下降，甚至循环衰竭等严重后果。

（4）电解质紊乱：DKA时由于渗透性利尿、摄入减少及呕吐、细胞内外水分转移入血、血液浓缩等均可导致电解质紊乱。同时，由于电解质的丢失和血液浓缩等方面因素的影响，临床上所测血中电解质水平可高可低也可正常。DKA时血钠无固定改变一般正常或减低，血钾多降低，另外，由于细胞分解代谢量增加，磷的丢失亦增加，临床上可出现低磷血症，低磷也可影响氧与血红蛋白解离引起组织缺氧。

4. 临床表现及诊断　糖尿病酮症酸中毒按其程度可分为轻度、中度及重度。轻度实际上是指单纯酮症并无酸中毒，有轻中度酸中毒者可列为中度；重度则是指酮症酸中毒伴有昏迷，或虽无昏迷但二氧化碳结合低于10mmol/L时，患者极易进入昏迷状态。较重的酮症酸中毒临床表现包括以下几个方面。

（1）糖尿病症状加重：多饮多尿、体力及体重下降的症状加重。

（2）胃肠道症状：包括食欲下降、恶心呕吐。有的患者，尤其是1型糖尿病患者可出现腹痛症状，有时甚至被误为急腹症。造成腹痛的原因尚不明了，有人认为可能与脱水及低血钾所致胃肠道扩张和麻痹性肠梗阻有关。

（3）呼吸改变：酸中毒所致，当血pH<7.2时呼吸深快，以利排酸；当pH<7.0时则发生呼吸中枢受抑制，部分患者呼吸中可有类似烂苹果气味的酮臭味。

（4）脱水与休克症状：中、重度酮症酸中毒患者常有脱水症状，脱水达5%者可有脱水表现，如尿量减少、皮肤干燥、眼球下陷等。脱水超过体重15%时则可有循环衰竭，症状包括心率加快、脉搏细弱、血压及体温下降等，严重者可危及生命。

（5）神志改变：临床表现个体差异较大，早期有头痛、头晕、萎靡继而烦躁、嗜睡、昏迷，造成昏迷的原因包括乙酰乙酸过多、脑缺氧、脱水、血浆渗透压升高、循环衰竭等。

（6）诱发疾病表现：各种诱发疾病均有特殊表现应予以注意以免与酮症酸中毒互相掩盖，贻误病情。

5. 治疗要点　糖尿病酮症酸中毒发病急、进展快，处理时应注意针对内分泌代谢紊乱，去除诱因，阻止各种并发症的发生，减少或尽量避免治疗过程中发生意外，降低病死率等。其中包括：补液、胰岛素的应用、补充钾及碱性药物，其他对症处理和消除诱因。

（1）补液：抢救DKA极为关键的措施。

1）在开始2h内可补充生理盐水1 000～2 000mL，以后根据脱水程度和尿量每4～6h给予500～1 000mL，一般24h内补液4 000～5 000mL，严重脱水但有排尿者可酌情增加。

2）当血糖下降至13.9mmol/L时，改用5%葡萄糖生理盐水。对有心功能不全及高龄患者，有条件的应在中心静脉压监护下调整滴速和补液量，补液应持续至病情稳定，可以进食为止。

（2）胰岛素治疗

1）最常采用短效胰岛素持续静脉滴注。开始时以0.1U/（kg·h）（成人5～7U/h），控制血糖快速、稳定下降。

2）当血糖降至13.9mmol/L（250mg/dl）时可将输液的生理盐水改为5%葡萄糖或糖盐水，按每3～4g葡萄糖加1U胰岛素计算。

3）至尿酮转阴后，可过渡到平时的治疗。

（3）纠正电解质紊乱

1）通过输注生理盐水，低钠低氯血症一般可获纠正。

2）除非经测定血钾高于5.5mmol/L、心电图有高钾表现或明显少尿、严重肾功能不全者暂不补钾外，一般应在开始胰岛素及补液后，只要患者已有排尿均应补钾。一般在血钾测定监测下，每小时补充氯化钾1.0～1.5g（13～20mmol/L），24h总量3～6g。待患者能进食时，改为口服钾盐。

（4）纠正酸中毒

1）轻、中度患者，一般经上述综合措施后，酸中毒可随代谢紊乱的纠正而恢复。仅严重酸中毒（pH≤7.0）时，应酌情给予小剂量碳酸氢钠，但补碱忌过快过多，以免诱发脑水肿。

2）当pH值>7.1时，即应停止补碱药物。

（5）其他治疗

1）休克：如休克严重，经快速补液后仍未纠正，考虑可能并发感染性休克或急性心肌梗死，应仔细鉴别，及时给予相应的处理。

2）感染：常为本症的诱因，又可为其并发症，以呼吸道及泌尿系感染最为常见，应积极选用合适的抗生素治疗。

3）心力衰竭、心律失常：老年或合并冠状动脉性心脏病者，尤其合并有急性心肌梗死或因输液过多、过快等，可导致急性心力衰竭和肺水肿，应注意预防，一旦发生应及时治疗。血钾过低、过高均可引起严重的心律失常，应在全程中加强心电图监护，一旦出现及时治疗。

4）肾衰竭：因失水、休克或原已有肾脏病变或治疗延误等，均可引起急性肾衰竭，强调重在预防，一旦发生及时处理。

5）脑水肿：为本症最严重的并发症，病死率高。可能与脑缺氧、补碱不当、血糖下降过快、补液过多等因素有关。若患者经综合治疗后，血糖已下降，酸中毒改善，但昏迷反而加重，应警惕脑水肿的可能。可用脱水剂、呋塞米和地塞米松等积极治疗。

6）急性胃扩张：因酸中毒引起呕吐可伴急性胃扩张，用5%碳酸氢钠液洗胃，用胃管吸附清除胃内残留物，预防吸入性肺炎。

二、护理评估与观察要点

1. 护理评估 如下所述。

（1）病史：询问患者或者其家属有无糖尿病病史或者家族史、起病时间、主要症状及特点，如极度口渴、厌食、恶心、呕吐、昏睡及意识改变者等。注意询问有无感染、胰岛素治疗不当、饮食不当，以及有无应激状态等诱发因素。

（2）心理－社会状况：评估患者对疾病知识的了解程度，有无焦虑、恐惧等心理变化，家庭成员对疾病的认识和态度等。

（3）身体状况：评估患者的生命体征、精神和神志状态，已有昏迷的患者，注意监测患者的瞳孔大小和对光反射情况；患者的营养状况；皮肤湿度和温度的改变和有无感染灶或不易愈合的伤口等。

2. 观察要点 注意观察病情，当患者出现显著软弱无力、呼吸加速、呼气时有烂苹果样味道、极度口渴、厌食、恶心、呕吐及意识改变者应警惕酮症酸中毒的发生。已经诊断为 DKA 的患者应密切监测生命体征和意识状态，详细记录 24h 出入量，每 2h 测血糖一次，及时抽查尿糖、酮体，注意血常规、电解质和血气变化。

三、急诊救治流程

DKA 急诊救治流程详见图 4－1。

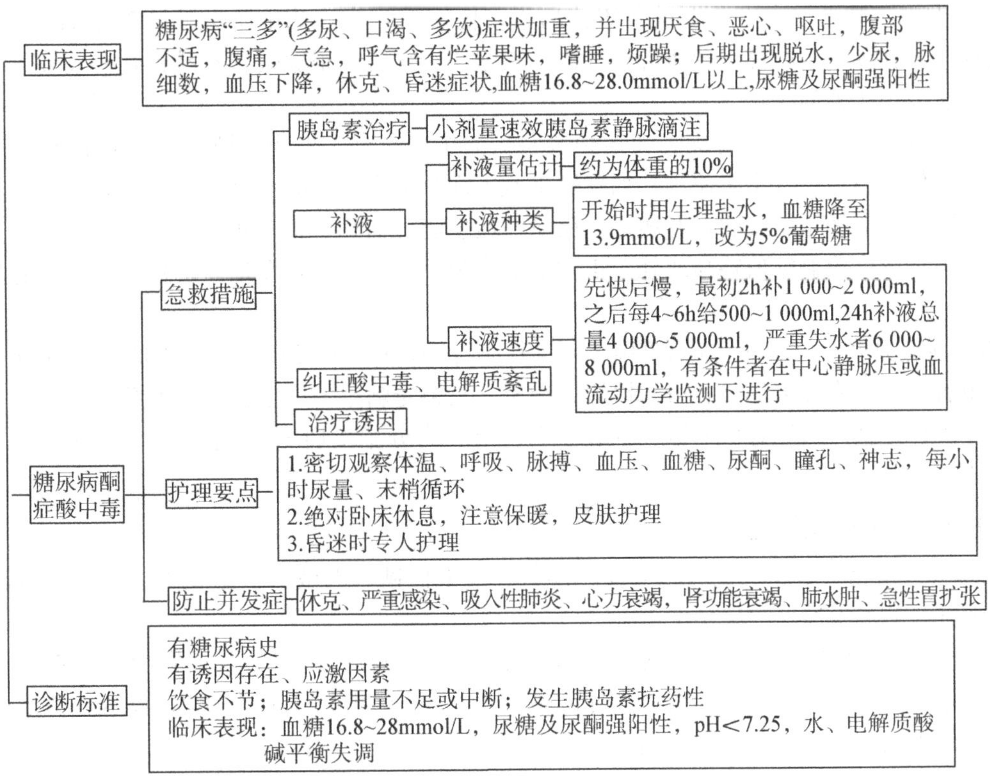

图 4－1 DKA 急诊救治流程图

（颜 艳）

第十节　低血糖

一、疾病概述

低血糖症指血糖低于正常低限引起相应的症状与体征的生理或病理状况。正常空腹血糖为3.3～6.1mmol/L（60～110mg/dl），餐后2小时血糖3.3～7.8mmol/L（60～140mg/dl）。血糖低于2.8mmol/L（50mg/dl）为低血糖。

根据低血糖的生化指标及临床表现把它们分三种类型：

1. 低血糖症　指血糖低于2.8mmol/L（50mg/dl），患者同时有临床症状。

2. 低血糖　指生化指标血糖低于2.8mmol/L（50mg/dl），患者多有症状，但亦可无症状和体征。后面可称为无症状性低血糖。

3. 低血糖反应　指患者有低血糖相应的临床症状及体征。患者的血糖多低于2.8mmol/L（50mg/dl），亦可不低，此情况称低血糖反应。

二、护理评估

（一）健康评估

1. 胰岛素瘤　胰岛素瘤可产生过多的胰岛素，使血糖降低。几乎所有的胰岛素瘤都位于胰腺内，肿瘤均匀地分布在胰头、胰体、胰尾部，肿瘤一般很小，位置又很隐蔽，不易找到。大多数的胰岛素瘤是良性，但也会发生恶变。

2. 肝病性低血糖　肝脏是存储、转运和调节糖的主要器官，当葡萄糖多的时候肝脏就将其储存起来，不足的时候再将库存拿出来使用。如果肝细胞大面积损伤、功能不足，就会引起低血糖。

3. 早期糖尿病　2型糖尿病在发病早期反应性地引起低血糖，低血糖症状一般在进食3～5个小时以后出现，患者的空腹血糖值略高或处于正常值的高限，很难被患者发觉，必须通过口服葡萄糖耐量试验确诊。

4. 功能性低血糖　功能性低血糖的患者在检查后没有发现任何疾病，可能是糖代谢调节不够稳定的缘故。患者以中年女性多见，病情与情绪不稳定、精神受刺激、焦虑有很大关系。

护士在进行评估时应注意仔细地了解既往史（肝、内分泌疾病史）、婚姻史（产后大出血史）、用药史、家族史。

（二）临床症状及评估

1. 交感神经兴奋的表现　主要为大汗、颤抖、视力模糊、饥饿、软弱无力、紧张、面色苍白、心悸、恶心呕吐、四肢发冷。

2. 中枢神经受抑制的表现　①大脑皮质受抑制：意识模糊，定向力及识别力逐渐丧失、头痛、头晕、健忘、语言障碍、嗜睡甚至昏迷。有时出现精神失常、恐惧、慌乱、幻觉、躁狂。②皮质下中枢受到抑制，神志不清，躁动不安，可有阵挛性、舞蹈性或幼稚性动作，心动过速，瞳孔散大，阵发性惊厥，锥体束阳性，患者出现癫痫症状。③延脑受抑制：深度昏迷，去皮质强直，各种反射消失，呼吸浅弱，血压下降，瞳孔缩小。如此症状持续较久，患者不易恢复。

3. 混合性表现　既有交感神经兴奋的表现，又有中枢神经兴奋的表现，临床上此型多见。

4. 原发疾病的表现　如肝病、恶性肿瘤和严重感染，多发内分泌腺瘤、垂体瘤和甲状旁腺的表现。

（三）辅助检查及评估

1. 血糖　发作时多次检查，空服血糖及发作时血糖有价值。

2. 血胰岛素

（1）血胰岛素/血糖比值：正常人此值不应高于0.3。胰岛素瘤患者明显高于正常。

（2）胰岛素释放指数：正常人多低于 50，肥胖者也多不超过 80，胰岛素瘤患者此值高于 100 甚至 150。

3. 胰岛素原比值　正常人胰岛素原在总胰岛素样活性中比例不应超过 15%。胰岛素瘤患者此比值可超过 50%。

4. 其他　还包括电解质、血气分析、肝功能、肾功能等检查。

5. 糖耐量试验　常用方法包括 5 小时口服葡萄糖耐量试验。

（四）心理 – 社会评估

患者可因为长时间反复出现低血糖会导致脑细胞受损，出现角色改变。因恐惧低血糖发作而精神紧张，不敢独处。低血糖发作时会出现突然的意识丧失、烦躁。

三、护理诊断

1. 潜在并发症　低血糖昏迷。

2. 营养失调——高于机体需要量　与低血糖发作时进食过多有关。

3. 知识缺乏　与缺乏低血糖发作时自救有关。

4. 个人应对无效　与低血糖发作有关。

5. 受伤的危险　与低血糖发作引起精神症状有关。

四、护理目标

（1）严密观察病情，若有变化及时通知医生配合急救。

（2）患者住院期间体重增长不明显。

（3）患者了解有关低血糖发作时的自救方法。

五、护理措施

对于下列患者要提高警惕，及时发现，有效治疗：①有明显的低血糖症状；②有惊厥或发作性神经精神症状；③有不明原因的昏迷；④有禁食、体力活动后出现类似综合性症状；⑤有低血糖危险，如用胰岛素或口服降糖药。

（一）心理护理

评估患者个人应对能力，鼓励患者表达自身感受，讲解有关疾病知识。

（二）低血糖发作时护理

1. 轻者　仅有交感神经兴奋表现时，立即经口进食，可先进高糖食品，如果糖、50% 葡萄糖水等，使血糖在最短时间内回升，再进食一定量的糖类及脂肪，以维持长时间血糖稳定，但不可过多，以免再次刺激胰岛分泌胰岛素。

2. 重者

（1）葡萄糖：最快速有效，为急症处理的首选制剂。轻者口服，重者需静脉注射 50% 的葡萄糖液 40 ~ 100mL，可需重复使用，直至患者清醒。值得注意的是患者清醒后，常需继续静脉滴注 10% 葡萄糖盐水，将血糖维持在较高的水平，如 11.1mmol/L（200mg/dl）；密切观察数小时甚至一天。否则患者可能再度陷入昏迷。

（2）胰高血糖素：常用剂量为 0.5 ~ 1.0mg，可皮下、肌内或静脉注射。用药后患者多于 5 ~ 20 分钟清醒，否则可重复给药。胰高血糖素作用快，但维持时间短，一般维持 1 ~ 1.5 小时，以后让患者进食或静脉给予葡萄糖，防止低血糖发生。

（3）糖皮质激素：如果患者的血糖维持在 11.1mmol/L（200mg/dl）的水平一段时间神志仍不清，可用静脉输入氢化可的松 100mg，1 次/4 小时，共 12 小时，以利于患者的清醒。

（4）甘露醇：经上述处理反应仍不佳或昏迷状态持续时间较长，可能有较重脑水肿，可使用 20%

的甘露醇治疗。

3. 病因治疗　及时确定病因或诱因，有效解除低血糖状态并防止病情反复极为重要。

4. 药物治疗　为手术疗法的辅助手段。

5. 饮食调节　患者要少食多餐，多进低糖、高蛋白、高脂饮食，以减少对胰岛素分泌的刺激作用，避免低血糖的发生。定时要加餐。

（三）监测病情

了解患者以往低血糖发生规律，定时监测血糖，如每4小时测量一次，夜间可适当缩短间隔。嘱其按时加餐。每日监测体重，与医生营养师共同制订饮食方案。配合完成内分泌相关定性检查及放射科定位检查，为手术做好充分准备。

（四）安全护理

建议患者夜间进行加餐，低血糖发作期间限制患者活动，去除环境中可能导致患者受伤的危险因素。

（五）健康教育

（1）向患者解释低血糖发作的诱因、症状以及早期识别低血糖发作的重要性。

（2）与患者共同讨论合理的饮食计划，探讨安排24小时的进餐时间，鼓励患者积极配合治疗和护理；给患者提供食物的相关知识，如含糖量高的食物、高蛋白食物等。

（3）指导患者进行自我防护，避免低血糖发作时出现受伤。

（皮丽娜）

第十一节　腺垂体功能减退症

一、概述

腺垂体功能减退症是由于腺垂体激素分泌减少或缺乏所致的复合症群，可以是单种激素减少如生长激素（GH）、催乳素（PRL）缺乏或多种激素如促性腺激素（Gn）、促甲状腺激素（TSH）、促肾上腺皮质激素（ACTH）同时缺乏。腺垂体功能减退症可原发于垂体病变，或继发于下丘脑病变，表现为甲状腺、肾上腺、性腺等功能减退和（或）蝶鞍区占位性病变。临床表现变化较大，容易造成诊断延误，但补充所缺乏的激素治疗后症状可迅速缓解。

二、病因、发病机制

（1）垂体瘤：为成人最常见原因，大都属于良性肿瘤。腺瘤可分功能性和非功能性。腺瘤增大可压迫正常垂体组织，引起腺垂体功能减退。颅咽管瘤可压迫邻近神经血管组织，导致生长迟缓、视力减弱、视野缺损、尿崩症等。

（2）下丘脑病变：如肿瘤、炎症、浸润性病变（如淋巴瘤、白血病）、肉芽肿（如结节病）等，可直接破坏下丘脑神经分泌细胞，使释放激素分泌减少，从而减少腺垂体分泌各种促靶腺激素、生长激素和催乳素等。

（3）垂体缺血性坏死：妊娠期垂体呈生理性肥大，血供丰富，若围生期因前置胎盘、胎盘早期剥离、胎盘滞留、子宫收缩无力等引起大出血、休克、血栓形成，使腺垂体大部缺血坏死和纤维化，以致腺垂体功能低下，临床称为希恩（Sheehan）综合征。

（4）蝶鞍区手术、放疗和创伤：垂体瘤切除、术后放疗以及乳腺癌作垂体切除治疗等，均可导致垂体损伤。颅骨骨折可损毁垂体柄和垂体门静脉血液供应。鼻咽癌放疗也可损坏下丘脑和垂体，引起垂体功能减退。

（5）感染和炎症：各种感染如病毒、细菌、真菌等引起的脑炎、脑膜炎、流行性出血热、结核等均可引起下丘脑－垂体损伤而导致功能减退。

（6）其他：长期使用糖皮质激素、垂体卒中以及空泡蝶鞍、海绵窦处颈内动脉瘤等均可引起本病。

三、临床表现

据估计，约50%以上腺垂体组织破坏后才有症状，75%破坏时有明显临床表现，破坏达95%可有严重垂体功能减退。最早表现为促性腺激素、生长激素和催乳素缺乏；促甲状腺激素缺乏次之；然后可伴有ACTH缺乏。希恩综合征患者多表现为全垂体功能减退，但无占位性病变表现。垂体功能减退主要表现为各靶腺（性腺、甲状腺、肾上腺）功能减退。

（1）性腺功能减退：常最早出现。女性多有产后大出血、休克、昏迷病史，表现为产后无乳、乳房萎缩、月经不再来潮、性欲减退、不育、性交痛等；检查有阴道分泌物减少，外阴、子宫和阴道萎缩，毛发脱落，尤以阴毛、腋毛为甚。成年男子性欲减退、勃起功能障碍，检查睾丸松软缩小，胡须、腋毛和阴毛稀少，无男性气质，皮脂分泌减少，骨质疏松。

（2）甲状腺功能减退：患者怕冷、嗜睡、思维迟钝、精神淡漠，皮肤干燥变粗、苍白、少汗、弹性差。严重者可呈黏液性水肿、食欲减退、便秘、抑郁、精神失常、心率缓慢等。

（3）肾上腺皮质功能减退：患者常有明显疲乏、软弱无力、食欲不振、恶心、呕吐、体重减轻，血压偏低。因黑色素细胞刺激激素减少可有皮肤色素减退，面色苍白，乳晕色素浅淡，有别于慢性肾上腺功能减退症。对胰岛素敏感者可有血糖降低，生长激素缺乏可加重低血糖发作。

（4）垂体功能减退性危象（简称垂体危象）：在全垂体功能减退症基础上，各种应激如感染、败血症、腹泻、呕吐、失水、饥饿、寒冷、急性心肌梗死、脑卒中、手术、外伤、麻醉及使用镇静剂、催眠药、降糖药等均可诱发垂体危象。临床表现为：①高热型（体温高于40℃）；②低温型（体温低于30℃）；③低血糖型；④低血压、循环虚脱型；⑤水中毒型；⑥混合型。各种类型可伴有相应的症状，突出表现为循环系统、消化系统和神经精神方面的症状，如高热、循环衰竭、休克、恶心、呕吐、头痛、神志不清、谵妄、抽搐、昏迷等严重垂危状态。

另外，生长激素不足成人一般无特殊症状，儿童可引起侏儒症。垂体内或其附近肿瘤压迫症群除有垂体功能减退外，还伴有占位性病变的体征如视野缺损、眼外肌麻痹、视力减退、头痛、嗜睡、多饮多尿、多食等下丘脑综合征。

四、辅助检查

（1）性腺功能测定：女性有血雌二醇水平降低，没有排卵及基础体温改变，阴道涂片未见雌激素作用的周期性变化，男性见血睾酮水平降低或正常低值，精子数量减少、形态改变、活动度差、精液量少。

（2）肾上腺皮质功能测定：24h尿17－羟皮质类固醇及游离皮质醇排量减少，血浆皮质醇浓度降低，但节律正常，葡萄糖耐量试验示血糖呈低平曲线改变。

（3）甲状腺功能测定：血清总T_4、游离T_4、均降低，总T_3和游离T_3正常或降低。

（4）腺垂体激素测定：FSH、LH、TSH、ACTH、PRL及GH血浆水平低于正常低限。

（5）其他检查：可用X线、CT、MRI了解病变部位、大小、性质及其对邻近组织的侵犯程度。

五、诊断要点

根据病史、症状、体征结合实验室检查和影像学发现，可做出诊断。需排除以下疾病：多发性内分泌腺功能减退症、神经性厌食、失母爱综合征等。

六、治疗要点

（1）病因治疗：垂体功能减退症可有多种病因引起，应针对病因治疗。肿瘤患者可通过手术、化疗或放疗等措施治疗。对颅内占位性病变，必须先解除压迫及破坏作用，减轻和缓解颅内高压症状，提高生活质量。对于出血、休克而引起缺血性垂体坏死，关键在于预防，加强产妇围生期的监护，及时纠正产科病理状态。国内自采用新法接生及重视围生医学、加强产前保健后，因分娩所致大出血的发生率已显著下降，产后垂体坏死已大为减少。

（2）激素替代治疗：多采用靶腺激素替代治疗，需要长期、甚至终身维持治疗。治疗过程中应先补给糖皮质激素，然后再补充甲状腺激素，以防肾上腺危象发生。所有替代治疗宜经口服给药。

1）肾上腺糖皮质激素：多选用氢化可的松，生理剂量为20~30mg/d，剂量随病情变化而调节，应激状态下需适当增加用量。

2）甲状腺激素：生理剂量为左甲状腺素50~150μg/d或甲状腺干粉片40~120mg/d，对于老年人、冠心病、骨密度低的患者，宜从最小剂量开始，并缓慢递增剂量，以免加重肾上腺皮质负担，诱发危象。

3）性激素：病情较轻的育龄女性需采用人工月经周期治疗，可维持第二性征和性功能，促进排卵和生育。男性患者用丙酸睾酮治疗，可促进蛋白质合成、增强体质、改善性功能与性生活，但不能生育。

（3）垂体危象处理：首先给予50%葡萄糖40~60mL迅速静注以抢救低血糖，然后用5%葡萄糖盐水，500~1 000mL中加入氢化可的松50~100mg静滴，以解除急性肾上腺功能减退危象。有循环衰竭者按休克原则治疗，感染败血症者应积极抗感染治疗，水中毒患者应加强利尿，可给予泼尼松或氢化可的松。低温与甲状腺功能减退有关，可给小剂量甲状腺激素，并采取保暖措施使患者体温回升。高温者应予降温治疗。禁用或慎用麻醉剂、镇静剂、催眠药或降糖药等，以防止诱发昏迷。

七、护理措施

（1）饮食护理：指导患者进食高热量、高蛋白、高维生素，易消化的饮食，少量多餐，以增强机体抵抗力。

（2）垂体危象的护理

1）避免诱因：避免感染、失水、饥饿、寒冷、外伤、手术、不恰当用药等诱因。

2）病情监测：密切观察患者的意识状态、生命体征的变化，注意有无低血糖、低血压、低体温等情况。评估患者神经系统体征以及瞳孔大小、对光反射的变化。

3）紧急处理配合：一旦发生垂体危象，立即报告医师并协助抢救。主要措施有：①迅速建立静脉通路，补充适当的水分，保证激素类药及时准确使用；②保持呼吸道通畅，给予氧气吸入；③低温者应保暖，高热型患者给予降温处理；④做好口腔护理、皮肤护理，保持排尿通畅，防止尿路感染。

八、健康教育

（1）避免诱因：指导患者保持情绪稳定，注意生活规律，避免过度劳累。冬天注意保暖，更换体位时动作应缓慢，以免发生晕厥。平时注意皮肤的清洁，预防外伤，少到公共场所或人多之处，以防发生感染。

（2）用药指导：教会患者认识所服药物的名称、剂量、用法及不良反应，如肾上腺糖皮质激素过量易致欣快感、失眠；服甲状腺激素应注意心率、心律、体温、体重变化等。指导患者认识到随意停药的危险性，必须严格遵医嘱按时按量服用药物，不得随意增减药物剂量。

（3）观察与随访：指导患者识别垂体危象的征兆，若有感染、发热、外伤、腹泻、呕吐、头痛等情况发生时，应立即就医。外出时随身携带识别卡，以防意外发生。

九、预后

积极防治产后大出血及产褥热，在垂体瘤手术、放疗时也应预防此症的发生。本病多采用靶腺激素长期替代治疗，可适应日常生活。

（皮丽娜）

第十二节　生长激素缺乏症

一、疾病概述

生长激素缺乏症（growth hormone deficiency）是指自儿童期起病的垂体前叶（腺垂体）生长激素（GH）部分或完全缺乏而导致的生长发育障碍性疾病。可为单一的生长激素缺乏，也可同时伴垂体前叶其他激素特别是促性腺激素缺乏。其患病率约为1/10 000，男性较女性儿童更易患病。

二、护理评估

（一）健康评估

导致生长激素缺乏的病因可分为三类，即原发性垂体疾患、下丘脑疾患以及外周组织对GH不敏感。护士在评估患者健康史时，应从以下几方面进行评估。

1. 原发性垂体前叶功能低下

（1）先天性异常：包括先天性脑发育异常如全前脑综合征、垂体前叶缺如、脑中线发育缺陷以及家族性全垂体前叶功能低下、家族性生长激素缺乏症等。

（2）颅内肿瘤：如垂体无功能性腺瘤、颅咽管瘤等鞍内或鞍上肿瘤的压迫致垂体前叶萎缩。

（3）其他损伤：如颅脑外伤、颅内感染、颅内肿瘤的放射治疗等，组织细胞增多症对垂体的浸润以及结节病等。

2. 继发于下丘脑疾病的GH缺乏

（1）特发性：此系生长激素缺乏症的最常见病因，多因出生时损伤所致；生长激素缺乏症儿童中的50%～60%有围生期损伤史，如难产、出生后窒息；也可伴有其他垂体前叶激素缺乏。

（2）颅内感染、颅内放射治疗后、肉芽肿病（如组织细胞增生症）、下丘脑肿瘤（如颅咽管瘤）、精神社会因素（情感剥夺性侏儒症）等可致下丘脑功能异常，促生长激素释放激素（GHRH）产生不足。

3. GH不敏感综合征

（1）遗传性生长激素抵抗症（Laron－type dwarfism）：是由于遗传性生长激素受体缺乏或不足，致生长介素（IGF－1）生成减少或缺如。血GH水平升高，而IGF－1水平低。

（2）无活性GH：患者表现为垂体性侏儒，但血GH正常或升高，GH分子结构、GH受体以及受体后反应均正常。推测病因可能与GH无生物活性有关。

（二）临床症状观察与评估

（1）生长激素缺乏的表现：患者出生时或出生后身材矮小，生长节律变慢，身高较正常平均值低，但体态匀称，骨龄延迟，牙齿成熟亦较晚。皮肤较细腻，皮下脂肪组织丰富，成年期面容呈“小老头”。

（2）其他垂体前叶激素缺乏的表现：可只表现为单一垂体生长激素缺乏或加上一两种或数种垂体前叶激素缺乏，一般常见为促性腺激素，其次为促肾上腺皮质激素或促甲状腺激素，如促性腺激素缺乏可出现性腺不发育，促肾上腺激素和促甲状腺激素缺乏时，临床表现常不明显，或有低血糖等症状。

（3）如继发于下丘脑－垂体疾病，以颅咽管瘤较为多见，可表现为相应疾病的症状和体征。

（三）辅助检查评估

1. 血生长激素基础值测定　生长激素分泌呈脉冲式，大部分分泌峰值在睡眠的第3～4期，而且不同年龄、性别，性激素水平的差异很大，清晨空腹测定生长激素值可作为筛查。

2. 兴奋试验

（1）胰岛素低血糖兴奋试验：空腹过夜，基础状态下，快速静脉注入普通胰岛素0.1～0.15U/kg

体重，分别于注射前及注射后30分钟、60分钟、90分钟、120分钟取血测血糖及垂体生长激素水平，如血糖下降至50mg/dl（2.8mL/L）以下或降至空腹血糖的50%以下为有效的低血糖刺激，如注射胰岛素后垂体生长激素 >5ng/mL 为反应正常。

（2）左旋多巴兴奋试验：清晨空腹，口服左旋多巴，成人0.5g，儿童15kg体重以下口服0.125g，15～30kg者口服0.25g，30kg以上者口服0.5g。服药前及服药后30分钟、60分钟、90分钟、120分钟取血测垂体生长激素水平，如垂体生长激素 >5ng/mL 为反应正常。

（3）精氨酸兴奋试验：空腹过夜基础条件下，半小时内静脉滴注精氨酸0.5g/kg体重，最大量不超过20g，滴注前及滴注后30分钟、60分钟、90分钟、120分钟取血测垂体生长激素水平，如垂体生长激素 >5ng/mL 为反应正常。

（4）生长激素释放激素（GHRH）兴奋试验：静脉注射GHRH 1～2μg/L，注射前及注射后30分钟、60分钟、90分钟、120分钟取血GH。如峰值≤5μg/L，属无反应；6～10μg/L为轻度反应；11～50μg/L为有反应。如上述试验物反应，而GHRH试验有反应者提示为下丘脑疾病引起。

3. 定位检查　CT、磁共振检查有无下丘脑或垂体肿瘤。

（四）心理－社会评估

患者经常幼年发病，在同龄人中发育较迟缓，因此，患者会产生自卑、性格孤僻、社交障碍等。护士在对患者进行评估时应态度和蔼，多与患者进行交流，了解患者心理状况。

三、护理诊断

1. 自我形象紊乱　与疾病所致个子矮有关。
2. 知识缺乏　与未接受过相关疾病教育有关。
3. 焦虑　与个子矮所致自卑情绪有关。
4. 受伤的危险　与患者行低血糖刺激试验血糖过低有关。

四、护理目标

（1）通过健康教育患者能够复述有关疾病知识，并表示理解并接受。

（2）患者生活需求得到满足。

（3）患者能够配合完成功能试验。

（4）患者住院期间无低血糖等不良并发症发生。

（5）患者住院期间能够接受身体外形，能够进行正常社交。

五、护理措施

（一）心理护理

因患者个子矮，有一定思想压力及负担，应多与患者谈心，加强心理护理，增强治疗疾病的信心。

（二）饮食护理

鼓励患者进食高热量、高蛋白、高维生素饮食，鼓励患者多饮牛奶补充钙质，促进骨骼发育。

（三）活动与休息

鼓励患者加强体育锻炼，促进骨骼发育、身高生长。

（四）试验护理

（1）向患者及家属讲解兴奋试验的过程以及如何配合，指导患者试验前禁食水8小时，试验过程中可少量进水，但仍需禁食，建立静脉通路，并遵医嘱给药，监测患者用药后有无恶心、低血糖等症状。如行胰岛素低血糖生长激素刺激试验，需监测血糖，试验过程中应保留静脉通路一条，同时备好50%的葡萄糖注射液或升糖速度较快的饮料和食物，以防血糖过低出现危险。行左旋多巴生长激素兴奋试验时，因空腹服用左旋多巴可出现恶心、呕吐，因此应观察患者胃肠道反应，如将药物呕吐出，则护士应及时通知医生，遵医嘱进行补服药物，保证试验的准确性。

（2）正确留取血标本送化验检查。

（五）生活护理

因此病患者年龄偏低，对年幼患儿应加强生活护理，注意安全，并按儿科护理常规护理。

（六）用药护理

（1）试验用药：做左旋多巴兴奋试验时需注意有无恶心、呕吐等胃肠道反应，并做好护理。做胰岛素低血糖兴奋试验时遵医嘱用药，同时应密切观察患儿心率、神志、血糖等，观察患者有无出汗等低血糖反应。

（2）如用生长激素治疗，则应让患者按时、准确用药，并注意观察用药后身高增长速度。指导患者出院后仍需遵医嘱用药，教会患者监测药效的方法，定期随诊，用药过程中如出现不良反应及时就医。

（七）健康教育

生长激素缺乏症患者一般年龄较小，在治疗期间应指导患者及其家属规律服药，监测身高以及药物不良反应，出院后遵医嘱随诊，饮食方面适量食用含钙量高的食物，但是不可过量，如出现不良症状及时就诊。

（皮丽娜）

第十三节　嗜铬细胞瘤

嗜铬细胞瘤（pheochromocytoma）是由神经嵴起源的嗜铬细胞肿瘤，肿瘤细胞主要合成和分泌大量的儿茶酚胺（catecholamine，CA）。

肿瘤大多来源于肾上腺髓质的嗜铬细胞，另一部分来源于肾上腺外的嗜铬组织，称为肾上腺外的嗜铬细胞瘤。

嗜铬细胞瘤的发病率较低，在初诊的高血压患者中所占比例为0.1%～0.5%。各年龄段均可发病，其发病高峰为30～50岁，男性和女性的发病率基本上相同，儿童少见。80%～90%的嗜铬细胞瘤是良性的，恶性占10%～16%。嗜铬细胞瘤偶为遗传性，可为多发性内分泌腺瘤综合征的一部分。家族性嗜铬细胞瘤的发病率不尽相同，为5%～23%，常累及双侧肾上腺。

一、常见病因

散发型嗜铬细胞瘤的病因仍不清楚，常为单个，80%～85%的肿瘤位于肾上腺内，右侧略多于左侧，少部分肿瘤位于肾上腺以外的嗜铬组织。家族型嗜铬细胞瘤则与遗传有关，常为多发性，也多位于肾上腺内，可累及双侧肾上腺，肾上腺外少见。

二、临床表现

主要表现为高血压和头痛、心悸、多汗三联征，高血压表现为阵发性、持续性或在持续性高血压的基础上有阵发性加重。

少数严重病例表现为嗜铬细胞瘤高血压危象，其特点表现为血压骤升达超警戒水平或高、低血压反复交替发作，血压大幅度波动，时而急剧升高，时而突然下降，甚至出现低血压休克。有的患者在高血压危象时发生脑出血或急性心肌梗死。

其他表现包括：直立性低血压和休克、胸痛、心绞痛，甚至急性心肌梗死，基础代谢率上升，出现不耐热、多汗、体重减轻等表现，血糖升高，精神紧张、焦虑、烦躁，严重者有恐惧感或濒死感。有的患者可出现晕厥、抽搐、症状性癫痫发作等精神、神经症状。

三、治疗原则

手术切除是嗜铬细胞瘤最终的治疗手段。术前必须进行一段时间（一般为2周）的肾上腺能受体阻滞治疗，以抑制过度受刺激的交感神经系统，恢复有效血容量，提高患者的手术耐受力。手术成功的关键是充分的术前准备，术前应常规给予药物治疗。

（1）α肾上腺受体阻滞药：酚苄明（氧苯苄胺）是首选的α受体阻滞药。常用于手术前准备，一般应在2周以上。

（2）β-肾上腺能受体阻滞药。

（3）补充血容量：血压基本控制后，患者可食用高钠饮食，必要时在手术前静脉输注血浆或其他胶体溶液。血容量恢复正常后，发生直立性低血压的频率和程度可明显减轻。

（4）其他降压药治疗：钙通道阻滞药、ACEI对嗜铬细胞瘤高血压也有一定的降低作用。硝普钠可用于嗜铬细胞瘤高血压危象发作时或手术中血压持续增高时的抢救。

四、护理

1. 护理评估　如下所述。

（1）根据患者的症状和体征评估患者嗜铬细胞瘤疾病情况。

（2）根据高血压程度评估心脑肺受累的情况，出现异常立即为患者测血压并记录。

（3）根据全身状况评估耐受手术的程度。

（4）根据患者阵发性高血压发作的诱因，评估发作的强度及频率。

（5）评估患者情绪，判断有无兴奋、激动的心理因素及焦虑程度。

（6）评估患者出汗情况，判断基础代谢情况。

2. 护理要点及措施　如下所述。

（1）心理护理：由于嗜铬细胞瘤分泌大量的激素对机体代谢的影响，可引起多系统功能异常，术前需进行多项特殊检查和充分的术前准备，因此应向患者耐心解释疾病相关知识、检查的目的及手术治疗的必要性，以消除其焦躁情绪，减少刺激，避免因过度激动和悲伤而加重病情，使其主动配合治疗和护理。

（2）饮食护理：给予低盐、高蛋白质饮食，多食含钾、钙、维生素高的食物，并发糖尿病者给予糖尿病饮食，以控制血糖。因患者基础代谢增高，常出汗，消耗大，应鼓励患者多饮水。

（3）活动护理：患者可因精神刺激、身体活动、肿瘤被挤压而出现发作性高血压，因此应限制患者活动范围，勿远离病房，防止跌倒，加强防护措施。针对诱因，采取措施减少高血压发作，并随时做好发作时的抢救工作。

（4）观察血压、心率变化：应用药物控制血压、心率时，应注意用药前后血压、心率的变化及用药后反应，特别是静脉应用扩血管药物治疗时要随血压变化调整合适的滴速，避免血压骤升骤降，血压控制正常或接近正常2~4周，血压稳定方可手术。

（5）预防感染：防止着凉，避免感冒；保持室内空气新鲜，每日开窗通风2次，每次30min；保持床铺清洁，注意患者皮肤卫生；术前一日遵医嘱应用足量抗生素。

3. 健康教育

（1）心理疏导：给患者讲解保持平静心情，避免兴奋、激动的意义。

（2）指导患者学会自我护理：防止外伤，注意卫生，预防感染。防着凉，防感冒。尽量避免诱发因素，如突然的体位变化、取重物、咳嗽、情绪激动、挤压腹部等高血压发作诱因。

（3）用药指导：术后需肾上腺皮质激素替代治疗者应坚持服药，在肾上腺功能恢复的基础上逐渐减量，切勿自行加减药量。术后血压仍较高者，需服用降压药治疗，定时测量血压，根据血压调整药量，勿自行加减药量或停药。

（4）定期复查：术后2周复查血、尿内邻苯二酚胺及其代谢产物的含量，观察有无变化。

（叶　红）

第十四节　脂代谢异常

一、概述

血脂异常（dyslipidemia）指血浆中脂质的量和质的异常。由于脂质不溶或微溶于水，在血浆中必须与蛋白质结合以脂蛋白的形式存在，因此，血脂异常实际上表现为血脂蛋白异常。长期血脂异常可导致动脉粥样硬化，增加心脑血管病的发病率和死亡率。

（一）血脂和脂蛋白

1. 血脂、脂蛋白和载脂蛋白　血脂是血浆中的中性脂肪（三酰甘油和胆固醇）和类脂（磷脂、糖脂、固醇、类固醇）的总称。血浆脂蛋白可分为高密度脂蛋白（high density lipoprotein，HDL）、中间密度脂蛋白（intermediate density lipoprotein，IDL）、低密度脂蛋白（low density lipoprotein，LDL）、极低密度脂蛋白（very low density lipoprotein，VLDL）和乳糜微粒（chylomicron，CM）。此外，还有一种脂蛋白是后来发现的，称作脂蛋白（a）[Lp（a）]，它不仅密度比LDL大，颗粒也较LDL大。Lp（a）的化学结构与LDL很相似，仅多含1个载脂蛋白（a）。许多研究表明，Lp（a）升高是冠心病的独立危险因素。各类脂蛋白的组成及其比例不同，因而其理化性质、代谢途径和生理功能也各有差异。

2. 脂蛋白及其代谢

（1）乳糜微粒：CM颗粒最大，密度最小，富含三酰甘油，但载脂蛋白（Apo）比例最小。其主要功能是把外源性三酰甘油运送到体内肝外组织。由于CM颗粒大，不能进入动脉壁内，一般不致引起动脉粥样硬化，但易诱发急性胰腺炎；但CM残粒可被巨噬细胞表面受体所识别而摄取，这可能与动脉粥样硬化有关。

（2）极低密度脂蛋白：VLDL颗粒比CM小，也富含三酰甘油，但所含胆固醇、磷脂和Apo比例增大。它的主要功能是把内源性三酰甘油运送到体内肝外组织，也向外周组织间接或直接提供胆固醇。VLDL水平升高是冠心病的危险因素。

（3）低密度脂蛋白：LDL颗粒比VLDL小，密度比VLDL高，胆固醇所占比例特别大。其主要功能是将胆固醇转运到肝外组织，为导致动脉粥样硬化的重要脂蛋白。

（4）高密度脂蛋白：HDL颗粒最小，密度最高，蛋白质和脂肪含量约各占一半，载脂蛋白以ApoAⅠ和ApoAⅡ为主。它的生理功能是将外周组织包括动脉壁在内的胆固醇转运到肝脏进行代谢，这一过程称为胆固醇的逆转运，它的水平下降是动脉粥样硬化和早发CVD风险的一个强烈、独立且呈负相关的预测因子。

3. 血脂及其代谢

（1）胆固醇：食物中的胆固醇主要为游离胆固醇，在小肠腔内与磷脂、胆酸结合成微粒，在肠黏膜吸收后与长链脂肪酸结合形成胆固醇酯。大部分胆固醇酯形成CM，少量组成VLDL，经过淋巴系统进入体循环。

（2）三酰甘油：外源性三酰甘油来自食物，消化、吸收后成为乳糜微粒的主要成分。内源性三酰甘油主要由小肠和肝合成，构成脂蛋白后进入血浆。

（二）血脂异常分型

1. 根据异常血脂的成分分类　分为高胆固醇血症、高三酰甘油血症、混合性高脂血症和低高密度脂蛋白胆固醇血症。该种分类法临床最常用。

2. 按是否继发于全身系统性疾病分类　分为原发性和继发性血脂异常两大类。继发性血脂异常可由于全身系统性疾病所引起，也可由于应用某些药物所引起。在排除了继发性血脂异常后，就可以诊断为原发性血脂异常。原发性和继发性血脂异常可同时存在。

二、病因及流行病学

（一）病因

脂蛋白代谢过程极其复杂，不论何种病因，若引起脂质来源、脂蛋白合成、代谢过程关键酶异常或降解过程受体通路障碍等，均可能引起血脂异常。

1. 原发性血脂异常　大多数原发性血脂异常原因不明、呈散发性，被认为是由多个基因与环境因素综合作用的结果。临床上血脂异常常与肥胖症、高血压、冠心病、糖耐量异常或糖尿病等疾病同时发生，患者往往同时伴有高胰岛素血症，合称代谢综合征。相关的环境因素有不良的饮食习惯、体力活动不足、肥胖、吸烟、酗酒等。

2. 继发性血脂异常

（1）全身系统性疾病：糖尿病、甲状腺功能减退症、库欣综合征、肝肾疾病、系统性红斑狼疮、骨髓瘤等均可引起继发性血脂异常。

（2）药物：如噻嗪类利尿剂、β 受体阻滞剂等。长期大量使用糖皮质激素可促进脂肪分解、血浆三酰甘油（triglyceride，TG）和总胆固醇（total cholesterol，TC）水平升高。

（二）流行病学

在我国，随着人民生活水平提高和生活方式改变，人群平均 TC 水平逐步提高，与此相关的糖尿病、高血压、代谢综合征发病率也逐步提高，血脂异常已经成为我国心脑血管疾病的双重危险因素。血脂异常发病呈现低龄化，城市显著高于农村，大城市又显著高于中小城市，富裕的农村又高于贫穷的农村。男性和女性都随年龄的增高而增高，50～69 岁是峰值最高的一个时期，到 70 岁以后逐渐会有所下降。50 岁以前，男性高于女性，但由于女性雌性激素不断地减低以后，50 岁以后女性就明显增高，反而有时还高于男性。

三、发病机制及病理

（1）血脂异常属于代谢性疾病，对健康的损害主要表现在心血管系统。脂质在血管内皮沉积引起动脉粥样硬化，引起早发性和进展迅速的心脑血管和周围血管病变，是高血压、冠心病、脑卒中的重要危险因素。

（2）局部脂质沉积可引起黄色瘤、早发性角膜环和脂血症眼底改变，以黄色瘤较为常见。最常见的是眼睑周围扁平黄色瘤。早发性角膜环出现于 40 岁以下，多伴有血脂异常。严重的高三酰甘油血症可产生脂血症眼底改变。

（3）高三酰甘油还可引发胰腺炎，与脂肪肝、走路跛行、血液黏稠度增高有一定的关系。

四、诊断要点

1. 诊断标准　目前我国仍沿用《中国成人血脂异常防治指南》血脂水平分层标准（表 4－3）。

表 4－3　中国血脂水平分层标准［单位：mmol/L（mg/dl）］

	TC	LDL－C	HDL－C	TG
合适范围	<5.18（200）	<3.37（130）	>1.04（40）	<1.76（150）
边缘升高	5.18～6.18（200～239）	3.37～4.13（130～159）	—	1.76～2.26（150～199）
升高	≥6.19（240）	≥4.14（160）	≥1.55（60）	≥2.27（200）
降低	—	—	<1.04（40）	—

2. 分类诊断　临床上也简单地将血脂异常分为高胆固醇血症、高三酰甘油血症、混合性高脂血病和低高密度脂蛋白胆固醇血症（表 4－4）。

表4－4 血脂异常的简易分型

分型	TC	TG	相当于WHO表型
高胆固醇血症	↑↑		Ⅱa
高三酰甘油血症		↑↑	Ⅳ（Ⅰ）
混合性高脂血症	↑↑	↑↑	Ⅱb（Ⅲ，Ⅳ，Ⅴ）

五、治疗要点

1. 治疗原则 继发性血脂异常应以治疗原发病为主；治疗措施应是综合性的；采用防治目标水平治疗。

2. 治疗方法

（1）治疗性生活方式改变，包括营养治疗和规律的体力活动等。

（2）药物治疗（表4－5）。

表4－5 临床上常用降脂药的种类和适应证

种类	药名	剂量	适应证
他汀类	辛伐他汀	5～40mg	高胆固醇血症
	普代他汀	10～40mg	以胆固醇升高为主的混合性高脂血症
	氟伐他汀	10～40mg	
	阿托伐他汀	10～80mg	
	瑞舒伐他汀	10～20mg	
贝特类	非诺贝特	0.2g	高三酰甘油血症
			以三酰甘油升高为主的混合性高脂血症
烟酸类	烟酸	0.2g	高三酰甘油血症
			以三酰甘油升高为主的混合性高脂血症
树脂类			高胆固醇血症
			以三酰甘油升高为主的混合性高脂血症
肠道胆固醇	依折麦布	10mg	高胆固醇血症
吸收抑制剂			以三酰甘油升高为主的混合性高脂血症
普罗布考		0.5g	高胆固醇血症
ω－3脂肪		0.5～1g	高三酰甘油血症
酸制剂			以三酰甘油升高为主的混合性高脂血症

（3）其他治疗措施：血浆净化治疗、手术治疗、基因治疗。

六、主要护理问题

1. 感知改变——头晕 与脑动脉硬化及血液黏稠度增高导致脑缺血、缺氧有关。
2. 感知改变——乏力 与脂肪代谢紊乱及循环障碍有关。
3. 营养失调——高于机体需要量 与体内脂肪组织、血液中脂质增加有关。
4. 自我形象紊乱——眼袋显著 与脂肪代谢障碍有关。
5. 自我形象紊乱——黄色瘤 与脂肪代谢紊乱有关。
6. 有受伤的危险 与脂质异位沉积导致肌腱损害有关。
7. 潜在并发症——急性胰腺炎 与高脂血症导致的肠系膜动脉硬化性胃肠缺血有关，或与高脂饮食有关。

七、护理目标

（1）普及健康教育，提倡均衡饮食。

（2）增加体力活动及体育运动。

（3）预防肥胖，减轻体重，避免不良生活习惯。

（4）减少饱和脂肪摄入和胆固醇摄入。

（5）与肥胖症、糖尿病、心血管疾病等慢性病防治工作的宣教相结合，以降低血脂异常的发病率。

八、护理措施

1. 饮食护理　为治疗血脂异常的基础疗法，需长期坚持。根据患者血脂异常的程度、分型以及性别、年龄和劳动强度等制订食谱。

（1）合理膳食结构：合理的膳食结构是维持脂质代谢平衡的重要措施。其一般原则是“四低一高”，即低热量、低脂肪、低胆固醇、低糖、高膳食纤维。

（2）总热量尤其肥胖者应逐渐降低体重，限制总热量的摄入是减肥的重要措施，以每周降低体重0.5～1kg为宜。60岁以上老年人、轻体力劳动者每天总热量应限制在6 699～8 374kJ为宜。避免暴饮、暴食，不吃过多甜食，饮食有节。

（3）低脂膳食：脂肪占总热量20%为宜，并且以含多链不饱和脂肪酸的植物油（豆油、花生油、玉米油）为主，动物脂肪不应超过总脂肪的1/3。若三酰甘油超过11.3mmol/L（436mg/dl），脂肪摄入应严格限制在每日不超过30g或占总热量的15%以下。胆固醇摄入量每日控制在200～300mg以下为宜。避免食用高胆固醇食品。

（4）高纤维膳食：膳食中纤维可与胆汁酸结合，增加粪便中胆盐的排泄，有降低血清胆固醇浓度的作用。膳食纤维含量丰富的食物主要是粗杂粮、米糠、麦麸、干豆类、海带、蔬菜、水果等，每日摄入纤维量35～45g为宜。每日食用含纤维丰富的燕麦麸50g即可起到良好的降脂作用。

（5）戒烟，限盐，限制饮酒，禁烈性酒，长期吸烟酗酒可干扰血脂代谢，使胆固醇、三酰甘油上升，高密度脂蛋白下降。

2. 运动指导　规律的体力活动可以控制体重，保持患者合适的体重指数（BMI）。指导患者每天坚持运动1小时，活动量达到最大耗氧量60%为宜，活动时心率以不超过170减年龄即可，或以身体微汗、不感到疲劳、运动后自感身体轻松为准，每周坚持活动不少于5天，持之以恒。

3. 用药护理

（1）服用降脂药的同时需要低脂饮食，遵医嘱正确服用降脂药，复查血液（血脂、肝肾功等）各项指标以观察疗效和为调整治疗方案提供依据。

（2）观察药物不良反应，及时报告医生进行干预。

1）他汀类：不良反应较轻，少数患者出现胃肠道反应、转氨酶升高、肝功能受损，用药需监测肝功，还可出现血清肌酸激酶升高，极少严重者有横纹肌溶解，患者出现肌痛、乏力、发热等症状，可致急性肾衰竭。严重肝肾功能损害的禁忌用药。代表药物有阿托伐他汀（atorvastatin）、辛伐他汀（simvastatin）、普伐他汀（pravastatin）、氟伐他汀（fluvastatin）、瑞舒伐他汀（rosuvastatin）。除瑞舒伐他汀可在任何时间服药外，其余制剂均为每晚顿服。

2）贝特类：主要不良反应为胃肠道反应；少数出现一过性肝转氨酶和肌酸激酶升高，可见皮疹、血白细胞减少。代表药物有非洛贝特（fenofibrate），服用方法是与餐同服。

3）烟酸类：烟酸（nicotinic acid）属B族维生素，其用量超过作为维生素作用的剂量时有调脂作用。用量为0.2g，每天3次口服，渐增至1～2g/d。主要不良反应为胃肠道不适，面部潮红、瘙痒和胃肠道症状，偶见肝功能损害，有可能使消化性溃疡恶化。有胃部不适的宜与牛奶或进餐时服。

4）树脂类：在肠道内与胆酸不可逆结合，阻碍胆酸的肠肝循环，促进胆酸随粪便排出，阻断其胆固醇的重吸收，主要不良反应为恶心、呕吐、腹胀、腹痛、便秘。

5）肠道胆固醇吸收抑制剂：依折麦布（ezetimibe）作为饮食控制的辅助治疗，或与他汀类联合应用，可作为其他降脂治疗的辅助治疗。不良反应为胃肠道反应：腹痛、腹泻、胃肠胀气等，还可出现头痛和恶心，肌肉疼痛，有可能引起转氨酶升高。可一天之内任何时间服用。

6）普罗布考（probucol）：用量0.5g早晚餐时服用。不良反应为恶心，Q－T间期延长，严重的室性心律失常。禁忌用于血钾和血镁过低，新发心肌梗死，严重的室性心律失常，心动过缓，心源性晕厥等。

7）ω－3脂肪酸制剂：ω－3脂肪酸是海鱼油的主要成分。作用机制尚不清楚。用量0.5～1g，每天3次口服。不良反应为恶心及出血倾向。

（3）告知患者饮食治疗、加强运动、改善生活方式是药物治疗的基础，必须终身坚持，药物治疗要谨遵医嘱，不得中途停药，否则易复发或反跳。

（4）避免使用干扰脂代谢的药物：β受体阻滞剂，如普萘洛尔；利尿剂，如氢氯噻嗪、呋塞米，利舍平，避孕药，类固醇激素等，它们均可使胆固醇、三酰甘油上升，高密度脂蛋白降低。

4. 健康教育

（1）告知患者高脂血症对人体的危害性及采取不同干预方式的时机，血脂异常最主要的危害在于增加患者缺血性心血管疾病的危险性。《中国成人血脂异常防治指南》建议：

1）根据是否有冠心病或冠心病等危症以及有无心血管危险因素，结合血脂水平来综合评估心血管病的发病危险等级（表4－6）。等级越高，调脂治疗应越积极。

表4－6 血脂异常危险分层方案［单位：mmol/L（mg/dl）］

危险分层	TC 5.18～6.19（200～239）或 LDL－C 3.37～4.14（130～159）	TC≥6.19（240）或 LDL－C≥4.14（160）
无高血压且其他危险因素数<3	低危	低危
高血压或其他危险因素≥3	低危	中危
高血压且其他危险因素≥1	中危	高危
冠心病及其等危症	高危	高危

其他危险因素：年龄（男≥45岁，女≥55岁）、吸烟、低HDL－C、肥胖和早发缺血性心血管病家庭史。

低危患者指10年内发生缺血性心血管病危险性<5%；中危患者指10年内发生缺血性心血管病危险性为5%～10%；高危患者为冠心病或冠心病等危症，10年内发生冠心病的危险性为10%～15%；极高危患者指急性冠状动脉综合征，或缺血性心血管病合并糖尿病。

2）血脂异常以外的心血管病主要危险因素：①高血压（血压≥140/90mmHg或已接受降压药物治疗）；②吸烟；③低HDL－C血症［HDL－C<1.04mmol/L（40mg/dl）］；④肥胖［体重指数（BMI）≥28kg/m^2］等。而HDL－C≥1.55mmol/L（60mg/dl）为负性危险因素，它的出现可抵消一个危险因素。

3）血脂异常患者心血管病危险等级是指导临床治疗措施及决定TC和LDL－C的目标水平（表4－7）的依据。此外，血清TG的理想水平是<1.70mmol/L（150mg/dl），HDL－C的理想水平为≥1.04mmol/L（40mg/dl）。

表4－7 血脂异常患者开始调脂治疗的TC和LDL－C值及其目标值［mmol/L（mg/dl）］

危险等级	TCL开始	药物治疗开始	治疗目标值
低危	TC≥6.21（240）	TC≥6.99（270）	TC<6.21（240）
	LDL－C≥4.14（160）	LDL－C≥4.92（190）	LDL－C<4.14（160）
中危	TC≥5.2（200）	TC≥6.21（240）	TC<5.2（200）
	LDL－C≥3.14（130）	LDL－C≥4.14（160）	LDL－C<3.41（130）
高危	TC≥4.14（160）	TC≥4.14（160）	TC<4.14（160）

续 表

危险等级	TCL 开始	药物治疗开始	治疗目标值
极高危	LDL－C≥2.6（100） TC≥4.14（160） LDL－C≥2.07（80）	LDL－C≥2.6（100） TC≥4.14（160） LDL－C≥2.07（80）	LDL－C＜2.6（100） TC＜3.1（120） LDL－C＜2.07（80）

（2）治疗性生活方式改变（therapeutic lifestyle changes，TLC）是降脂治疗的基本措施，包括饮食治疗，运动治疗和避免精神紧张、情绪激动、失眠、过度劳累、生活无规律、焦虑、抑郁等可以导致血脂代谢紊乱的因素。护士要向患者和家属讲解相关知识，指导其制订相应计划，并监督落实，监测效果。

（3）指导患者积极治疗，影响血脂代谢的有关疾病如糖尿病、甲状腺功能减退、肾病综合征、酒精中毒、胰腺炎、红斑狼疮等。

（4）定期体检：45 岁以上中年人、肥胖者、有高脂血症家族史者、经常参加吃喝应酬者、高度精神紧张工作者，都属高脂血症的高危对象，应定期（至少每年 1 次）检查血脂。

九、预防

普及健康教育，提倡均衡饮食，增加体力活动及体育运动，预防肥胖，并与肥胖症、糖尿病、心血管疾病等慢性病防治工作的宣教相结合，以降低血脂异常的发病率。重视积极的综合治疗。

十、特别关注

（1）糖尿病合并高脂血症的护理。

（2）高脂血症的健康指导。

十一、前沿进展

血脂异常与动脉硬化的发生、发展关系密切，大量的临床研究证实：药物性降脂治疗是冠心病一、二级预防的有效措施，降脂治疗对于降低冠心病患者心脏事件的发生率具有重要意义。

十二、知识拓展

（1）肥胖和高脂血症是一对“狐朋狗友”，现在越来越多的人知道了“一胖生百病”，也许你还不知道肥胖首当其冲的就是引起血脂紊乱。所谓血脂紊乱，过去称为高脂血症，也就是老百姓俗话说的“血里面油脂太多了”！我们称肥胖和高脂血症是一对“狐朋狗友”，两者相互依存，共同危害人们的健康。高脂血症即高胆固醇血症或高三酰甘油血症，大多数情况下患者表现为血清胆固醇和三酰甘油均升高，称其为混合性高脂血症。

脂质代谢的紊乱除少部分为遗传性因素外，大多数是由于不合理的饮食和不健康的生活方式所致，尤其在男性患者中更是如此。高脂血症可引起脂肪肝、动脉粥样硬化、冠心病等一系列慢性疾病，增加死亡率，影响生活质量。所以，代谢综合征把肥胖和高三酰甘油血症共同列为代谢紊乱的病因，需要同时处理。

在临床工作中发现，肥胖人群中患高脂血症者可达到 40%，重度肥胖患者中可达到 70% 以上。

肥胖导致高脂血症的原因主要是由于肥胖引起的胰岛素抵抗，脂肪细胞肥大使胰岛素受体相对减少，胰岛素敏感性减少 5 倍，肝脏对脂肪的清除能力严重下降，更为可怕的是，在肥胖同时，具有脂质清除能力的高密度脂蛋白（HDL）含量也明显减少，而 HDL 的下降是冠心病和脑血管病的独立危险因素，也就是说即使没有血清胆固醇和三酰甘油升高，单纯血 HDL 低于正常（＜0.9mmol/L），其冠心病和脑血管疾病的发病率就会高出正常人许多，而且心肌梗死发生率及心肌梗死后的死亡率也远远高于正常人。

（2）高密度脂蛋白能防止动脉粥样硬化的发生目前已公认高密度脂蛋白在预防动脉粥样硬化、防止冠心病的发生方面确是“有功之臣”。因此，科学家们把它称为“抗动脉粥样硬化脂蛋白”或“冠心病的保护因子”。那么，高密度脂蛋白是如何发挥其保护作用的呢？

1）高密度脂蛋白颗粒中的载脂蛋白（a）能激活脂蛋白代谢中的关键酶，并进一步清除组织中的胆固醇，把它运送到肝脏去进行处理，这样便减慢和阻止了动脉粥样硬化的发生和发展。

2）高密度脂蛋白抑制低密度脂蛋白与血管内皮细胞及平滑肌细胞受体的结合，从而减少了低密度脂蛋白在细胞中的堆积。已知低密度脂蛋白是一种致动脉粥样硬化的脂蛋白，它的主要成分是胆固醇，如果它在动脉壁沉积过多，久而久之，便会形成动脉粥样硬化斑块。综上所述，高密度脂蛋白在体内起到了“环卫工人”那样平凡而又重要的作用，它通过一系列微妙的机制，将动脉壁的胆固醇运送到肝脏进行分解代谢，而且还能与低密度脂蛋白竞争细胞表面脂蛋白受体，使细胞代谢免遭破坏，从而阻止了动脉粥样硬化的发生。

（叶　红）

第十五节　肥胖症

一、概述

肥胖症指体内脂肪堆积过多和/或分布异常、体重增加，是包括遗传和环境因素在内的多种因素相互作用引起的慢性代谢性疾病，同时与2型糖尿病、血脂异常、高血压、冠心病、卒中和某些癌症等密切相关。

WHO已将肥胖定为一种疾病。肥胖症分为单纯性肥胖和继发性肥胖两大类。临床上无明显内分泌及代谢性病因所致的肥胖症，称单纯性肥胖症。肥胖可作为某些疾病的临床表现之一，称为继发性肥胖症，约占肥胖症的1%。

近20年来，肥胖症的患病率呈明显上升趋势。在西方国家成年人中，约有半数人超重和肥胖。我国的成人超重率为22.8%，肥胖率为7.1%。肥胖症及其相关疾病可损害患者身心健康，使生活质量下降，预期寿命缩短，成为重要的世界性健康问题之一。

二、病因及发病机制

肥胖症是一组异质性疾病，病因未明，被认为是包括遗传和环境因素在内的多种因素相互作用的结果。

1. 遗传因素　肥胖症有家族聚集倾向，但遗传基础未明，也不能排除共同饮食、活动习惯的影响。某些人类肥胖症以遗传因素在发病中占主要地位，如一些经典的遗传综合征，Laurence - Moon - Biedl综合征和Piader - Willi综合征等，均有肥胖。近年来又发现了数种单基因突变引起的人类肥胖症，分别是瘦素基因、瘦素受体基因、阿片 - 促黑素细胞皮质素原基因、激素原转换酶 - 1基因、黑皮素受体4基因和过氧化物酶体增生物激活受体γ基因突变肥胖症。但上述类型肥胖症极为罕见，绝大多数人类肥胖症是复杂的多基因系统与环境因素综合作用的结果。

2. 环境因素　主要是饮食和体力活动。坐位生活方式、体育运动少、体力活动不足使能量消耗减少；饮食习惯不良，如进食多、喜甜食或油腻食物使摄入能量增多；饮食构成也有一定的影响，在超生理所需热量的等热卡食物中，脂肪比糖类更易引起脂肪积聚。

3. 文化因素　通过饮食习惯和生活方式影响肥胖症的发生。

4. 其他　胎儿期母体营养不良、蛋白质缺乏，或出生时低体重婴儿，在成年期饮食结构发生变化时，也容易发生肥胖症。

三、病理生理

脂肪细胞是一种高度分化的细胞，可以贮存和释放能量，而且是一个内分泌器官，能分泌数十种脂肪细胞因子、激素和其他调节物，影响局部或远处的组织器官，在机体代谢及内环境的稳定中发挥作用。脂肪组织的增大可由于脂肪细胞数量增多、体积增大或同时数量增多和体积增大。

不同性别脂肪分布不同。男性型脂肪主要分布在内脏和上腹部皮下，女性型脂肪主要分布在下腹部、臀部和股部皮下。

可逆性体重增加是现有细胞大小增加的结果，当引起脂肪增加的情况去除后，脂肪细胞减小而体重恢复原有水平。不可逆性体重增加可能伴有脂肪细胞数目增加，因而变化是恒定的。

四、护理评估

（一）健康史

评估患者家族中肥胖症的患病情况，详细询问患者的生活方式、饮食习惯、食量、体育运动、体力活动、出生体重、身高等。

（二）身体评估

1. 体征变化　脂肪堆积是肥胖的基本表现，脂肪组织的分布存在性别差异，通常男性型脂肪主要分布在腰部以上，以颈项部、躯干部为主，称为苹果型。女性型脂肪主要分布在腰部以下，以下腹部、臀部、大腿部为主，称为梨型。

2. 心血管疾病　超重者高血压患病率比非超重者高3倍，明显肥胖者高血压发生率比正常体重者高10倍。肥胖患者血容量、心排血量均较非肥胖者增加而加重心脏负担，引起左心室肥厚、扩大；心肌脂肪沉积导致心肌劳损，易发生心力衰竭。由于静脉回流障碍，患者易发生下肢静脉曲张、栓塞性静脉炎和静脉血栓。

3. 内分泌与代谢紊乱　常有高胰岛素血症，脂肪、肌肉、肝细胞的胰岛素受体数目和亲和力降低对胰岛素不敏感，导致胰岛素抵抗，糖尿病发生率明显高于非肥胖者。血清总胆固醇、三酰甘油、低密度脂蛋白升高，高密度脂蛋白降低，成为动脉粥样硬化、冠心病的基础。

4. 消化系统疾病　胆石症、胆囊炎发病率高；慢性消化不良、脂肪肝，轻至中度肝功能异常较常见。

5. 呼吸系统疾病　由于胸壁肥厚，腹部脂肪堆积，使腹内压增高、横隔升高而降低肺活量，引起呼吸困难。严重者导致缺氧、发绀、高碳酸血症，可发生肺动脉高压和心力衰竭。还可引起睡眠呼吸暂停综合征。

6. 其他　恶性肿瘤发生率升高，如女性子宫内膜癌、乳腺癌，男性结肠癌、直肠癌、前列腺癌。因长期负重发生腰背及关节疼痛。皮肤皱褶易发生皮炎、擦烂，并发化脓性或真菌感染。

（三）辅助检查

1. 体重指数（BMI）　BMI = 体重（kg）/身高（m）^{2}，是较常用的指标。国际肥胖特别工作组提出了亚洲成年人BMI正常范围为18.5～22.9，<18.5为体重过低，≥23.0为超重，23.0～24.9为肥胖前期，25～29.9为Ⅰ度肥胖，≥30为Ⅱ肥胖。2003年4月，国家卫生部疾病控制司公布的“中国成年人超重和肥胖症预防控制指南（试用）”的标准：BMI≥24.0为超重，≥28.0为肥胖，应注意肥胖症并非单纯体重增加，若体重增加仅仅是肌肉发达，则不认为是肥胖。

2. 理想体重（IBW）　IBW（kg）＝身高（cm）－105或IBW（kg）＝［身高(cm)－100］×0.9（男性）或0.85（女性）。

3. 腰围（WC）　腰围较腰臀比更简单可靠，现在更倾向于用腰围替代腰臀比预测中心性脂肪含量。WHO建议男性WC>94cm、女性WC>80cm为肥胖。中国肥胖问题工作组建议，我国成年男性WC≥85cm、女性WC≥80cm为腹部脂肪积蓄的诊断界限。

4. 腰臀比（WHR）　分别测量肋骨下缘至髂前上棘之间的中点的径线（腰围）、与股骨粗隆水平的径线（臀围），再算出其比值。正常成人WHR男性<0.90，女性<0.85，超过此值为中央性（又称腹内型或内脏型）肥胖。

5. CT 和 MRI 测量　是诊断内脏型肥胖最精确的方法，但不作为常规检查。

6. 其他　身体密度测量法，生物电阻抗测量法等。

（四）心理－社会评估

严重肥胖症患者精神方面付出很大代价，自我感觉不良及社会关系不佳，受教育及就业困难。由于承受着巨大的社会压力，以及对自我身体外形的不满意，患者常常会存在自卑心理、自我形象的紊乱和丧失自尊。

五、护理诊断及医护合作性问题

1. 知识缺乏　与缺乏正确的减肥和控制体重的知识有关。
2. 营养失调——高于机体需要量　与能量摄入和消耗失衡有关。
3. 活动无耐力　与肥胖导致体力下降有关。
4. 自我形象紊乱　与肥胖对身体外形的影响有关。
5. 应对无效　与外部压力引起的食物摄取增加有关。
6. 自尊低下　与感到自卑及他人对肥胖的看法有关。

六、计划与实施

通过治疗与护理，患者能够复述正确的减肥和控制体重的知识；合理饮食、适当运动；正确处理和面对自我的身体形象，应对和适应外部压力，维持自尊。

（一）患者教育

给患者讲解有关肥胖治疗的相关知识，告知患者肥胖症治疗的两个主要环节是减少热量摄取及增加热量消耗。强调以行为、饮食、运动为主的综合治疗，必要时辅以药物或手术治疗。继发性肥胖症应针对病因进行治疗。各种并发症及伴随病应给予相应处理。

结合患者实际情况制定合理减肥目标极为重要。一般认为，肥胖患者体重减轻 5%～10%，就能明显改善各种与肥胖相关的心血管病危险因素以及并发症。

1. 行为治疗　通过宣传教育使患者及其家属对肥胖症及其危害性有正确认识从而配合治疗，采取健康的生活方式，改变饮食和运动习惯，自觉地长期坚持，是治疗肥胖症最重要的步骤。

2. 医学营养治疗　控制总进食量，采用低热卡、低脂肪饮食。对肥胖患者应制订能为之接受、长期坚持下去的个体化饮食方案，使体重逐渐减轻到适当水平，再继续维持。只有当摄入的能量低于生理需要量，达到一定程度负平衡，才能把贮存的脂肪动员出来消耗掉。热量过低患者难以坚持，而且可引起衰弱、脱发、抑郁，甚至心律失常等，有一定危险性一般所谓低热量饮示指每天 62～83kJ（15～20kcal）/kg IBW，极低热量饮示指每天 <62kJ（15kcal）/kg IBW。减重较少需要极低热量饮食，而且极低热量饮食不能超过 12 周。饮食的合理构成极为重要，须采用混合的平衡饮食，糖类、蛋白质和脂肪提供能量的比例，分别占总热量的 60%～65%、15%～20% 和 25% 左右，含有适量优质蛋白质、复杂糖类（例如谷类）、足够新鲜蔬菜（400～500g/d）和水果（100～200g/d）、适量维生素和微量营养素避免油煎食品、方便食品、快餐、巧克力和零食等，少吃甜食，少吃盐。适当增加膳食纤维、非吸收食物及无热量液体以满足饱腹感。

3. 体力活动和体育运动　与医学营养治疗相结合，并长期坚持，可以预防肥胖或使肥胖患者体重减轻。必须进行教育并给予指导，运动方式和运动量应适合患者具体情况，注意循序渐进，有心血管并发症和肺功能不好的患者必须更为慎重。尽量创造多活动的机会，减少静坐时间，鼓励多步行。

4. 药物治疗　当食物和运动疗法未能奏效时，可选择药物作短期辅助治疗。目前常用的减肥药主要有以下两大类：

（1）非中枢性减肥药：这类药主要是脂肪酶抑制剂。饮食中的脂肪必须通过胃肠道中的脂肪酶水解后，才能通过黏膜吸收。奥利司他抑制胃肠道脂肪酶（主要是胰脂肪酶），服药后可使三酰甘油的吸收减少30%，而以原形经肠道排出，减少能量的摄取而达到减重的目的。

（2）中枢性减肥药：这类药物主要通过5－羟色胺（血清素5－HT）通路、去甲肾上腺素能通路或两者均有的双通路而起效。目前临床上主要有西布曲明，是5－HT和去甲肾上腺素再摄取抑制剂，用药后降低食欲，增加饱腹感，使摄食减少，体重减轻。

5. 外科手术　可选择使用吸脂术、切脂术和各种减少食物吸收的手术，如空肠回肠分流术、胃气囊术、小胃手术或垂直结扎胃成形术等。手术有一定效果，部分患者获得长期疗效，术前并发症不同程度地得到改善或治愈。但手术可能并发吸收不良、贫血、管道狭窄等，有一定危险性，仅用于重度肥胖、减重失败而又有严重并发症，这些并发症有可能通过体重减轻而改善者。术前要对患者全身情况作出充分估计，特别是糖尿病、高血压和心肺功能等，给予相应监测和处理。

（二）饮食护理

1. 患者评估　评估患者肥胖症的发病原因，询问患者单位时间内体重增加的情况，饮食习惯，每天进餐量及次数，食后感觉和消化吸收情况，排便习惯。有无气急、行动困难、腰痛、便秘、怕热、多汗、头晕、心悸等伴随症状及其程度。是否存在影响摄食行为的精神心理因素。定期评估患者营养状况和体重的控制情况，动态观察实验室有关的检查的变化注意热量摄入过低可引起衰弱、脱发、抑郁，甚至心律失常，应严密观察并及时按医嘱处理。

2. 制订饮食计划和目标　帮助患者制订饮食行为干预计划和减轻体重的具体目标，其内容包括：食物行为（选购、贮存、烹饪），摄食行为（时间、地点、陪伴、环境、用具、菜单）和自尊，使患者在“吃少一些”的同时感觉良好。护士应监督和检查计划执行情况，使每周体重下降0.5～1.0g。

3. 改变不良饮食习惯　教导患者改变不良饮食行为的技巧，如只限定在家中餐桌进食，避免做其他活动时进食，使用小容量的餐具，保持细嚼慢咽，每次进食前先喝250mL水。不进食油煎食品、方便面、快餐、零食、巧克力，少食甜食等。必须满足食欲时，可进食胡萝卜、芹菜、苹果等低热量食物。避免在社交场合由于非饥饿因素饮食。

（三）运动指导

运动是通过增加身体热量的消耗，达到减轻体重的目的。肥胖症患者的体育锻炼应长期坚持，否则体重不易下降，或下降或又复上升。提倡进行有氧运动，包括散步、慢跑、游泳、跳舞、广播体操、太极拳、球类活动等，运动方式根据年龄、性别、体力、病情及有无并发症等情况确定。

（1）帮助患者制订每天活动计划，注意逐渐增加活动量，避免运动过度和过猛。

（2）指导患者固定每天运动的时间，每天间歇活动的时间应累计有30min以上，并充分利用一切增加活动的机会（如走楼梯而不乘电梯），鼓励多步行，减少静坐时间等。如出现头晕、眩晕、胸闷或胸痛、呼吸困难、恶心、丧失肌肉控制能力等应停止活动。

（四）用药护理

对使用药物辅助减肥者，护士应指导患者正确服用，并观察和处理药物不良反应。①西布曲明不良反应有头痛、口干、畏食、失眠、便秘、心率加快，一些受试者服药后血压轻度升高，故禁用于有冠心病、充血性心力衰竭、心律失常和脑卒中的患者。②奥利司他的主要不良反应为胃肠胀气、排便次数增多和脂肪便。由于粪便中含脂肪多而呈烂便、脂肪泻、恶臭，肛门常有脂滴溢出而容易污染内裤，应指导患者及时更换，并注意肛周皮肤的护理。

（五）心理护理

通过讲解疾病的有关知识，给患者提供有关疾病的资料和患有相同疾病并已治疗成功患者的资料，使其明确治疗效果及病情转归，消除紧张情绪，树立自信心。必要时安排心理医师给予心理疏导。

（六）改善身体形象

指导患者改善自身形象，肥胖患者可指导其选择合身的衣服，恰当的修饰可以增加心理舒适和美感。

（七）提高应对能力

对因为焦虑、抑郁等不良情绪导致摄食量增加的患者，应针对其精神心理因素给予相应的辅导，以提高患者的应对能力。有严重情绪问题的患者应建议转诊精神心理专科治疗。

（八）促进家庭社会支持

家庭成员是患者最亲密的互动者，可给予患者最大的支持。鼓励家属主动与患者沟通，互相表达内心的感受，促进家人之间的联系，改善互动关系。鼓励家属主动参与对患者的护理，以减轻患者内心的抑郁感。鼓励患者加入社区中的支持团体，帮助其增强社交技巧，改善社交状况。教育周围人群勿歧视患者，避免伤害其自尊。

七、预期结果与评价

（1）患者能够复述正确的减肥和控制体重的知识。

（2）患者能够合理饮食。

（3）患者能够适当运动。

（4）患者能够正确处理和面对自我的身体形象。

（5）患者能够应对和适应外部压力。

（6）患者能够维持自尊。

（叶　红）

第十六节　痛风

痛风是一组长期嘌呤代谢紊乱和（或）尿酸排泄障碍所致血尿酸增高的异质性疾病。其临床特点为高尿酸血症、尿酸盐结晶沉积及由此所致的特征性急性关节炎、痛风石，严重者可出现关节畸形及功能障碍。常累及肾脏引起慢性间质性肾炎和尿酸性尿路结石。

一、护理措施

（一）一般护理

1. 心理护理　帮助患者了解痛风的有关知识，讲解饮食与疾病的关系，给予安慰和鼓励，减轻焦虑、抑郁等情绪，主动配合治疗。

2. 注意休息　避免过度劳累。

3. 饮食护理

（1）避免高嘌呤饮食，如动物内脏、水产海鲜、肉类、菠菜、蘑菇、黄豆、扁豆、豌豆、浓茶等，不食用太浓或刺激性调味品。戒酒。

（2）进食碱性食物，如牛奶、鸡蛋、马铃薯、各类蔬菜、柑橘类水果，使尿液的pH≥7，减少尿酸盐结晶的沉积。

（3）低热量饮食，痛风患者大多肥胖，蛋白质应限制在1g/（kg·d），糖类占总热量的50%～60%。总热量1 200～1 500kcal/d。

（4）痛风性关节炎急性发作多以饮酒、饱餐、高嘌呤饮食等为诱因，应注意避免。

4. 皮肤护理　痛风严重时可导致溃疡发生，要注意保持皮肤清洁，避免感染。

5. 用药护理　指导患者正确服药，观察药物疗效及不良反应，常见不良反应有胃肠道反应、肝肾功能损害、骨髓抑制等。服用秋水仙碱出现不良反应要及时停药；服用促进尿酸排泄药物应碱化尿液、多饮水；肾功能不全者服用别嘌呤醇宜半量应用。

（二）症状护理

1. 病情观察

（1）有无过度疲劳、寒冷、潮湿、紧张、饮酒、饱餐、脚扭伤等诱发因素。

（2）观察疼痛部位、性质、间隔时间，有无夜间剧痛而惊醒。

（3）受累的关节有无红、肿、热、痛和功能障碍。

（4）有无痛风石的体征，了解结石的部位及有无症状。

（5）监测血、尿、尿酸水平变化。

2. 痛风性关节炎急性发作的护理　要绝对卧床休息，抬高患肢，可在病床上安放支架托起盖被，减少患部受压，疼痛缓解 72h 后方可恢复活动。

3. 手、腕或肘关节受侵犯的护理　受侵犯时以夹板固定制动，可减轻疼痛，也可在受累关节给予冷敷或 25% 硫酸镁湿敷，以消除关节的肿胀和疼痛。

二、健康教育

（1）保持心情愉快，避免情绪紧张，生活有规律，肥胖者应减轻体重。定期且适度运动，运动后疼痛超过 1 ~ 2h，应暂停此项运动。

（2）严格控制高嘌呤饮食。

（3）教导患者保护关节的技巧：使用大块肌肉运动，如能用肩部负重者不用手提，能用手臂者不用手指；交替完成轻、重不同的工作，不长时间持续进行重工作；经常改变姿势，保持受累关节舒适。

（4）教会患者自我检查：如用手触摸耳郭及手足关节处是否有痛风石。

（5）遵医嘱正确服用药物，定期复查血尿酸。

（宋海萍）

第五章

ICU 护理

第一节 重症监护病房的组织与管理

一、人员要求

（一）ICU 护士应具备的基本素质

ICU 的工作特点决定了 ICU 护士应具备以下基本素质：①能适应高度紧张的工作，在短时间内持续紧张地工作，身体健康。②具有高度的灵活性、适应性。③接受新事物能力强，知识面广。④具有清晰判断问题的能力。⑤处理问题沉着、果断、迅速。⑥善于创新，逻辑思维能力强，善于发现问题、总结经验。

（二）ICU 护士应具备的业务能力

由于 ICU 收治范围广，病情复杂、危重，决定了 ICU 护士应有较强的业务能力。他们不仅应具备病理生理、临床药理、解剖学等基础知识及各专科医疗护理和急救知识，还应掌握各种监测仪器的使用、管理、监测参数和图像分析及其临床意义。基本要求包括：

（1）必须掌握急救复苏技术：包括除颤、给氧、人工通气、呼吸机的使用及动静脉穿刺术等，并要了解急救药物的性能及用药途径。遇有紧急情况，在医生到达之前，有能力独立初步急救。

（2）具有专科护理知识和技术：ICU 收治不同年龄、不同科别的危重患者，许多患者因身心受到强烈刺激，致使多系统发生生理、病理变化。因此，要求护理人员必须具有各专科护理知识和技能，包括循环、呼吸、消化、神经、血液、肾脏及小儿等专科的护理。

（3）掌握监护仪的使用：患者在监护过程中，要施行一套完整的床边监测，如心电、血压、呼吸、体温、血生化、血流动力学监测等，护士应熟练使用各种监测仪，了解监测结果的临床意义，为医生提供可靠的治疗依据。

（4）做好基础护理工作：是进行抢救和专科护理的基础，也是患者基本的生理、心理要求。此外，还要求准确执行医嘱、常规给药、注射、标本留取、护理文件的正确书写等。

（5）具有非语言交流的技能：ICU 护士应学会在非语言交流中观察病情，如对接受气管切开、人工呼吸治疗、失去语言能力的患者，护士要从其手势、表情、体态、眼神中体会到他们的需要，帮助患者克服语言障碍，度过生命危险期。

（三）ICU 护士群体素质要求

（1）ICU 内重患者多，重大抢救频繁，故要求护士能应付自如，有条不紊地工作。尤其在执行医嘱、抢救、配合检查等环节上更需要护士之间的默契配合。选择护士时应考虑其是否有协作精神，在对 ICU 护士进行培训时，也要重视协作精神的培养。

（2）在 ICU 内，医护协调显得尤为重要：某些监护病房中，一个患者的处理往往与多个医生有关，他们在对患者的治疗上相互间可能意见不一致，因此给护理人员的指导也会不一致。护理人员有时觉得一些医生在心肺复苏及一般复苏技术上不够熟练；医生也可能感到护理人员在这个特定领域里的知识是一种威胁，因而对护理人员的态度非常傲慢。医护之间的性格差异也会影响他们之间的合作。作为护士，应以患者的救治为重，主动协调各种关系。应明白，只有在工作中齐心协力，团结合作，才能保证护理质量，提高救治率。

（四）ICU 护士要保持动态平衡

对 ICU 工作和发展来讲，需一批训练有素质的护理人员并相对固定、专业化，而护士的流动也应受到重视。在补充新生力量的同时，可将已受到训练的技术骨干根据情况调到普通病房。由于在 ICU 工作过的护士能胜任最繁重、危急的医疗任务，并掌握了一套完整的危重患者抢救、护理技术，故可带动其他科室的技术力量，提高科室护理质量。因而，ICU 就成为医院重要的教学基地，是培养、输送护理人才的场所。保持 ICU 护士有序的动态平衡，将能为整个医院护理质量的提高提供有力的支持。

二、ICU 的护理管理

（一）充分发挥护士长的管理职能

护士长是 ICU 护理工作主要负责人之一，ICU 工作质量的优劣与护士长有密切关系。护士长必须对医护小组、患者及家属具有强烈的责任感，具备整体、系统处理危重患者的专业知识和技术，他们应具备以下条件：

（1）具有丰富的临床知识，掌握疾病的生理和病理过程，了解重患者护理要求，指导护士工作。

（2）具有不断发展、改进管理体制的管理能力。

（3）交流技能：学会如何进行有效的交流是非常重要的。护士长在处理各种关系、制订计划、获得各种信息、评价工作效果等环节均需要交流，交流是建立良好的工作关系和高效率进行工作不可缺少的技能。

（4）树立威信：掌握生理、病理、心理学和仪器使用等方面的专业知识和熟练的技术，并保持不断更新的状态是护士长权威的基础，护士长应通过敏捷的思维和独立的工作能力向医生、护士证明自己的能力，取得他们的信任。

（5）了解护士的心态，给予他们必要的心理支持：ICU 紧张的工作，不断更新的仪器、技术都给 ICU 护士带来巨大的压力。ICU 护士常有健康失望，如生理症状可见慢性疲劳和衰弱，感情症状可有忧郁、精力缺乏和心态不平衡。护士长有责任掌握他们的心态，爱护护士，根据不同情况，给予心理及行为上的支持鼓励，切不可把护士所表现出来的行为心理变化简单地归为年龄、家庭、工作态度等问题看待。

（二）仪器的使用及管理

ICU 患者需要依靠各种仪器和药物来调节机体生理功能，以维持生命。因此，正确掌握使用和管理这些仪器的技能，在维护患者的生命功能中将会起到举足轻重的作用。

1. ICU 内装备的仪器　①急救复苏器材：如气管插管、喉镜、除颤器、起搏器等。②呼吸器材：如呼吸机、潮气量计、峰值流量计等。③循环用器材：如各种血流动力学监测仪、生理记录仪、辅助循环设备等。④小型化验室：可以进行血气、血生化及血常规等检查。⑤其他器材：如静脉切开包、气管切开包、开胸包、缝合包、动脉加压输血器、容量泵、微量注射器泵、血液净化器等。

2. 仪器管理的一般规则　①应配有专门的技术人员，负责调试、应用、维修及保养。②使用时要详细阅读说明书，把说明书放在仪器旁或贴于仪器上，以便于查阅。③使用前需详细检查、核对。各种仪器最好要根据过去使用经验和使用说明作一核对表，将此表置于仪器上，以便使用者在使用前迅速进行核对。例如，用除颤器前要核对的内容应包括：检查地线是否接好，输出功率显示盘是否到零，电极纱布的生理盐水或胶水是否充分，确定同步或非同步除颤转换电键的位置等。④使用后正确调整和检查，使其处于良好的备用状态，如果机器出现故障，要根据说明书或由主管专业人员维修。⑤制定仪器、设备的消毒规范。为防止交叉感染，仪器在使用后均应按要求严格消毒，再存放保存。如呼吸机的湿化瓶要用2%过氧乙酸浸泡，晾干后存放。⑥各种仪器每半年或一年定期检查一次，并对检查情况进行登记。

三、ICU的护理规章制度

严格执行各项规章制度是良好护理质量的保障，ICU的工作性质决定了护士不仅要执行普通病房的一般工作制度，更要强调消毒隔离、抢救制度及岗位培训制度等。

（一）消毒隔离制度

ICU内获得性感染是威胁患者生命的重要因素之一，积极预防和控制感染对预后具有重要意义。

1. 诱发因素　ICU获得性感染的危险因素包括两个方面，即机体因素和环境因素。机体因素包括原有疾病，特别是免疫抑制或缺陷、糖尿病、肾衰竭和肝衰竭等，以及气管或血管内插管、留置导尿管、胃内pH升高、长期仰卧位等。环境因素包括空气和所使用装置的污染、无菌操作不严及交叉感染。

2. 消毒措施

（1）ICU设施：人体是室内空气中微生物的发源地，人员流动越大，室内空气污染就越严重，因此要减少人员流动。进入ICU前应设有缓冲地带，供进出人员换鞋、更衣、洗手等。

（2）空气消毒：保证ICU空气洁净是防止交叉感染，提高危重患者抢救成功率的重要条件之一。ICU应设置空气滤过器，以层流方式净化空气，保证空气的洁净度。目前，国外检测空气净化度采用“白手套法”，即用白手套触摸物体表面，如无灰尘，则说明空气清洁。用于空气消毒的设备较多，目前最常用的是紫外线，正确使用紫外线消毒可使空气中的微生物减少50%～70%。

（3）呼吸机及附带设备的消毒：呼吸机内部的消毒比较困难，一般24h更换管道和连接物，甲醛熏蒸或环氧乙烷消毒，2%过氧乙酸浸泡12～20min。

（4）留置导管感染的预防：①用70%乙醇、0.5%碘附消毒插管处，预防细菌沿导管旁隧道逆行入血。②插管后要妥善固定，防止移动滑出及刺激管道内壁。③局部用抗生素软膏涂于置管口周围以减少细菌侵入。④血栓形成易成为细菌繁殖灶，定时用肝素稀释冲洗可减少细菌生长。

（5）大量调查说明，很多感染完全可用简便的措施加以预防：例如：接触患者前后洗手可大幅度减少交叉感染的发生率。ICU的工作人员要充分意识到各种感染的可能途径，从自我做起，严格要求，应做到以下几点：①更衣、更鞋、戴好帽子方可进入ICU，外出时必须穿隔离衣，更换外出鞋。②无菌操作前必须戴口罩，严格无菌技术。③严格洗手制度。任何人皮肤上都有细菌存在，其中有少数致病菌，一旦接触易感部位，尤其是重患者，极易引起感染。因此，在接触两个患者、两张床时，或进行各种操作，以及处理尿壶、便盆后，进入或离开ICU后均要认真洗手。④衣帽及口罩要经常换洗，保持清洁。

（二）岗位培训制度

由于ICU业务范围广、监测项目繁多，ICU应有严格的培训制度。

（1）新成员应学习、掌握五衰抢救的程序，常用仪器的使用方法、性能、各参数值及临床意义。

（2）ICU护士应轮流到心电图室进行学习，在购入新仪器、新设施后，护士长要组织全科人员学习，迅速掌握其使用方法。

（3）培养书写合格护理记录的技能，对护士不断培训，使护理记录达到项目齐全、重点突出、内容简明扼要、能准确反映患者病情的动态变化、处理措施和效果。

（4）组织业务学习、病例讨论，不断总结临床经验，提高业务水平：例如，一般认为只要血压正常便可维持器官灌注，但机体有巨大的代偿能力，即使在心、脑、肾等重要脏器缺血的情况下，血压仍可暂时维持正常。一个临床经验丰富的护士应同时注意观察中心静脉压、尿量、肢端温度、颜色等，进行综合分析，判断器官灌注情况。

（三）抢救制度

抢救是医疗领域中技术性要求很高的一项工作，抢救能否成功，不仅是医师技术的反映，而且离不开贯穿抢救过程中的护理技能和护士的责任心，有效的护理也离不开科学的管理。抢救的基本原则是：立即进行抢救，从维持患者生命的角度来考虑具体处理措施，估计病情可能要发生的突然变化，并事先有所准备。

抢救一般分3个阶段：①用人工方法紧急维持循环和呼吸，如使呼吸道通畅，胸外叩击，按压，口对口呼吸等。②恢复自主呼吸和心率，如除颤、起搏、气管插管及机械通气。③处理并发症，如保证防治心源性休克及心力衰竭、肺水肿、肺部感染、脑水肿及水、电解质平衡紊乱。

抢救时要做好组织工作，合理安排人力，做到忙而不乱，护理人员各司其职，密切配合。基本的人员分配如下：

（1）负责呼吸、鼻胃管等管道，保持其通畅，防止脱出。

（2）监测生命体征。

（3）药疗护士：维持生命线，如静脉输液、中心静脉和动脉插管的通畅及抢救药物的准确输入。药疗护士应熟悉急救药品的位置及药理作用。急救药品通常分3类：①抗心律失常药。如利多卡因、阿托品、异搏定、心律平等。②增加心输出量和升压药。如钙剂、多巴胺、肾上腺素等。③其他作用的药物。如皮质激素、利尿剂、碳酸氢钠等。

（4）必须有专人详细记录抢救有关资料：如患者心跳、呼吸停止及复苏过程、时间，用药情况等。

（5）专人机动：以随时提供必要的人力、物力支援。

（宋海萍）

第二节　危重患者的护理技术

一、氧气吸入疗法及护理

氧气吸入疗法是供给患者氧气，以提高动脉血氧饱和度，纠正各种原因造成的缺氧状态，维持机体的生命活动，达到治疗的目的。

（一）氧疗方法

1. 控制性氧疗　用于低氧血症同时伴有二氧化碳潴留的Ⅱ型呼吸衰竭。氧疗可能导致 $PaCO_2$ 进一步升高，直至发展到二氧化碳麻醉，此时并不出现特殊的自觉症状与体征，因而需经常进行血气测定，特别是氧疗早期，血气变化尚未稳定时。氧疗应注意以下几点：

（1）给氧应从低浓度开始，一般氧浓度从24%开始慢慢增加。

（2）应注意给氧的持续性：如突然中断氧疗，等量的二氧化碳将占据原容氧的肺泡空间，使 $PaCO_2$ 比氧疗前更高，PaO_2 降低，缺氧会进一步加重。

（3）氧流量与吸入氧浓度的关系可通过下列公式估计

吸氧浓度% =21 +4 × 氧流量（L/min）

给氧的浓度应根据患者的情况及病情而定，一般可分为低浓度给氧，给氧浓度 <30%；中浓度给氧，给氧浓度30% ~60%；高浓度给氧，给氧浓度 >60%。

2. 高浓度氧疗　适用于单纯缺氧而无二氧化碳潴留者，为使未行气管插管的患者氧浓度 >60%，需要应用带有单方向活瓣及贮气袋的特殊面罩，吸氧浓度可高达90%以上。

3. 高压氧疗　高压氧疗需置患者于密闭高压氧舱中，在高压环境下吸入纯氧，仅物理溶解在血浆中的氧就能满足机体的代谢需要，因而对因一氧化碳中毒、血红蛋白失去携氧能力一类的疾病有特殊疗效。

（二）给氧方式

1. 鼻导管吸氧法　是常用于治疗轻、中度低氧血症的方法，简单、方便，适用于持续给氧。此法是在鼻腔内置管，将湿化后的氧气直接输出，有单腔和双腔鼻导管两种。后者是用两根细管分别插入两侧鼻腔供氧，此法优点为吸入氧浓度较高。单侧细导管吸氧法，当导管插入鼻道 10cm，给氧效果与鼻塞相似，插入 5cm 则实际吸氧浓度低于鼻塞法。吸氧的浓度还受患者潮气量和呼吸类型的影响。低流量鼻导管给氧应是 2L/min，高流量给氧是 3～6L/min，因此本法给氧浓度均在 50% 以下。

2. 鼻塞法　此法优点是刺激性小，易被患者接受，适用于较长时间低浓度吸氧者。鼻塞的大小应以塞严鼻孔为宜，不可过深以免塞入鼻腔。

3. 面罩给氧　有侧孔及氧控装置的塑料面罩，能输送不同浓度的比较精确的氧，其吸入氧浓度为 24%、28%、35%、40% 几种。根据吸入氧控制装置的标记调节每分钟氧流量，一般 4～8L/min，可不更换面罩只换氧控装置就可以改换吸入氧浓度。此种面罩由于吸入氧气中掺杂了空气，不一定再进行氧气湿化，给氧浓度稳定，不受呼吸频率和潮气量的影响。长时间的面罩吸氧有时可导致面罩压迫处皮肤的破损，应注意保护。

（三）氧疗监护

（1）密切观察氧疗效果，注意观察患者的缺氧状态是否改善，病情是否减轻或好转，准确记录给氧起止时间。尤其在氧疗的初期要密切注意动脉血氧分压和二氧化碳分压的变化。

（2）供氧时应给予湿化，湿化瓶以 50～70℃ 温水为宜，否则易导致分泌物干燥而不易咳出，加重呼吸道阻塞。

（3）安全给氧：①氧气助燃，使用与保存时应严禁明火，置于阴凉处。②运送氧气时防震动，各部位禁止涂油。③停用氧气或调节流量时，先分开鼻导管，防止高压氧冲入损伤呼吸道及肺泡。

（4）连续吸氧时应经常检查导管是否通畅，每 8～12h 更换一次鼻导管，24h 更换鼻塞，并由另一侧鼻孔插入。

（5）吸氧治疗时要固定牢固，必要时用线绳等方法将鼻导管或鼻塞固定在耳郭上，以保证达到给氧的持续性。应加强巡视，尤其在夜间或睡眠时。

（6）防止交叉感染：给氧装置中的导管、湿化瓶、面罩、活瓣等物件，应定时更换并清洁消毒，防止交叉感染。

二、昏迷患者鼻饲

鼻饲法是将胃管从鼻腔插入胃中，然后通过该管将流质食物、液体或药物注入胃内，以供给营养和水分，达到治疗目的。

1. 操作方法　将胃管自鼻孔插至 14～16cm 处，再以左手将患者头部托起，使下颌靠近胸骨柄，以加大咽部通道的弧度，便于管端沿咽后壁滑行，然后徐徐插入至所需长度。昏迷患者因吞咽及咳嗽反射消失，不能合作，给插胃管带来一定的难度，反复插管可致声带损伤与声门水肿。昏迷患者插入鼻饲管时，应反复确定导管的确切位置，以免插入呼吸道。

如患者出现呛咳、呼吸急促、发绀，胃管可能误入气管，须立即拔出，稍休息后，再行插入。当导管插入 50cm 将听诊器放于胃部，注气于管内，胃中有气过水声；或置导管开口端于水碗内，水中有气泡都表明已插入胃中，先注入少量温开水，试验导管在胃内是否通畅，然后徐徐将溶液注入。

2. 注意事项

（1）鼻饲前，应检查并清除胃内潴留物，当回抽胃内容物 >100mL 时应该停止鼻饲 2h。

（2）鼻饲时及鼻饲后，使患者床头抬高 30°～45°并至少保持 1h 为佳，以尽量减少误吸的可能性。

（3）使用人工气道的患者进行鼻饲时，应将导管气囊充盈，减少反流造成误吸的机会。

（4）必要时可用气管插管或喉镜引导，为昏迷患者插管。

（5）长期用导管喂患者，可每周 1 次将导管取出以减少对黏膜的刺激。取出导管动作宜迅速，以免引起恶心，用手捏紧导管，防止管内溶液流入气管。

三、导尿的护理

导尿术是将无菌导尿管自尿道插入膀胱引出尿液的方法。它用于各种原因引起的尿潴留；手术留置尿管保持膀胱排空，防止术中误伤膀胱；休克及疑有肾功能不全和其他需密切注意每日尿量者。

1. 正确选择导尿管

（1）普通导尿管：常用于经尿道插入膀胱导尿，如多种原因引起的尿潴留。此类导尿管常用型号，男性为F12～F14，女性为F14～F16（“F”为法制号码，号数为管腔直径3倍的毫米数），可根据患者及需要而定。

（2）前列腺导尿管：前列腺肥大的患者发生尿潴留时，尿道前列腺膜部及膀胱颈部往往狭窄，普通导尿管不能插进，应选用末端弯曲且较硬挺的单弯导尿管。

（3）蕈状导尿管：导尿管腔大，末端呈蕈状，有数个较大的孔，便于尿液及血块的引流，头端膨大可起固定作用。常用于耻骨上腹腔造瘘及肾造瘘。

（4）输尿管支架管：以F8～F10号管为宜，适用于肾盂成形术、输尿管吻合术、肾移植术后、膀胱扩大术中输尿管和肠道吻合，既可以起支架作用，防止吻合口狭窄，又可以引流尿液。

（5）气囊导尿管：有三腔和双腔之分。双腔气囊导尿管末端有一气囊，可以充无菌盐水5mL起固定作用，不易滑脱，常用于保留导尿。三腔气囊导尿管气囊内注入10mL无菌生理盐水后起压迫止血作用，其中一腔要在术后持续膀胱冲洗时接进水管，中间较大的一腔接出水管，三腔管适用于经尿道前列腺电切术。

2. 弗来尿管的应用　导尿管有数种改良的大小及形状，软的红色橡皮管最常用于1次或不保留的导尿；弗来（Foley）尿管通常用于保留一段时间的导尿；单弯导尿管用于男性老年患者或疑有前列腺肥大者，以防伤及前列腺。选择尿管的依据主要视留置尿管时间的长短及尿液的外观。如尿液混浊、有沉淀或凝块时，应选择直径大的导尿管，这样既不给患者带来不适，也不使管子脱出，又有最佳的导尿效果。用于留置的尿管一般选择具有弹性的橡胶制成品，有一个5mL（正常使用）或30mL（用于需止血时）的球囊，当导尿管放入膀胱后用无菌生理盐水充满球囊。选用套囊时，应选用容积较小套囊的导尿管，套囊容积过大可能增加对膀胱的刺激引起痉挛，以致形成尿液沿尿管外壁“溢出”。

使用弗来尿管要注意导尿管插入的深度应从水囊下段计算，见尿后再插入4～5cm，将5～10mL的生理盐水注入气囊后，轻轻回拉，有阻力时是最佳深度，严防深度不够水囊压迫尿道或膀胱颈部，如患者主诉尿道疼痛时应警惕尿管插入深度不够或脱出，应及时给予处理。

导尿前应洗手，注意摆好患者体位，导尿过程中要鼓励患者在插管时做深呼吸，转移患者的注意力，使膀胱括约肌松弛，插管时如发现导尿管的通路有阻力时，不能强行用力，因创伤性的导尿易导致泌尿系统感染及形成尿路狭窄，尿管插入后应妥善固定防止滑动和尿道牵扯。

导尿的目的是促进尿液的引流，所以应确保其通畅。如尿中有血者应每小时检查导尿管1次，其余患者也应经常检查，如引流不畅应及时分析原因，是内在还是外在的原因造成，出血会使膀胱内形成血块而堵塞尿管，感染会增加尿液内的沉淀物而导致堵塞。检查引流系统内有无沉淀，可用手指揉动导尿管以检查尿中沉淀物的堆积，并注意尿管有无扭转，或轻轻转动导尿管，改变其在膀胱中的位置以免导管开口贴于黏膜壁。要注意观察尿液的颜色、透明度、气味，应记录并及时报告医生。

3. 尿液的引流　持续引流者将导尿管接到尿液收集器，通常利用重力引流（尿袋在膀胱以下）。引流管密封式地与收集管相接的方式称密闭式引流，此法可减少泌尿道的感染。对其护理注意以下几点：

（1）使用一次性密闭式引流器的患者，除因阻塞需冲洗外，不进行冲洗。必要时给予重新插管。

（2）集尿系统的接头不应打开，当需要少量新鲜尿液标本时，应以无菌的方法，用小针头自导尿管远端插入引流管抽取尿液。若需要膀胱冲洗，最好选用三腔管，也可用双腔导尿管连接三通管以便无菌冲洗。

（3）引流袋的下面不可有扭结或下垂的管子，以免影响引流，过长的管子可盘在床上，每次患者变换卧位之后即应检查所有管道的通畅性。

（4）每日需检查收集系统有无沉淀及漏尿的现象，若接头脱开破坏了无菌状态，应消毒接口处，以无菌技术复原或更换集尿系统。

4. 预防尿路感染　行导尿或尿路器械操作的患者中20%～30%有尿路感染，其中80%与导尿有关。使用密闭式引流者感染率可降低，因此，不主张进行膀胱冲洗，尤其对短期留置者更无必要。

要严格各项无菌操作，严防感染，保证患者安全。密闭式引流袋可 3d 更换 1 次。应鼓励患者多饮水，使大量尿液排出。认真检查无菌包装的导管、引流袋的有效期。引流袋不可提至患者的膀胱或引流部位以上的高度，防止尿液逆流，若接头脱开必须以无菌技术复原。尿道口有分泌物时，应用手按摩使之排出，再行消毒。造瘘口周围每日用碘酒消毒 1 次，并更换无菌敷料。

5. 固定　各种导管均应妥善固定，外接的引流管应固定床旁，防止引流袋过重牵引尿管而脱出。尿道修补术后，留置的尿管妥善固定尤为重要，特别是吻合口不满意时。随时检查引流管是否通畅，如发现引流不畅或完全无尿流出，应仔细检查及时处理，防止扭曲受压。

6. 观察引流的尿色、尿量、性状并准确记录　应鼓励患者增加饮水量，以稀释尿液、减少沉淀，排出废物，维持尿量在 1 500 ~ 2 500mL/d。

7. 膀胱冲洗

（1）留置导尿者最安全有效的冲洗是在病情允许的情况下增加患者的液体摄取量，每日要鼓励患者饮水 3 000mL 以上或通过静脉注射取得。

（2）如需进行冲洗，要执行严格的无菌技术，注意动作轻柔，避免损伤器官或引起感染。每次冲洗量 30 ~ 60mL，灌注冲洗后应借重力再流出。

（3）间歇性冲洗法，此法可用密闭式输液器将冲洗液与尿管相通，减少细菌进入膀胱的机会。冲洗液要挂在比患者位置高的地方，灌注到膀胱后，再让它自由地流到尿袋中。

8. 间歇性插管　长期插管的患者易发生感染，临床经验表明，多次间断性导尿比长期留置尿管的尿路感染可减少 50%，即使在非无菌的方式下间断性插管的患者也比长期插管感染率低。

四、中心静脉穿刺置管术的护理

经皮穿刺中心静脉置管术，有颈内静脉、锁骨下静脉和股静脉等入路。由于股静脉穿刺部位清洁度差，护理观察困难，且下腔静脉易受腹压的影响，CVP 值不能正确反映右心房压力和血栓形成的机会多，因此，一般优先选用颈内静脉和锁骨下静脉。

（一）并发症的观察及护理

（1）动脉损伤：后果取决于穿刺部位，误伤颈内动脉的危险性较大，巨大颈部血肿可压迫气管，造成呼吸困难。因此，对该类患者严密观察呼吸变化，并严禁再在对侧穿刺。

（2）血气胸、失血性休克：主要发生在锁骨下静脉穿刺，术后要严密观察血压、脉搏、呼吸、呼吸音变化及有无胸痛等。

（3）空气栓塞：中心静脉开放后，受胸内压和右心舒张期影响，静脉压与大气压存在着压力差，吸气时呈负压，尤其在低血压时更应严防空气漏入。在置管操作期间，凡有空腔器械留滞在静脉内时，均应用拇指堵住开口，并嘱患者暂停呼吸，以防气体进入。如穿刺结束后有严重咳嗽、气急，应警惕可能动脉栓塞，应立即置患者于左侧卧位，叩击胸背，使气泡变细，并给予吸氧。

（4）颈内静脉右侧基本垂直注入上腔静脉右心房，因此，切忌快速滴入氯化钾、葡萄糖酸钙等对心肌活动有直接影响的药物，防止心律失常及心搏骤停。

（5）妥善固定好静脉置管，避免脱出，密切观察液平面，防止空气进入发生空气栓塞。

（6）注意导管管柄与管身衔接处易折断或脱管。连续输液要保持一定速度，一旦发生堵塞，忌冲洗，应更换。

（二）预防感染

静脉置管感染较多见，其发生率与许多因素有关，如静脉的选择、置管技术、患者的体质、导管的材料及各项无菌技术等。

1. 导管感染的临床表现

（1）疏松结缔组织炎：以导管插入部位最多见，周围皮肤出现红、肿、热、痛。

（2）静脉炎：局部或全身发热，局部红斑，沿静脉走向触诊有压痛和发硬，淋巴结肿大和触痛。

（3）化脓性血栓静脉炎：静脉腔内可找到肉眼或镜下的化脓病灶，脓液有时可从插管的伤口流出或挤出，往往导致脓毒血症。

2. 预防　中心静脉留置导管便于静脉给药、输液和进行监测，因此可提高抢救成功率。但随着导管留置时间的延长，感染的危险明显增加。最重要的感染途径是皮肤微生物沿导管外周或密封输液系统的破损处侵入或污染导管内部。因此，任何破坏输注系统严密性的做法均应尽量避免。

（1）保持病室清洁：每日需紫外线照射，早晚均用消毒液拖地。导管护理必须严格各项无菌原则，操作前彻底洗手，戴口罩、手套等。

（2）用1% ~2%碘酊消毒插管处的效果可靠，也可用洗必泰及0.5%碘附等消毒，能防止细菌沿导管旁隧道侵入。

（3）插管后妥善固定导管，防止移动、滑出及刺激损伤血管内壁。

（4）在置管周围皮肤上涂抗生素软膏，再用无菌纱布或新型透明半渗透性聚氯酸敷料覆盖，每隔72h更换一次，并注意保持皮肤干燥。

（5）血栓易成为细菌繁殖灶，定时用肝素稀释液冲洗可减少顶端细菌生长，这在长期置管中能明显降低感染率。

（6）凡通过中心静脉输液者，最好采用输液袋，并24h更换一次输液装置。更换输液器时应先消毒连接部分，卸开后重新消毒，然后接上新的输液管。

（7）输液管道的各连接部分均可成为微生物侵入途径，最好使用无连接部一体化的、带有无菌过滤器的输液管道。三通的污染机会也非常多，因此，最好不装入三通。

五、有创动脉血压监测的护理

在动脉内置管连接一换能器便使血压数值直接显示在监护仪上，该方法简便、准确，能连续测出每瞬间的动脉压力变化，可随时采取动脉血样做血气分析，因此特别适用于危重患者心血管和其他复杂手术的术中、术后血压监护。

（一）插管的动脉选择

（1）插管所用的动脉应有充分的侧支循环。

（2）有较大的血管管径，能精确测量血压又不易发生动脉阻塞或血栓形成。

（3）不影响手术和其他操作，易于进行护理和固定。

（4）避免易感染部位。

（二）常用于插管的动脉

桡动脉常作为插管的首选动脉，因其位置表浅，有良好的平行血流灌注，易于护理、固定、观察，只要能证实有动脉的侧支循环，很少发生手部的缺血性损害。其次是足背动脉，如能证实胫后动脉有良好的侧支循环，选此动脉也无明显危害。股动脉在周围的动脉搏动消失时，可以考虑使用，但若有下肢动脉病灶，应避免使用。肱动脉插管较易引起血栓形成而产生明显的前臂及手部缺血性损害，一般不作常规使用。本节将主要介绍桡动脉测压的方法及护理。

（三）桡动脉穿刺测压

手部的血流靠尺、桡两动脉供给，以尺动脉为主，尺、桡两动脉在掌部形成掌动脉弓。由于桡动脉置管常有血栓形成，此时手的血液供给主要靠浅掌动脉弓的侧支循环，如侧支血流少或无，则可发生缺血性损伤。因此，施行桡动脉穿刺置管前应先做Allen试验，以观察尺动脉能否充分供应手的血运。

1. Allen试验　令患者伸屈手指数次后令其上举过头再握紧拳。术者以左右手指分别压紧腕部桡、尺动脉，令患者手放下松拳，应避免手腕过分伸展。术者放松对尺侧动脉的压迫以观察手部血液循环恢复情况。如果掌弓完整，尺动脉能充分供应手部血液循环，在6s内则全手变红，表明可行桡动脉置管，若手掌颜色延迟至7 ~15s恢复，说明侧支循环血流少，应慎重选择该桡动脉置管。

2. 置管用品　20～24 号聚四氯乙烯套针 1 枚，要求管长 3～5cm，管腔粗细一致，三通 2 个，输液管 1 根，普鲁卡因 5mL，5mL 注射器及 7 号针头 1 套，无菌手套 1 副及敷料，消毒物品，换能器及监护仪。

3. 操作步骤

（1）患者平卧，手臂外展，腕伸 60°，腕下可垫绷带卷。

（2）摸清桡动脉搏动。

（3）术前消毒，铺无菌巾，戴无菌手套。

（4）局部皮肤麻醉。

（5）按住桡动脉搏动线与皮肤呈 30°角刺入套针，进入动脉后针尾出现回血。固定穿刺针，向动脉内送入套管。抽出穿刺针，套管外接三通、延伸管及换能器，腕部呈自然位，固定套管及延伸管，穿刺部位用无菌敷料包扎。

（四）测压装置的连接

与三通相连，共有 3 个开口，一端接动脉套管、延伸管、冲洗装置换能器，一端可备作抽血标本用。

（五）动脉导管的维护与并发症的预防

（1）妥善固定导管及延伸管，防止摆动、扭曲。

（2）保持通畅，除通过冲洗自动装置冲洗外，如发现波形顿挫或失真可随时冲洗。

（3）测压系统无气泡，各衔接处不漏液、无回血。

（4）怀疑套管针内有血栓时，应用注射器抽吸，切勿向血管内推注。

（5）出血、血肿多发生在反复穿刺或拔管后，力求穿刺一次成功。如穿刺点出血应予压迫止血，拔除动脉导管后，局部至少压迫 10min。

（6）感染：动脉置管后发生感染的主要因素是导管在血管内留置时间过长，多数感染发生在置管 72h 后，因此要求适时拔管，穿刺局部每日执行无菌换药，回抽的管道液应弃去。

（7）置管期间应密切观察远端肢体血供，如发现肢体缺血迹象应立即拔管。

六、动脉穿刺及护理

在危重患者的救治中，及时、安全、正确地进行动脉穿刺，可以保证动脉输液、输血的畅通和获得动脉血标本。

（一）穿刺部位和方法

穿刺部位可根据不同需要进行选择，头颈部可用颈总动脉，躯干和上肢用锁骨下动脉或肱动脉，下肢则采用股动脉。但临床上最常用的穿刺部位则是桡动脉和股动脉。

1. 股动脉穿刺

（1）定位方法：股动脉位于股鞘内，在腹股沟韧带下方紧靠股静脉外侧。体表定位在髂前上棘和耻骨结节之间划一连线，连线中点能扪及动脉搏动处即为股动脉穿刺点。

（2）穿刺方法：在髂前上棘和耻骨结节之间连线的中点、动脉搏动的明显处，消毒局部皮肤和操作者的中指、示指，在两指间垂直穿刺。

2. 桡动脉穿刺

（1）定位方法：前臂桡侧腕关节上 2cm 处扪及桡动脉搏动最明显处为穿刺点。

（2）穿刺方法：掌侧向上，在腕关节上 2cm 桡侧搏动明显处消毒皮肤及操作者的中指、示指，在两指间垂直穿刺。

（二）注意事项

（1）动脉穿刺必须严格无菌技术，尤其是穿刺的局部皮肤消毒。

（2）如抽出压力较低的暗红色血表示可能误入静脉，可重新穿刺。

（3）反复穿刺易形成局部血肿，故穿刺后须持续压迫5min以上。

七、胃肠外营养的护理

胃肠外液体治疗和全胃肠外营养（TPN）是经静脉输入大量的基础营养物质以维持机体的合成代谢与生长发育。全胃肠外营养液浓度高，须经中心静脉内置管输入，在这一治疗中护士参与整个治疗的全过程，因此，护士起着十分重要的作用。这就要求护士要了解治疗目的及使用过程中的禁忌证、并发症，了解输注液体的组成，以及治疗过程中患者的反应。此外，还要学会营养状态的判断和病情的预测。

（一）导管的护理

胃肠外液体输注途径以中心静脉插管为主，临床上可选用上腔静脉或下腔静脉，因下腔静脉比上腔静脉管径细，血流量少，导管入口邻近下肢根部，易被污染，而且护理也不方便，故多选用上腔静脉途径。

1. 置管前的护理　置管前应做好心理护理，解除患者恐惧心理，并教会患者做好吸气与憋气动作，以取得良好的配合。备好局部皮肤及器械，病房地面用高效消毒剂消毒，紫外线照射房间。

2. 置管后的护理　静脉置管为病菌进入机体提供了渠道，而营养液则是其生长、繁殖的良好的培养基，因此，采取积极有效的措施预防感染很重要。对输液操作、导管管理必须严格无菌操作，穿刺点每日碘附消毒并用无菌敷料覆盖，每8h检查导管插入部位有无红肿、化脓，并注意导管有无断裂、打折、血块或液体渗出。每24h更换输液器，严格防止空气进入体内。

（二）并发症的观察与护理

1. 高血糖及高渗综合征的观察与护理　如果输液速度过快可出现高渗综合征，患者表现为前额疼痛，皮肤干燥，舌面纵向纹增多并加深，多尿，尿量>500mL/h、意识紊乱、昏迷，甚至死亡。为预防高血糖及高渗综合征的发生，在开始胃肠外营养治疗时应从慢速度开始，然后逐渐增加，最好使用输液泵控制滴速。应准确地记录出入量，每8h统计一次，以发现出入量的变化。如尿量较多，应每小时测定尿量，每日测量体重。每日体重增长>0.45kg，提示体液潴留，每日体重下降>0.45kg，提示体液丢失。根据病情及时测定尿糖及尿酮体含量，尿糖在（+++）时应立即测定血糖。要重视突然出现的前额疼痛及意识紊乱。严密监测患者的生命体征，观察皮肤及舌的皱纹情况，尤其是严重感染、外伤、隐性糖尿病的患者。

2. 输液后低血糖的观察护理　输入全胃肠外营养液后发生低血糖是由于突然终止输入该液，而体内胰岛素分泌仍处于高水平所引起，因此，胃肠外营养必须逐渐地终止，从而使胰腺有足够的时间适应血糖浓度的改变。一旦胃肠外营养突然终止，必须给任何一种含糖溶液过渡。在停止胃肠外营养后注意观察有无头枕部疼痛、皮肤湿冷、头昏、脉搏快速、肢端麻木感、神经敏感。如有上述表现应立即测定血糖，备好静脉注射葡萄糖。

3. 电解质紊乱的观察　实行胃肠外营养的过程中，如果不注意补充钾、磷、镁，可导致这些元素的不足。一般全胃肠外营养持续1个月以上很可能出现微量元素不足，尤其是钙、锌的不足。因此，为防止出现电解质的紊乱，应每日对患者做电解质测定，并密切观察病情。

（1）低血钾的主要表现是肌肉乏力，心律失常。

（2）低血磷的主要表现是嗜睡、语言不清，以致意识不清。

（3）低血镁的主要表现是肢端及口周围针刺样麻木感，焦虑不安。

（4）锌缺乏的主要表现是腹泻、腹部疼痛、味觉或嗅觉受损、脱发、伤口愈合延迟。

（5）高血糖也是感染的突出表现，血糖突然增高也常提示感染的存在。

4. 补钾过程中的护理　必须在尿量适当的情况下才能输入钾盐溶液，严重低血钾时，可在心电图持续监护及严密观察血钾浓度下，给大剂量钾盐（最好每小时不超过20mmol/L）。补钾时要缓慢输入，以减轻患者的不适感或避免造成静脉炎，还要注意避免因钾溶液的皮下渗出而损伤组织。

5. 补钙过程中的护理　经静脉输入钙盐时应注意，忌将钙盐加入碳酸氢钠溶液，以免形成碳酸钙盐沉淀物。使用洋地黄的患者慎用钙盐，静脉补钙过量或过快可导致心动过缓以至心搏骤停。输入前将其加热至人体温度，并严防液体渗出导致局部组织坏死。

6. 输蛋白质和脂肪溶液时注意事项　蛋白质溶液很容易变质，在输入前应严格质量检查，一经启封，就必须使用。输入开始时滴速要慢，警惕过敏反应的发生。输入脂肪乳时，需认真检查质量，注意有无脂肪分离，出现油状物，一旦出现即不可使用。脂肪乳中不可加入电解质或其他营养液，在启封后需在 12h 内输完。开始输入时应速度缓慢，以观察有无不良反应。脂肪乳应保存在 25 ~ 30℃的室温中。

7. 胃肠外营养时感染的预防　感染是胃肠外营养致命的并发症，所以采取积极有效的措施预防感染是重要的。对输液操作、导管的管理必须严格执行无菌操作和无菌技术。除要检查穿刺局部有无感染外，还应严密注意体温的变化，每日测量体温、脉搏 4 次。如出现不明原因的发热，首先应停止胃肠外营养。

八、静脉留置针的应用及护理

静脉输液是治疗危重患者的主要手段。建立良好的静脉通路，才能在救治过程中使患者得到迅速、快捷的补液及给药。为了避免静脉的反复穿刺给患者造成痛苦，使用静脉留置针可以有效地解决这一问题。

1. 穿刺方法　静脉穿刺选择四肢浅表静脉及颈外静脉，常规消毒，绷紧穿刺点远端皮肤使静脉固定，取 15° ~ 30°的角度，针尖斜面朝上穿刺进针。确认有回血时，降低持针角度沿血管方向再进 1.5cm，固定针芯慢慢将塑料套管送入静脉内，拔出针芯并立即将套管与输液装置连接，用胶布固定留置套管于穿刺部位。

2. 静脉帽的使用　对需要每日进行静脉输液的患者，第一次静脉输液结束后，即可将消毒后静脉帽与末端接口旋紧，并用注射器从静脉帽末端的橡皮刺入，向套管针内推入稀释的肝素溶液，以防局部血液凝固，保证套管的通畅，用纱布保护套管针及静脉帽。患者再次输液时只需将静脉输液针从静脉帽末端的橡皮处刺入。

3. 静脉留置针的优点

（1）放置静脉套管针等于保留一条开放的静脉通路，这对于需要随时做静脉输液的危重患者很有意义。

（2）减少穿刺局部的渗漏和静脉炎的发生。

（3）套管针套管可以在浅静脉中保留 5 ~ 7d，减少了静脉穿刺的次数，保护了患者的浅表静脉。

（4）减轻了护士工作。

（5）留置针套的管壁薄、内径大，液体流速快，适用于危重患者的抢救，躁动患者使用更佳。

4. 使用注意事项

（1）使用留置针前应严格检查包装和有效期。

（2）留置针的穿刺应选择在非关节部位，血管弹性好的地方。

（3）留置针固定要牢固，防止因患者的活动而脱落，并嘱患者注意保护。

（4）要经常观察穿刺局部的情况，注意有无渗漏及炎性反应，如有反应及时拔出。套管有堵塞时，要查明原因，必要时可拔管。切忌用力推注液体，避免血块进入而引起栓塞。

（5）重新输液或给药，均要先确认套管内无血块阻塞后再接液体，以免发生栓塞。在接液体时，注意防止空气进入血管。

（6）操作过程要严格按无菌技术要求，穿刺部位必须保持清洁。

九、静脉滴注药液外渗观察及处理

静脉输入药液外渗到血管周围的软组织中，轻则肿胀，重则引起组织坏死，造成功能障碍。发生药液外渗的后果与外渗物的性质、患者个体的状况有密切关系。另外，输注量、速度、持续时间、压力、药物浓度、组织压等也有影响。在危重患者、小儿及老人、糖尿病及血管病患者，一旦液体外渗，更易导致损伤。

（一）一般发生原因

穿刺不当致穿破血管，使药液漏出血管；患者躁动针头固定不牢，危重患者休克，组织缺血、缺氧，致使毛细血管通透性增高，特别是在肢体末端循环不良部位，如手背、足背、内踝处等。

（二）不同药物外渗的处理

1. 外渗性损伤以血管收缩药物多见　此类药物外渗引起毛细血管平滑肌收缩，致药液不能向近心端流入，而逆流毛细血管，从而引起毛细血管的强烈收缩，造成局部肿胀、苍白、缺血、缺氧。处理措施：

（1）用肾上腺素能拮抗剂酚妥拉明5～10mg溶于20mL生理盐水中注射于渗液周围，以扩张血管。

（2）用复方利多卡因（0.2%利多卡因20mL、地塞米松2mg、阿托品0.5mg）在穿刺部位及肿胀范围做环形或点状封闭。

2. 高渗药物外渗　加20%甘露醇液、50%葡萄糖高渗溶液进入皮下间隙后，使细胞膜内外渗透压失去平衡，细胞外液渗透压高将细胞内水分吸出，使细胞严重脱水而坏死。处理措施：

（1）发现药物外渗，应立即停止该部位输液。

（2）用0.25%奴夫卡因5～20mL溶解透明质酸酶50～250U，注射于渗液局部周围，透明质酸酶有促进药物扩散、稀释和吸收作用。

3. 抗肿瘤药物外渗　局部疼痛、肿胀，可使细胞中毒死亡，致组织坏死。处理措施：

（1）抬高患肢，局部冰敷，使血管收缩、减少药物吸收。

（2）如形成水肿，局部常规消毒后用无菌空针将液体抽干，再用75%乙醇纱布加压包扎。

（三）静脉滴注药液外渗的预防

引起药物外渗性损伤的原因复杂，而且难以完全杜绝，但只要思想上高度重视并注意以下几个方面，就可将其减少到最低限度。

（1）处理液体外渗的原则是：处理越早，恢复越快；处理越迟，组织坏死的机会越多，所以，要密切观察注射部位，尤其危重患者意识不清时更应仔细监护，尽早发现，及时处理。

（2）熟练穿刺技术，尽可能一针见血。若为化疗药物，宜先滴注生理盐水，如局部无肿胀，确定针头在血管内，再注入化疗药物，注射完化疗药再推注5～10mL生理盐水。

（3）熟悉静脉注射药物的药理作用，浓度配制要适当。

（4）避免同一静脉多次穿刺、重复或长时间输液。

（5）对躁动不安的患者肢体妥加固定，以免针尖刺破血管造成外渗。

十、常用引流管的护理

外科引流是将人体组织或体腔中积聚的脓、血、液体或气体引导至体外或其他空腔脏器的技术。

1. 引流管的共同护理要点　在使用各种引流管时，都会引起患者心理和身体上的不适，操作前要向患者说明放置引流管的必要性和注意事项，针对患者的恐惧、不安等情绪进行心理疏导，使之有思想准备，主动配合治疗。

（1）在插管、更换敷料、换瓶或拔管等步骤中，均应严格执行无菌技术操作规程，以防感染。

（2）应保持管道通畅：各种引流管的固定必须稳妥、不受压、不扭曲。管子的长度要适当，足够患者翻身和坐起，防止管子脱出和引流不畅。

（3）体外引流管、引流瓶应每日更换1次：管、瓶、塞使用后浸泡消毒，擦去污迹和胶布迹。引流管应用探针疏通管腔使沉着物脱落，然后用水洗净。临床推广的一次性使用无菌引流袋符合无菌要求，使用方便。

（4）观察记录：在引流过程中，密切观察引出物的颜色、性状及量，并准确记录，如发现异常及时向医生汇报。

（5）防止逆流：引流瓶的位置不能高于患者插管口的平面，搬动患者时，应先夹住引流管。

2. 各种引流管的准备　引流管的作用方式主要是吸附、导流和虹吸。各种引流管的规格、质量和使用方法可以直接影响引流效果。管腔内径大，引流量多；管子越长，引流量越小；引流管的光洁度影响引流速度，因此在准备各种引流管时应注意：

（1）使用前要认真检查引流管的质量，符合要求后再使用。管子的软硬度要合适；质地过硬会压迫周围组织、血管、神经和脏器，导致出血或形成瘘管等并发症；质地过软，管腔易被压扁，影响引流。引流管的粗细、长度也要适宜。

（2）导管要配套，对双套管引流的导管，外套管、内套管、管芯、导丝等均应配套。用后注意保管，防止丢失。

（3）对带有气囊的管子，应事先检查气囊的质量，了解气囊的容积，使用时按气囊的容积注入相应的气体或液体。

（4）如在导管上开孔，两孔之间应保持一定的距离，开孔斜面不能超过周径的 1/3，防止管腔断裂，并注意边缘要光滑，避免损伤血管或内脏组织。

十一、胸腔闭式引流的护理

胸部手术或创伤所造成的血胸、气胸和脓胸等都要放置胸腔闭式引流管，目的是使气体、液体或脓液从胸腔排出，减轻胸内压力，重建胸腔负压，使肺组织充分扩张。

正常的胸膜腔内负压相当于 3～10cmH_2O（0.8～1.0kPa），吸气时负压增大，呼气时负压减小。两侧胸膜腔压力保持平衡，使纵隔保持在正中位置。胸膜腔负压的存在，使肺保持向心回流。胸部损伤后，首先应恢复和保持胸腔内的负压，紧急做胸腔减压术排出气体和液体，促使肺脏早期膨胀，如果不及时处理，可迅速造成心肺功能衰竭。

（一）水封瓶的管理

1. 水封瓶的使用　是利用半卧位达到顺位引流及虹吸原理，当肺组织本身扩张及患者有效咳嗽时，利用压力差，使胸部引流通过水封瓶排出气液。

2. 水封瓶的种类　水封瓶装置有一、二或三瓶方法，目前使用的不同装置，其原理基本相似。通常在手术室安置闭式引流管，但在某些紧急情况下，也可在急诊或病床旁进行，排气从第 2 肋间锁骨中线，排液从 6～8 肋间腋中线置胸腔引流管。

3. 水封瓶的观察与护理

（1）水柱波动的观察：吸气时胸部扩张，胸腔负压增大，瓶内液体就会被吸入玻璃管内，致使液面上升；当呼气时胸廓缩小，胸腔负压减小，液面就下降，所以，随着呼吸运动，玻璃管内的水柱就上下动荡，表明引流管是通畅的。①负压高的原因：水封瓶漏气；术后胸膜腔漏气；肺不张等。②无波动原因：有负压无波动，术后肺不张；血块堵塞；引流管位置不当；末端顶住无波动。③停在水平面无波动的原因：水封瓶与大气压相等；胸腔引流管脱落。④正压无波动，正好在呼气时血块堵塞。⑤管子脱落时无波动，结合临床症状听呼吸音。

（2）水封瓶的检查：①水封柱上升时用止血钳夹住，如有漏气，则水柱的水平面相等。②检查引流管是否通畅，如玻璃管内水平面随呼吸升降，或咳嗽时玻璃管内有微动，均说明引流管是通畅的。

（二）引流管的护理及管理

（1）患者取半坐位，使胸腔引流管保持低位引流，水封瓶放置患者胸部水平下 60～100cm 处，绝对不能高于患者胸部。

（2）手术后护送回病室或移动患者时，需用两把止血钳夹闭胸腔引流管，搬动时动作要轻柔，慎防引流管拔出。

（3）保持引流管通畅，术后初期每 30～60min 就要向水封瓶方向挤压引流管 1 次。引流管要避免受压、折曲、滑脱、堵塞。水封瓶长玻璃管水柱应随呼吸上下波动，正常的波动范围为4~6cm。

（4）维持引流系统的密封性：为避免空气进入胸膜腔，水封瓶的长管应置在液面下2~3cm并保持直立位。胸壁引流管切口周围要用油纱布严密覆盖。如水封瓶打破应立即夹住引流管，但若水封瓶被打破时胸腔引流管正不断排出大量气体，则不应夹闭胸管，而应立即更换水封瓶，以免造成张力性气胸。

（5）密切观察引流液的颜色、性质，单位时间引流量。

（6）如引流量过多或肺泡漏气严重，根据程度可适当减小胸引流瓶负压，以防影响肺泡裂隙的愈合。

（7）预防感染：一切操作应坚持无菌原则，护理前要洗手，水封瓶内要装消毒水，每日更换水封瓶一次。

（8）拔管前须证实引流管内不再有气体、液体流出，胸部透视肺已完全扩张，听诊时呼吸音清晰，方可拔除引流管。拔管时先准备好换药敷料，在7~8层厚的纱布上放4层凡士林纱布，然后剪断固定引流管的缝线，嘱患者深吸气后屏气，在一手迅速拔除引流管的同时，另一手同时将准备好的敷料紧敷在伤口上，并用胶布贴牢，包紧多头带，以防空气进入胸腔。拔管后应经常注意比较两侧呼吸音，是否有渗血和漏气现象，气管有无移位等，并鼓励患者做深呼吸及肢体活动。

十二、脑室持续引流的护理

脑室引流是脑外科疾患治疗中的重要手段之一，可以起到调节颅内压、排放因颅内感染或出血所致的积脓或积血，以及通过脑室达到给药等目的。

1. 脑室引流的观察　正常脑脊液为无色透明、无沉淀的液体，颅脑术后1~7d脑脊液可略带血性，以后转为橙黄色，脑室引流要注意引流液量、性状，引流情况等。

（1）观察记录24h引流量及脑脊液的性状，如出血、凝血块、混浊等情况。如术后有大量鲜血或血性脑脊液的颜色逐渐加深，常提示脑室内出血。如术后发生颅内感染，脑脊液混浊，呈毛玻璃状或有絮状物。

（2）经常检查连接系统有无漏液的现象，要确保连接系统的密闭性。

（3）脑脊液引流是否通畅：引流通畅时，液平面有与心跳一致的波动；压迫双侧颈静脉时液平面上升，解除压迫时，液平面应回降。

（4）防止引流管脱落：应向患者说明固定的重要性，对意识障碍或理解力极差的患者，可以在头皮上以缝线将导管结扎固定，并适当对患者胸部或四肢加以束缚。

2. 保持设定压稳定　脑室压的控制是根据基准点来设定的，即仰卧位时外耳的高度与控制回路的流出点高度差来设定。成人正常颅内压为8~18cmH_2O（0.78~1.7kPa）。颅内压不可过高或过低，过高会出现颅内高压危象，甚至发生脑疝；过低会导致颅内低压综合征。脑室引流瓶悬挂于床头，引流管的最高点应比侧脑室水平高出10~15cm，以维持正常颅内压。如颅内压超过此水平，脑脊液即流出，从而使颅内压降低。为保持设定压稳定应注意：

（1）患者应保持安静。

（2）护士绝对不可自行抬高病床床头，调整头部高度及水封瓶高度。

（3）如抬高床头可不用枕头，同时要相应地提高引流瓶的高度。

（4）为预防设定压大幅度变化，在移动或抬高床头时先用止血钳将引流管夹住，这时切勿弄破引流管，事后注意立即解除关闭。

（5）变换体位或移动病床时，注意切勿使引流管折曲或夹在床栏杆之间。

3. 预防感染

（1）脑室感染的后果严重，而脑室导管是引起感染的途径，因此，在各操作环节中都必须在严格的无菌条件下进行，并注意保持室内空气的清洁。

（2）如发现纱布被脑脊液或血污染，应立即查明原因并及时处理，给予更换敷料或缝合。

（3）注意排出液的液面切莫超过引流管柱的顶端，如贮液瓶已满应报告医生，更换时注意无菌操作。

（4）注意引流管连接部切勿脱落、松弛或污染。引流管的连接管以稍长些为好，使患者头部有适当的活动范围。

（5）连接管如已脱落，切不可原样插回，应在无菌操作下予以更换。

（6）如引流管堵塞，只能用抽吸方法疏通，严禁向脑室内冲洗。

4. 并发症的预防

（1）急性硬膜下水肿：颅内压高的患者钻洞后装上引流瓶，滴速不宜过快，特别是原脑室扩大明显时极易形成硬膜下水肿、血肿而出现神经症状。

（2）脑损伤、出血：可由于插入的引流管刺激而发生。

（3）脑疝：颅后窝脑压增高时（幕下肿瘤），容易产生逆行性脑疝，而出现意识障碍等脑干症状，因此，在脑室引流过程中，一定不能让脑脊液过快流出，脑室引流管要置于脑室穿刺点上方 25～30cm 高度。

（4）感染：脑室炎、脑膜炎。

（5）血清电解质异常：控制脑脊液引流量，脑脊液的总量成人为 100～150mL。脑脊液由脑室内脉络丛分泌，每分钟分泌 0.3mL，每日分泌 400～500mL，每 6～8h 更新一次，每日分泌的量为全部脑脊液量的 3 倍，因此，每日引流量以不超过 500mL 为宜，如引流量过多可引起电解质紊乱。脑脊液含氯化物、蛋白质等电解质，如每日排出 150～200mL 脑脊液，电解质就可能失调。

5. 拔管指征及步骤

（1）脑室引流一般为 3～5d，放置 10d 是最高时限，不能再继续留管。

（2）将引流管瓶吊高到 20～25cmH_2O，也可将引流管夹闭 1～2d，以了解脑脊液循环是否通畅及有无颅内压增高现象，也可开放引流管测量脑压，如不超过 20cmH_2O（1.96kPa），可拔除脑室引流装置。如引流时间长不能拔除可从对侧做钻孔引流，如患者无不适，可先放出 1～20mL 脑室液，然后拔管。拔管时应严格消毒引流管周围的皮肤，拔管后用无菌纱布压迫引流口数分钟，或将头皮创口缝合 1 针。拔管后，要注意观察有无颅内压增高或局部有无脑脊液漏的现象。

十三、胃肠减压的护理

胃肠减压是胃管经鼻孔插入胃内，在其末端接上负压吸引装置，进行持续吸引，不断抽出胃肠内积液、积气以达到降低胃肠道内压力的目的。

胃肠减压对某些手术的术前准备、术后处理都有益处。有时在术中应用，可利于手术操作顺利进行。胃肠减压必须保持通畅，才能达到预期目的。

1. 胃肠减压管的选择

（1）单腔管：由橡胶管或硅胶管制成，长 1.27m，管的顶端密闭，近顶端处每距 4～5cm 有一孔，共 4 个，各孔不在一条线上。管上于 45cm、55cm、65cm、75cm 处各有一刻度。管径粗细不等，常用的有 12、14、16、18 等型号。

（2）带有侧管的胃肠减压管：一般选用 F18 号管，其管径较粗，侧孔大。侧管的端孔可用于抽气或注水，抽吸作用柔和，不致损伤胃黏膜而导致胃肠道出血，气体可通过侧管的孔反复进出，防止胃黏膜贴向减压管孔造成堵塞，因此能连续不断地吸引。

2. 插管的技巧　昏迷患者无吞咽动作，胃管易盘在口腔。神志清醒的患者，虽然可以指导吞咽，但如气管切开，会厌不能随吞咽封盖喉口，而易使胃管插入气管内。反复插管会使黏膜充血、肿胀，甚至出血。

气管切开的患者下胃管时，应选择新的或者比较硬的中号胃管。也可将管子放入冰箱内 20～30min，稍硬后便于插入。

插入胃肠减压管之前，应检查患者的鼻孔，避开鼻息肉，注意有无鼻中隔偏曲。插管时抬高患者鼻尖直接将管插入咽后壁，患者头部稍微向前倾斜。当患者感到管子到咽部就做吞咽动作，每次吞咽时将管子向前插入一部分。如出现咳嗽，则张口呼吸暂停插入。一般成人，胃管插入50～55cm即应到达胃腔，并可通过抽胃液和注入空气证实。

3. 胃肠减压注意事项

（1）要了解所用减压器的结构，接管要准确，气箱式减压器的进气阀不能漏气，否则使空气或液体反流入胃肠道，造成严重后果。

（2）减压过程中要严密观察减压效果，并要保持减压通畅和连续性。胃管如有堵塞，可用注射器吸少量盐水冲洗管腔，使之恢复通畅。

（3）仔细观察引流液的量及性质：胃肠道手术后24h内，胃液多呈暗红色。如有鲜血持续吸出，说明胃肠道内有活动性出血存在，应及时采取止血措施。

（4）胃肠减压期间禁食、禁水，必要的口服药必须研碎后注入，夹管半小时，并且用温盐水冲洗胃管，防止阻塞管腔。

（5）为了了解患者体液是否平衡，应准确地记录出入量，供补液参考。在计算时，注意将冲洗管腔所用的液量计算在内。

（6）胃肠减压管的刺激和摩擦可导致咽喉部发生溃疡：要注意做口腔护理，经常更换固定管子的橡胶膏，胃管上涂以软膏，以免损伤患者鼻黏膜。

（7）鼓励患者深呼吸，吸痰，预防肺部并发症。

4. 拔管指征

（1）肛门排气。

（2）肠鸣音恢复。

（3）胃肠引流液逐渐减少。

（4）拔管前可先夹管试验，如无恶心、呕吐或腹胀方可考虑拔管。

（宋海萍）

第三节　机械呼吸的护理及人工气道的管理

机械呼吸是抢救呼吸衰竭的一项应急措施，是支持呼吸、改善通气和氧合的一种手段。它的应用在危重患者的急救中争取了宝贵的时间和条件；但是这些作用只有在全面有效的医疗护理措施的保障下，才有实现的可能，因此，它是ICU护理的重要内容。

一、机械呼吸及护理

（一）机械呼吸的病情观察及护理

机械呼吸应设专人护理，严格遵守操作规程，密切观察患者，并做好记录。

1. 意识水平　脑组织对缺氧的耐受性很差，机械呼吸的患者若通气不足或氧合不良，缺氧和二氧化碳潴留加剧，可表现为意识状态的改变，甚至昏迷。若呼吸机调节适当，可逐步纠正缺氧和二氧化碳潴留，神志转为清醒，各种反射逐渐恢复。

2. 血压　由于正压通气回心血量减少，因此可以出现低血压及心率增快，特别是吸气压力过高，吸气时间过长或PEEP过大且同时伴有低血容量症时。此时应适当调整以上指标，并积极补足血容量。

3. 呼吸　对呼吸的频率、幅度，呼吸肌运动的观察有助于判断治疗效果。使用呼吸机后如调节恰当，则患者安静，自主呼吸与呼吸机同步；如出现烦躁不安、自主呼吸与呼吸机不同步，则应重新调整呼吸机参数，或检查气道有无阻塞或泄漏。机械通气时，两肺呼吸音强弱应相等，若胸部两侧起伏不等或一侧呼吸音减弱，应排除插管固定不牢，在患者躁动时滑入一侧支气管等原因，并给予相应处理。

4. 皮肤　皮肤潮红或表浅静脉充盈，经治疗后减退，提示二氧化碳潴留缓解，肤色苍白、四肢末端湿冷，可能是低血压、休克或酸中毒的表现。

5. 体温　体温升高通常是感染的表现。至少每4h测一次体温，必要时给予物理降温等措施，并应降低电热蒸发器的温度，改善呼吸道的散热作用。体温下降伴皮肤苍白、湿冷，则应注意发生休克，并找出原因。

6. 尿量　长期机械通气影响肾功能，常伴有少尿。一般随着低氧血症和高碳酸血症的缓解，肾功能的改善，尿量增多，水肿随之逐渐减退。每日应记录出入量。

7. 口腔护理　机械通气患者绝大部分不能经口进食，又由于患者抵抗力减弱，口腔内微生物大量繁殖。口腔内黏液又可流入气管内，从而诱发肺部感染，所以做好口腔护理很重要。为预防感染，每日需做 2～3 次口腔护理，并注意观察黏膜的变化，必要时将气囊充气后用凉开水进行口腔冲洗。

8. 血气监测　血气分析是判断肺通气和氧合情况的重要依据，是使用机械呼吸治疗监测的重要手段，所以要经常进行动态观察，尤其是在开始机械呼吸、重新调节参数或病情变化时，均必须检查。在抽取血标本时，如此前曾进行吸引呼吸道分泌物，或调整通气参数的操作，则应 20min 后再抽取血标本。采血后应立即进行测定，如标本不能及时送检，应放在冰水中保存。采血及保存过程中谨防标本与空气接触。抽血前注射器内的肝素应推尽，以免影响 pH 的测定结果。

9. 通气过度　每分通气量过大可导致通气过度，而造成呼吸性碱中毒。此时患者出现兴奋、谵妄、抽搐、肌痉挛，甚至低血压昏迷。对此应减少通气量，或适当增加管道无效腔或封闭部分呼气口。

10. 通气不足　主要由于各种原因引起通气量过低，如气源压力不足，气路漏气或气道梗阻等。临床上常表现心率增快、血压升高、自主呼吸频率减慢或增快、呼吸同呼吸机拮抗、胸廓运动幅度减小等。

11. 气胸　肺的压力损伤通常是由于潮气量过大或压力过高造成，多发生在有肺大泡、严重肺气肿等慢性肺部疾患病史者及肺部手术后。表现为气胸、纵隔气肿、肺间质气肿等。临床上，气道压力较高时患者如又出现憋气、发绀、心率增快、血压下降、呼吸困难等症状时要给予高度重视，警惕肺压力损伤的发生。

12. 心理护理　机械呼吸的患者，人工气道造成的咽喉不适是清醒患者难以接受的；加之语言交流的障碍及医务人员对非致命后果交代得不够清楚，造成患者很多的心理障碍，影响配合治疗。因此，需要护理人员在患者神志清醒，但有表达障碍的情况下，对各阶段的治疗耐心解释。护士要经常主动到床旁，认真观察病情变化，把床头呼叫器放到患者身边使他们有安全感，从而减少心理上的压力，增加治愈的信心。

（二）呼吸机的监测

密切观察机器运转的情况，及时观察它的各项指标，严密监视机械工作状态，确保患者的安全是护理人员的责任。不能完全依赖报警装置，如呼吸器报警失灵或关闭就不能发现可能发生的问题。因此，除注意报警外，还要密切观察各种指示仪表和显示。一旦发生故障要镇静，按顺序检查，如故障不能立即排除，首先应使患者脱离呼吸机。如果患者无自主呼吸，可使用简易呼吸器维持通气及给氧，保证患者安全，脱机在断电、停电和呼吸转换障碍时非常重要。

1. 检查故障的一般规律

（1）可按报警系统所提出的问题进行检查。

（2）如无报警可先检查电源，注意稳压器有无保护或故障，电源是否接紧。

（3）查气源，注意中心供氧压力或氧气瓶压力的变化，并注意空气压缩机的工作压力变化。

（4）空氧混合器是否通畅。

（5）查看连接部分是否衔接紧密，尤其是机器与人工气道、各管道的连接是否漏气。

2. 对气囊的检查　听：有无漏气声；看：口鼻有无“烟雾状”湿化的气体漏出；试：气囊放气量与充气量是否相等；查：套管位置有无改变致使漏气。

3. 气道压力的监测　气道压力表上的数值直接反映了通气道的状态，其数值的变化往往有很重要的临床意义。气道压力报警是最常见的，其原因很多。

（1）吸气压力增高的因素：呼吸道有痰液滞留；患者气管痉挛，或并发气胸；气道异物阻塞或套囊脱落；输入气体的管道打折或被压于患者身下；输入气体管道内的水逆流入呼吸道，发生呛咳；人工设置气道压力“上限报警限”太低；胸部顺应性降低等。

（2）气道压力降低的因素：各部位管道衔接不紧；气囊漏气或充盈不足；供气不足等。如果排除气道梗阻和气胸，则气道压力过高通常提示肺顺应性下降。在这种情况下，绝不应使气道内压力 > 60mmHg（8kPa），否则有导致肺泡破裂的可能。

4. 通气量的监测　呼吸机的作用主要是维持有效的通气量，通气量的设置要视病情、年龄、体重而定。为保证恰当的通气量，应经常监测每分钟实际呼出气量表的变化并与设置的通气量比较。通气量下降的原因有：①气囊漏气。②管道衔接不紧。③气源不足。

5. 氧浓度的监测　氧浓度要根据病情和血气结果来调节，一般不超过40%。如浓度 > 50%，则不应持续超过1~2d，以免发生中毒。一般情况下，PaO_2 维持在70~80mmHg（9.3~10.6kPa）即可，不必为追求过高的 PaO_2 而给予过高的氧浓度。

6. 监听呼吸机运转的声音　不同类型的呼吸机有不同的监测重点，监听呼吸机节奏或声响的改变是判断呼吸机是否正常运转的重要方面之一。比如定压型呼吸机，要监听呼吸机送气声音的变化，送气声音延长或不切换，可能有管道系统漏气或气源不足。吸气声变短，提示呼吸道阻力增大。多功能呼吸机报警说明有异常情况，必须立即处理，不能擅自关掉报警装置。

7. 检查呼吸道湿化效果　注意湿化瓶内耗水量，及时补充液体，螺纹管内及积水器中的积水要及时倾倒，以免误吸。

二、人工气道管理

1. 气管内吸痰　机械呼吸时由于人工气道的建立，使呼吸道纤毛运动失效；又因患者多数神志不清、反射迟钝，或即使神志清楚，也因声门失去作用，不能形成肺内足够的压力，因此，咳嗽反射减弱甚至消失。有鉴于此类患者自身难以清除淤积的分泌物，故正确、及时地吸痰，保持气道通畅是防止严重并发症的重要措施之一。

（1）一般采用40~50cm表面光滑、柔韧适度、头端有侧孔的吸痰管，其管径不宜过粗，外径应小于套管内径的一半以上，防止负压过大造成肺泡萎陷。

（2）吸痰动作要稳、准、快，避免损伤黏膜：将吸痰管下到底后，再踩吸引器，将痰管轻轻提出，一次吸痰便可完成。切忌将吸痰管在气道内反复长时间地抽插，因为这样易造成黏膜损伤。吸痰管插入不宜过深，因强烈刺激支气管隆突部可引起反射性心搏、呼吸骤停。

（3）每次吸痰时间不要超过15s，以免吸痰后出现低氧血症。危重患者吸痰前后要充分吸氧，痰多者不宜一次吸净，应与吸氧交替进行。

（4）痰少或“无痰”常是痰液过于黏稠或由于某些原因未能有效地将痰吸出。为保持呼吸道通畅，应每隔0.5~1h吸痰一次，防止分泌物阻塞。

（5）吸痰时痰管进入人工气道可引起呼吸困难，故吸痰前最好将气囊内气体放尽。

（6）对严重肺部感染伴有痰液潴留的患者，可行气道洗涤术，成人可向气道内注入2%碳酸氢钠溶液或0.9%氯化钠溶液5~10mL。操作前提高氧浓度及通气量，吸痰动作要迅速，吸痰管在气道内停留应 < 20s。操作全过程最好同步心电监护，出现明显心电图改变及发绀应立即停止操作并给予吸氧。

进行有效的翻身、叩背是机械通气患者不可忽视的问题，它可改善通气/灌注比例，预防褥疮，促进痰液的引流。

在翻身的同时，应给予叩背，叩背时手掬起呈杯状，在胸背部进行有力的叩击。翻身时注意头部与人工气道及机械送气管道保持在一条水平线上，并注意固定人工气道防止脱出。

2. 气道湿化　正常的气管黏膜分泌黏液，呼吸道纤毛使黏液向上移动并排出体外，起到自净作用。这种黏液在温度37℃、湿度100%的情况下，方可保持适当的黏度而易于清除。机械通气的患者由于人工气道的应用，失去了鼻腔的过滤、加温、湿化功能；同时每日由呼吸道丢失的水分达450mL左右，若得不到有效的加温、湿化，可导致气管黏膜干燥，降低纤毛的保护功能，增加分泌物的黏稠度，使之结痂更不易吸出。因此，患者必须吸入相当于体温的、经过水蒸气充分湿化的气体，才有利于呼吸道的净化。机械通气的气道湿化效果受气流量、室温及输气管道长短等因素的影响。

（1）电热蒸发器湿化吸入：①电热蒸发器一般要求每小时蒸发 20mL 左右。②温度以35～38℃为宜。使用电热蒸发器加温时要监测患者吸气入口的温度并以其温度作调节指标。此时加热器内的水温可达40～45℃。③蒸发器与呼吸道的连接管不能过长，否则会降低吸入气温度。④对发热患者应降低加湿温度。加入湿化罐的水应是蒸馏水，切忌加入生理盐水，以免损坏湿化器。

（2）雾化吸入：超声雾化器是目前临床上使用最普遍的湿化装置。这种雾化方法对于使用人工气道，尤其对停机过程的患者更有意义。护理人员在做雾化治疗时将气雾对准气道开口，教会患者在呼气末缓缓吸气，在吸气末再屏气 10s 以增加雾粒沉降的机会。某些型号的呼吸机具有雾化装置，可在机械通气的同时进行雾化吸入。

（3）气管内直接滴入：在没有超声雾化器及其他加湿装置，或呼吸机无良好的加温湿化装置时，可用气管内直接滴注的方法，一般湿化液在 200～400mL/d。痰液的黏稠程度和吸引是否通畅，是衡量湿化效果的可靠指标。如果痰液稀薄无痰痂说明湿化满意，患者出现频繁咳嗽，分泌物稀薄、量多，提示湿化过度。在间断停机或停机观察阶段的气道湿化也不能忽视。此时吸入气体无鼻腔及上呼吸道的加湿作用，要特别注意室内的空气湿化及气道内湿化液的滴注，或进行雾化吸入治疗，并要及时吸痰，以保持呼吸道通畅。

3. 防止气道阻塞

（1）气囊脱落：国产导管气囊滑脱可堵塞导管出气口形成活瓣，机械正压进入肺的气体不能呼出，可很快导致患者窒息死亡。因此，选择套囊时应与套管型号相符，并在套囊外留部分测量长度做好标记，以判断套囊有无移位。

（2）管道扭曲：聚氯乙烯一次性套管可发生扭曲，因此，插管前要注意充气用的侧细管位置，并做好标志（一般在 9 点处），以此位置判断有无扭转。

（3）管腔内异物造成管腔内部分或完全阻塞：气道分泌物形成痰液堵塞是最常见的原因。气管切开时，如用金属套管，要注意清洗内套管。最好准备有同型号管芯两个，交替使用，管芯采用流水冲洗法清洗较为安全。

4. 防止气道压伤　人工气道和气囊的压迫可引起声带或气管的水肿、溃疡、肉芽肿形成以至狭窄。气管黏膜溃疡可发生于导管气囊压迫部位及导管头端摩擦气管壁的部位，对此患者可诉疼痛。因此机械呼吸时，最好选择高容积低压套囊，或双囊套囊。当套囊压力在 30mmHg（4kPa）时，相应部位气管黏膜血流减少，压力在 50mmHg（6.7kPa）时血流完全中断，尤其在低血压时对患者的危害更大。所以，充气量大而压力低的气囊，可在使单位气囊壁承受压力最小的情况下，有效地封住气道。气道力宜维持在低于毛细血管充盈压的水平，即 $<$25mmHg（3.3kPa）。现多认为气囊充气量掌握在以允许少量漏气的水平为佳，即在吸气高峰时允许 50～100mL 的气体自气道溢出，这时气管壁受压部位的缺血最轻。插管或气管切开前，要检查气囊是否完整、漏气，气囊与套管是否相符，并先注入气体，了解气量和压力，以减少盲目性。在使用橡胶套管时必须注意每 4h 放气囊 1 次。不使用呼吸机时气囊则不必充气，但进食时气囊应无气，以防吞咽时食物或液体误入气管。

5. 气管切开护理　气管切开是较理想的人工气道，使用机械呼吸时，气道阻力小，解剖无效腔也小。切开早期要注意局部出血及皮下气肿、纵隔气肿等发生。后期注意伤口感染、气道阻塞、气管食管瘘、气管肉芽肿等并发症。对此，护理上要求做到：

（1）带橡胶套囊的套管要每 4h 放气 1 次：并将充气细管的位置做一标记，随时观察其深浅度，防止套囊脱落。

（2）内套管应每日煮沸消毒 2 次：最好备同型号内套管在消毒时交替使用。

（3）保持套管外清洁，每日应对切口周围皮肤进行清洁消毒。外套管至少要 2 周更换 1 次。

（4）及时进行痰液的吸引及充分湿化，保持气道畅通。

（5）床旁应备急救物品，尤其在切开早期。

6. 气管插管的护理　气管插管多用于临床危及生命的通气障碍患者，一般维持 6～7d，否则，过久地压迫声门和气管黏膜可致缺血、水肿、糜烂、出血或坏死，因此，护理上要求做到以下几点：

（1）为减轻插管对咽后壁的压迫，头部宜稍后仰，并定时轻轻左右转动头部。

（2）为保持插管深浅适度，可在其入口处做一标记，便于发现导管移位。

（3）为防止气囊长期压迫黏膜，应每4h放气囊1次，要采取小容量充气。

（4）吸入气体应注意充分湿化。

（5）口腔护理每日3次，必要时做口腔冲洗，冲洗时将气囊充满。

（6）吸痰管宜选用长约50cm，质地适宜的塑料管，以便充分吸痰。

（7）经鼻孔插管口径小，痰痂极易阻塞管道，对此充分地湿化与吸痰更为重要。

7. 拔除人工气道　决定拔管时应向患者讲清程序及要求，并在拔管前充分湿化、叩背和吸痰。气管插管的拔管过程如下：

（1）先吸净气道内痰液，然后吸净口腔、鼻腔内分泌物。

（2）提高吸入氧浓度。

（3）放气囊，再次吸净气管内及气囊上可能存留的分泌物。

（4）令患者深呼吸后，在吸气时轻轻将管子拔出。

（5）继续从口腔或鼻腔吸痰，并给予吸氧，鼓励患者深呼吸和咳嗽。

（6）拔管后的监护：①喉痉挛：是一种较常见的随拔管而出现的问题。因声带痉挛导致气道梗阻，因此应备好插管急救设备。②拔管后因声门水肿可出现声音嘶哑、咽喉疼痛，要给予蒸汽吸入，激素和抗生素等药雾化治疗。③注意吸入气体的湿化和加温，掌握好给氧浓度，必要时配合面罩给氧。拔管并不代表治疗的结束，而是新阶段治疗和护理的开始，只有正确的治疗和严密地观察护理，才能帮助患者进一步康复。拔除气管切开套管与拔除气管插管有所不同，拔除气管切开套管前，先试行部分堵管，再予完全堵塞，只有患者完全能够耐受时，才能拔管。拔管后局部伤口用油纱敷料覆盖。

三、机械呼吸感染的预防

对机械呼吸过程中呼吸机及其配件的消毒，在操作过程中严格执行无菌技术，是预防发生肺内感染的重要环节，也是取得机械呼吸治疗成功的保证。

1. 加强消毒隔离工作　气管切开时，应做好房间消毒，术中、术后应尽量减少人员流动，严格控制探视人员。术后每日做好房间、空气及地面消毒或采用空气净化器等洁净措施。

对接受机械通气治疗的患者，医护人员要严格无菌操作，每次操作或接触导管前后均应洗手或戴手套。

2. 吸痰的无菌技术操作

（1）每位患者应单独地准备一套吸痰用盘，其所有用物均应24h更换、消毒1次，并专人专用。

（2）吸痰管要高压灭菌或煮沸消毒，一根管只能吸引1次。口腔吸引后的痰管切忌再用于气管内吸引，痰管用完在消毒液中浸泡后清洗。

3. 套管的清洗及消毒

（1）每日更换和煮沸消毒内套管1~2次，煮沸前应在流水下清洗表面附着物。

（2）导管口在停机时应盖双层盐水纱布，防止空气中的细菌、灰尘及异物吸入气道。敷料及周围皮肤应保持清洁、干燥并经常更换敷料。

（3）长期使用机械呼吸、气管切开的患者应定期更换气管外套管，进行彻底清洗消毒。

4. 湿化器及湿化液

（1）用于湿化的液体，必须保持无菌，药液应在24h更换，湿化液要注意保存方法并注意失效日期。

（2）每日加湿化液或雾化液前要倒掉残存的药液。湿化器每日要冲洗，保持湿化器装置的无菌状态。管道及积水器中的积水要及时倒掉，防止逆流入气道。

5. 机械及配件的更换与消毒

（1）停止使用的呼吸机必须将其气路系统进行彻底的终末消毒，即将所有管道（包括主机内部管道系统）逐一拆下彻底消毒后再装好备用。

（2）持续应用呼吸机治疗时，应每 24h 更换一套呼吸管路，尤其是连接导管开口处的短管更应注意消毒。

（3）按要求定时更换或消毒呼吸机中的空气细菌过滤器、传感器和吸入气体过滤气体管道等。

6. 防止误吸　因气管套压迫食管，胃管的插入阻止了食管下段括约肌的收缩关闭和气管切开后声门关闭受到干扰等原因，机械通气患者常有误吸现象发生。为了减少食物反流和误吸的机会，尤其在进食时床头最好抬高 30°～45°。

（范晓燕）

第四节　危重患者的护理要求

一、危重患者的护理特色

危重患者身体虚弱，病情重且变化迅速，随时有危及生命的可能；同时患者还常预感不测，充满恐惧和焦虑，求治心切；清醒患者常因置于生疏的环境，复杂仪器监测和治疗，会造成严重的心理失衡，疾病发展到后期可有神志改变和大小便失禁，因此，应为患者提供优质服务，最大限度地发挥设备效率，提高抢救水平，维护机体功能，提供安全有效的护理。在危重患者的急救工作中，护理人员不仅要观察患者生命体征，还要对其心理需求、生理反应作出合理的分析、判断，进行解释和应急处理。

1. 心理护理　危重患者面对“死亡威胁”，十分惊恐不安。周围生疏环境中医务人员的紧张气氛，抢救性有创操作带来的痛苦，各种监护、治疗措施造成的感觉阻断，以及不能接触亲人、与社会隔绝等因素加重了患者沉重的绝望心情。这时生存的需要、安全的需要高于一切。抢救工作中要忙而不乱，动作敏捷轻巧，以增加患者的安全感。要注意保护性医疗，不能用语言或非语言形式流露无法抢救的信息，尽量守护在患者床旁，减轻或消除患者的心理压力。伸手相握，低语安慰、鼓励能给患者很好的精神支持，有利于提高抢救的成功率。

2. 全力抢救　危重患者的抢救需要集中优势的诊疗护理力量及有系统的监护设备，在病情发展的随机处理中，大量信息来源于护士，所以，必须熟悉有关仪器设备的性能、操作程序，还要注意各种监测项目的数据，分析检验指标的临床意义。这样才能不失时机地作出正确判断，随时与医生联系，采取针对性措施，并建立严格的病情记录与交接班，以利于连续抢救工作。

3. 认真记录　在危重患者的护理中应对病情详细记录，重点在以下几个方面。

（1）意识状态、瞳孔直径及对光反射、肢体活动状况等。

（2）血压，脉搏，心电图，周围循环，皮肤色泽、温度。

（3）呼吸状态、吸入氧条件、呼吸频率、血液气体分析。

（4）血糖、电解质等其他重要检验最近一次检查的结果，现有静脉通路及输入液体种类、滴入速度和所使用的药物。

（5）各种引流管是否通畅，引流液的量及颜色，注意单位时间内的变化。

（6）体温、药物过敏史、专科护理要求。

4. 减少病痛，提高患者的适应能力　危重患者常承受抢救性有创操作及固定于监护仪下而失去自控能力之苦，护理工作能填补其体力不足，改善躯体不适，减轻患者痛苦，如协助肢体松动或给予按摩，使用便器不紧张费力，保持床垫的清洁及躯体的舒适度等，均是危重患者的时刻需要。患者的抵抗力降低，护理人员必须严格各项无菌操作规程，严防交叉感染和并发症，注意室内空气的消毒和器械、机械的消毒都是保护患者安全的重要措施。

5. 重视全身营养，防止脏器衰竭及并发症　患者在应激状态下，机体代谢亢进，必须及时补充所耗能量，防止负氮平衡和病情恶化。不能进食者尽量以鼻饲代替胃肠外营养，并注意维持电解质平衡。此外，应针对病情给予对症处理，如皮肤的完整性，舒适体位，排痰、吸痰，保持气道通畅，促进排泄等，尽一切可能减轻脏器负荷，维护机体功能。

二、计划护理和护理计划的制定

新的医学模式要求扩展护理工作的范围，强调根据患者的需要去解决患者的问题。由于患者是个体和心理、个体和环境因素相互联系的一个统一体，因此必须用整体的观点来指导对患者的护理工作。就重症患者而言，对器质性疾病的监测护理十分重要，但同时还要关心患者对疾病的反应，因为他们比轻症患者更易受到家庭、社会、经济等方面的影响。当这些因素严重影响了患者的心理状态时就会促使病情恶化，应该引起护理工作者的高度重视。为帮助危重患者解决健康问题，护士必须对患者的情况进行全面观察、分析，找出问题的原因，并制定相应的计划以达到解决问题的目的。为不断提高危重患者护理质量，达到较理想的护理目标，必须通过有次序、有系统的护理程序来实施。

（一）护理程序

护理程序是现代护理学中新的概念之一。护理程序的学说认为，对患者的护理活动应是一个完整的、综合的、动态的、具有决策和反馈功能的过程。具体分下面5个步骤实施：

1. 估价　估价阶段是护理程序的起点和基础，它通过与患者交谈及护理体检等，从各方面有步骤、有计划地收集资料以评估患者的健康情况及对疾病的反应，为作出护理诊断和护理科研提供客观的、有价值的资料。

2. 诊断　把估价中的各项资料进行分析与解释，由此得出关于患者的需要、存在的问题及对疾病反应的综合性结论。护理诊断的内容通常包括3个组成部分：健康问题（Problem）；产生问题的原因（Etiology）；症状和体征（Signs and symptoms）。归纳为PES公式。

3. 计划　这阶段的工作是采取各种措施来预防、减轻或解决护理诊断中的各项问题，包括确定护理目标，建立护嘱，并写出书面护理计划等。

4. 实施　实施是按护理计划将各项措施落实于护理工作中的过程。在实施中进一步鉴定护理诊断的准确性、可行性。

5. 评价　评价是对上述护理过程的客观效果进行分析、总结。它不是护理过程的结束，而应贯穿在整个护理过程之中。在实践中，常集中表现为某一阶段或某一重要护理措施的小结。

以上5个阶段在实际工作中，是互相作用、彼此依赖、不可分割的。

（二）计划的制定

计划是护理程序的第三个步骤，是对患者进行护理活动的指南，它是以护理诊断为依据，设计如何使患者尽快地恢复健康的计划。

计划是护士对于如何护理每个患者进行交流的一种方法。它以共同的目标、集体的努力来代替不协调和分散的活动，用协调一致的工作程序，用深思熟虑的决策代替随机、零星护理活动的步骤，从而有效地利用人力、财力、物力和时间，取得护理工作的最大效益。

1. 确定护理重点　现代护理学的发展要求按新医学模式来考虑疾病的发生、发展和转归。心理学家马斯洛研究提出的人的基本需要已成为护理程序的重要理论基础之一。马斯洛认为，人的身心健康取决于人的一些基本需要是否得到满足，而这些基本需要是相互联系的，从最基本的生理需要，到进一步的安全需要、爱与有所归属、尊重与自尊等，最后达到高层次的自我实现，呈由低到高的层次状态，一般在满足低层次需要后才考虑高层次需要。根据Maslow的需要层次学说，分轻、重、缓、急，确定先后顺序，是制定护理计划的一个指导思想。

（1）患者的生理需要：在确定护理重点时对于危重患者首先要注意其基本的生理需要问题。其次注意可能造成对健康有害的情况，然后确定只需要护士稍帮助即能解决的问题。

（2）患者急需帮助解决的问题：有些问题对护士并不重要，但对患者却关系极大，应尽量地予以解决。

（3）与患者的总体治疗计划一致：医疗和护理的总和组成了治疗的整个过程，护理计划必须和总体治疗计划一致，才能协同增强疗效，促进患者的康复。

2. 建立护理目标　所谓护理目标是指通过护理活动所要达到的最理想的结果，一个明确的目标可增加护理的连续性。目标须以患者为中心，清楚、简洁、可观察及测量，有时间限度。

3. 制定护理措施　护理措施是落实计划的具体过程，一个理想的护理计划能为护理患者的具体行为提供科学的、详细的、明确的指导。

（1）根据病情体现个体化护理：护理计划应根据每个患者病情的特殊生理和心理需要而制定。要注意围绕护理诊断和目标，考虑病情的严重程度及患者家庭的有利因素和不利因素，使每份护理计划都有鲜明的针对性。

（2）护理措施的组成部分：要达到确立的目标，护理措施须写得尽可能清晰、简洁。为保证能正确执行，护理措施应包括：应做什么？怎么做？谁去执行？什么时间？使执行者一看就能明白。总之，护理计划的制定必须能促进个体化的护理，使护理保证连续性，便于交流及评价护理质量。

（3）计划的指导性：实用性很重要，应及时评价、及时反馈、及时修改修订计划，必须对患者情况进行重新估价，提出新的护理问题，制定新的护理目标，采取新的措施，才能使护理计划真正成为护理活动的指南。

（4）计划的书写：在实际工作中，对危重患者的护理往往在书面计划尚未完成前即已开始实施，即使有一个较完整的护理计划时，也只是系统护理的一个基础框架。为使计划成为指导护理人员达到目标的蓝图，它必须拥有患者最新、最多的信息，并要随着病情的演变和转归而不断地修订。护理计划的制订必须深入临床了解患者，制定切实有效的护理措施，满足患者的需要，通过护理计划的制订，确保计划护理的连续性和有效性。护理计划必须有书面内容，书写时主要包括病理诊断、各种护理措施（即护嘱）、各项护理活动的具体时间安排、护理目标及完成目标的时间，还有护理结果评价等项目。为使护理计划简洁明了，便于统一评价和修改，将其制成表格是一个较好的方法。

三、重症患者护理记录

重症护理记录是记录危重患者的病情变化，以帮助诊断和治疗。这些危重患者及大手术后患者，多有语言障碍和意识障碍、生活不能自理、大小便不能控制、肢体活动不便等情况，再加上这些患者的病情变化快而复杂，因此需要在临床护理工作中认真观察并详细填写各项记录，如患者的神志与生命体征、饮食及大小便、对特殊治疗的反应及效果、液体平衡状态等。

1. 重症护理记录的内容

（1）体温、脉搏、呼吸、血压：测量的次数和时间可按重症护理常规的要求或根据病情需要进行测量，并给予记录。

（2）临床所观察到的客观体征、病情变化及患者的主诉、感情的状态等。

（3）给药的方法：如口服、皮内、皮下、肌内或静脉注射，输液、输血，以及特殊用药和特殊护理等。

（4）输入量及排出量：输入量包括进食、进水及静脉补液量，排出量包括大小便、呕吐物与引流物量。

（5）要记录患者失常情况，以及所有的侵入性治疗。例如：深静脉穿刺、有创性动脉测压、插胃管、插尿管等都要有详细记录。

2. 重症护理记录的要求

（1）真实性：护理记录单是医疗文件的一部分，是治疗和科研、临床教学、护理工作经验积累的可靠资料；也是法律上的参考依据，在发生医疗纠纷时要依靠其中的记载判断是非，所以，记录要保持整洁，不可污染或缺残。护士在填写时，要如实地记载所观察到的病情变化及对病情进行客观检查和处理的各种结果。记录的措辞必须正确、简洁、具体，字迹必须端正、清晰、易于识别。记录后应签名，不准任意涂改。

（2）及时性：重症护理记录用于危重患者，他们的病情变化快，护理人员在进行抢救或观察治疗的同时应及时进行记录，严禁补记和追记。护理记录是分析病情变化的重要依据，因此，要依据治疗进展情况及时进行小结，至少每班小结一次。如及时、准确小结液体出入量和各项排出量，对了解心脏病、肾脏病、胃肠道病、手术后及大出血等患者的体液平衡情况有重要意义，医生可借以及时考虑增加或减少液体的输入量。护士通过小结能了解各种治疗完成情况，有助于及时给予调整，使全天的治疗能按医嘱完成。

（3）准确性：各种治疗完成时间，病情变化的时间，给药的浓度、时间、部位、方法及病情变化的程度、液体的出入量等均应使用标准、具体、准确的语言。能用度量衡表示的不用“很多”、“大量”这种含混不清的形容词。对患者的行为表现应列举事实而不用判断。例如，不要记录“患者不合作”，而要记录“患者拒绝改变体位”或“患者拒绝进早餐”。对药名、治疗或护理操作等要写清楚，不要有错别字以免发生差错。对患者服药或患者进食的情况要待患者真正服完后再记录，而不可先记录后执行。

四、危重患者的护理安全

为患者创造安全的环境，提供优质服务是每个护理人员的职责。因此，树立安全护理人的责任意识，使患者在医院得到最好的服务，是护理工作性质决定的护理行为宗旨。护理质量的形成是一个复杂的过程，在这个过程中，有许多相联系相制约的因素，其中安全问题是一个重要环节，没有安全就谈不上质量。因此，护理队伍中每一个成员均应牢固树立安全的质量意识，从各方面保证患者的安全，随时用这种高度的责任感指导一切护理活动。

为了达到这一目的，一方面，护士要凭借自己的业务知识和护理技术操作能力，自觉履行职责，遵守规章制度和操作规程等来保障；另一方面，还必须加强安全服务的意识教育，抓高危事物的重点管理，强调持之以恒、毫不放松，并辅以科学的督促、检查、考核程序，使调控机制连贯，保证其经常性和权威性，形成高度戒备、井然有序的良好气氛，为安全护理提供基本条件。

1. 患者生活环境的安全　当患者离开他们熟悉的环境进入一个陌生甚至惧怕的环境中时，特别需要得到帮助。护理人员要认真分析病情和患者心理，给予相应的护理。

意识程度是决定患者需要的护理等级和护理量的重要依据。重患者或老年患者反应迟钝，判断力、听力、视力减退，定向力障碍，常常出现反常行为；神经损伤患者的保护性反射下降；瘫痪患者肢体或全身活动受限，感觉功能障碍等，这些患者的环境适应性明显下降，在患者接受治疗期间，尤其服用镇静药后，往往不能正确认识所处环境。

根据护理活动的实践经验，列举与护士有关的安全问题。

（1）对神志不清或丧失意识的重患者的贵重物品、钱财注意保管并有交接手续。

（2）对所有昏迷或危重患者应加床档。

（3）危重患者应选用低床或护理人员离开患者时将床降到低位。

（4）患者的呼叫器状态良好，并放置到最容易取到的位置。

（5）危重患者，尤其神志障碍患者床单位的物品应简单、清洁、整齐。锐利的物品、暖瓶应远离患者，床旁氧气筒应固定牢固。

2. 预防患者发生意外的重点

（1）重患者要特别注意防止发生意外，如坠床、摔伤、烫伤、义齿的吞入、拔除管道等，必要时给予制动。要根据病情确定应采取的方式，保证被捆绑的部位或周围仍可活动，并要经常检查肢体循环、感觉及运动情况。

（2）重患者受疼痛、焦虑、疾病的折磨在心理和生理上都使之很难适应环境，而易产生恐惧、悲观心理，这就需要护理人员的心理支持和鼓励。要摸准心理变化，防止自伤、自杀、坠楼等意外。

（3）患者接受治疗后尤其服用镇静药后，不能正确地认识环境；患者突发疾病造成身体部分的功能障碍尚未适应，对自己能力的错误估价，可产生意外的损伤，因此要告诉患者，有困难或下床前应寻求护士的帮助。

3. 护理活动中的安全服务　在护理活动的整个环境中，常存在多种不安全因素，稍有失误，即可能造成严重的不可挽回的损失，因此要特别注意。

（1）护士单独值班期间，要负责整个病区的治安问题，如防火、防盗、防一切坏人的破坏和犯罪活动。

（2）掌握监护仪、呼吸机、吸引器等的正确应用。

（3）具备常用电器设备电源安全及用电常识。

（范晓燕）

第五节　危重患者的心理护理

一、危重患者一般心理特点及心理护理

（一）危重患者一般心理特点

危重患者病情险恶，心理反应强烈而且复杂。心理反应的强弱和持续时间的长短，不但取决于疾病的性质、严重的程度、对症状的改善以及对治愈的预期，也受到患者对自身疾病的认识，以及患者的心理素质、个性特征、文化水平、家庭经济状况等多种因素的影响。此外，个体对疾病信息的敏感性，以及对疾病所造成痛苦的耐受性和社会因素的影响，也会使其对疾病产生不同的心理状态。强烈的心理反应，表现为有明显的情绪反应或同时伴有行为反应，如喊叫、呼救、躁动等。还可见到极端的负性情绪反应，如木僵状态。有的患者还采用不良心理自卫机制，如迁怒于护理人员。有些患者不仅有情绪反应、行为反应和自我防御反应，还有因疾病引起的精神障碍，如烧伤后的患者，可出现幻听、幻视和罪恶妄想，精神活动减退的抑制状态。危重患者常见的心理特征如下。

1. 紧张与恐惧　危重患者多是突然起病，或突然遭受意外，或者在原来疾病的基础上，病情加重，往往生命危在旦夕，常表现出紧张与恐惧，心理反应强烈。由于致病原因不同，所以表现出不同的特点。

（1）事故导致意外的患者：因责任事故、技术事故或过失导致意外受伤者，往往表现急性心理创伤后的“情绪休克”状态，不言不语、无呻吟、表情淡漠、木僵、缄默、紧张、惧怕面容，有的拒绝救治。

（2）急性创伤致残、意外事故毁容或脏器损伤的患者，由于对疼痛、死亡和病情恶化的惧怕和对日后残废、生活能力丧失的担心，常表现出惊慌和恐惧的心理，他们对医护人员提出过急过高的要求，迫切希望得到最好的救治，达到他们所理想的治疗效果。

（3）急性心力衰竭、急性心肌梗死和肺梗死的患者，发病时由于心前区、胸前区疼痛，患者往往手捂胸前、面色苍白、出冷汗、屏气、闭眼，不敢抬手抬腿，更不敢翻身，这种濒死的体验，使患者陷入极度的恐惧而难以自拔。

（4）休克患者往往面色苍白，大汗淋漓，四肢冰凉，表情呆滞，严重者濒临死亡，患者可有烦躁不安，甚至超限抑制。

（5）昏迷患者一旦抢救脱险，神志逐渐清醒，多种心理问题随之而来，如怕留有后遗症，怕再度昏迷陷入险境，心理负担较重。

（6）急性感染患者，如大叶性肺炎，常表现高热、胸痛、咳嗽和咳血痰等症状，患者可紧张恐惧，拒绝说话，不敢深呼吸及咳嗽。

（7）大量呕血、咯血，如食管静脉曲张破裂出血、支气管扩张破裂出血等患者，精神常高度紧张和极度恐惧。

2. 焦虑　焦虑常发生于患者对病因、疾病转归和治疗效果不明确的情况下。危重患者只要神志清

楚，均有不同程度的焦虑。常表现为烦躁不安，敏感多疑，激怒性增高。焦虑心理主要是对自己伤病转归担心，如大出血患者对立即手术缺乏心理准备，惧怕手术与求生欲望的矛盾，使之产生严重的内心冲突而焦虑不安；急症住院患者，突然与家人和工作单位隔离，一时难以适应医院环境，出现分离性焦虑；事故导致意外，外伤和烧伤患者，自我完整性破坏，有时需要截肢或整容时，患者则产生阉割性焦虑，担心将来可能影响工作和家庭生活，以致忧虑忡忡而不能自拔。在临床治疗过程中，患者表现出的最常见的心理反应形式是抑郁，轻者对外界事物的兴趣下降，重者则常放弃治疗，甚至自杀。

3. 孤独与抑郁　危重患者多数是急诊入院，对离开家庭和工作、入院后的陌生环境缺乏心理上的准备。尤其是ICU，与外界隔离，家属探视时受到病情和时间限制，医护人员与患者谈心的时间不多，在这种环境里病情稍有好转，患者就会产生孤独感。加之病房内各种抢救器材，如氧气、吸痰器、呼吸机、急救车等，也容易使患者触景生情，感到自己病情严重，担心病情是否能好转，忧虑工作、家庭、生活，思绪万千，从而产生抑郁，严重者可萌发轻生念头。冠状动脉循环障碍者，偶可出现幻听，也可出现妄想状态，这就更增加了心理问题的复杂性。

4. 愤怒与抗治　有些患者尤其是意外伤害者，多面带怒容，双眉紧锁，由于愤怒可表现尖叫，迁怒于医护人员，服毒自杀未遂者常更暴躁、易怒，可喊叫不止，因委屈和挫折而失去自制能力。自感救治无望和自杀未遂的患者，常产生抗拒治疗的心理。

5. 期待与依赖　危重患者由于身体的衰弱，生活自理能力差，又渴望生存，期望迅速康复，患者角色强化，往往一切以自我为中心，对医护人员、家属、朋友依赖性增强，期待得到更多的照顾。

6. 冲突　长期慢性疾病，如风湿性心脏病、冠心病、慢性阻塞性肺气肿等，病情反复发作而住院，在急性发作时，既惧怕死亡，又怕麻烦他人，而产生求生不能，求死不成的动机冲突。伤残、毁容、生殖器损伤或截肢的患者，“自我概念”受到威胁，怕失去生活自理能力，怕失去自己心爱的工作，怕失去被爱的权利，产生既盼望早治疗、又怕终身残废连累他人，既想接触社会、又羞于见人的种种冲突心理。

（二）危重患者的一般心理护理

危重患者的心理护理是在护理人员与患者相互交往中进行的。通过护理人员的心理护理知识与技术，改善患者的心理状态与行为，使之有利于康复。

1. 稳定情绪　对于危重患者，时间就是生命，必须分秒必争，尽快救治。同时也应牢记，这类患者情绪反应强烈，而情绪对疾病又有直接影响，因此稳定患者的情绪是不可忽视的工作。

护理人员要富有责任心、同情心，要熟知危重患者的心理特点。得到紧急信息应立即前往探询患者，切记要礼貌、诚恳和自然地询问患者或家属的有关情况；要沉着、稳重、严肃、有序地进行抢救护理，这样可以稳定患者的情绪。应特别指出，在患者面前不可说“这么重”、“怎么办?”之类语言，也不可搓手顿足，面带难色。

对患者和家属要关怀尊重，从举止言谈上给患者及亲属以适当安慰和必要的心理指导，减轻和消除他们的紧张。要严密观察患者的生命体征，沉着、熟练地与医生密切配合。对于生命体征不平稳，生命危在旦夕的患者，切不可在患者面前谈论病情，只能单独向家属作交代，并提醒他们不可在患者面前流露，做好保护性医疗工作。

2. 理解支持　对危重患者要理解，并能谅解其过激行为。对于自杀未遂者不能训斥、嘲讽、讥笑，更不能迁怒。在抢救的恢复期，要对其进行认知疗法，改变错误认识，树立正确的人生观，改善其心理状况。对伤残患者可进行疏导心理疗法，从而调动患者的主观能动性，积极配合治疗护理，以达到身心两方面的康复。对身心疾病患者，要进行双重治疗，在进行积极的生物学治疗同时，也要进行心理治疗。患者亲属的言行举止直接影响着患者的情绪，所以还要指导患者家属如何配合医疗护理工作，如何支持鼓励患者，提高患者战胜疾病的信心。要求他们及时向医护人员反映患者的心理问题，对患者的合理要求，应尽量给予满足，以利康复。

3. 优化治疗环境　尽力创造优美、舒适的治疗环境，如室内色调应是使人情绪安静、平稳而舒适的冷色，如蓝色、绿色。要保持室内安静，创造一个安全、可靠、和谐的气氛和环境。

二、ICU 中患者的心理问题及心理护理

ICU 是收治各类重症患者的专科，它以现代的仪器设备、先进的医疗护理技术对患者实施严密的监护和集中的治疗护理，在有利于提高抢救成功率的同时，也提出了心理护理学中的新问题。

（一）监护病房中影响心理反应的因素

住进 ICU 的患者都是危重病者，尽管患者在这里有最全面的治疗及护理照顾，但同时也最容易发生不良的心理反应，这些心理反应受到多方面因素的影响。

1. 疾病因素　疾病显然与躯体及精神两方面因素有关。心脏科与神经外科的危重症患者所引起的精神反应发生率较高，主要由于心脏疾患时心功能代偿不良而继发脑供血不足及脑缺氧之故，临床上可发生不同程度的谵妄等表现。电解质紊乱以及有毒的中间产物蓄积也能引起类神经症症状，如情绪不稳、抑郁、疲倦、萎靡、乏力等。精神方面，主要因对疾病本身过度担忧而引起心理负担，表现为焦虑、恐惧、情绪反应、睡眠障碍等。这与患者的精神创伤或个性特征也有一定关系。

2. 治疗及环境因素　治疗时某些药物可以影响脑功能，而产生不良的心理反应，例如用利多卡因治疗心律失常，静脉滴注速度达 4mg/min 时，大部分患者可出现谵妄。还有一些治疗，如气管插管、使用呼吸器、鼻饲管、固定的体位、持续的静脉注射等都会给患者带来一定的痛苦。这些常造成患者的感觉阻断，从而成为不良心理反应的诱发因素。

ICU 对患者来说往往是相当陌生的，这里有各种医疗设备，医务人员频繁走动，呻吟声嘈杂，昼夜光线通明，使患者很难维持生物节律，呻吟嘈杂声中，极易失眠。加之高度隔离，也增加了患者的不安全感及孤独的情绪。目睹其他患者死亡，特别是濒死者的挣扎，更加重了焦虑、紧张心理。

3. 人际关系因素　监护病房气氛十分严肃，医护人员彼此很少说话，也很少与患者交谈，患者与家属亲友的心理交流已减少到最低限度，因此患者的精神负担很重。

（二）ICU 患者的心理反应征

1. 初期焦虑　为初期的心理反应，发生在入病房后 1 ~ 2d，呈现不同程度的焦虑状态，多数来自疾病本身、家庭、社会、经济因素的影响。有的患者因持续剧痛产生濒死感，有的因面临新的人际关系和环境而引起心理障碍，还有些患者不理解检查、治疗意义和安全系数，思想准备不足，这些因素都会使患者产生不同程度的焦虑。

2. 否认反应　约有半数以上患者产生心理否认反应，多数患者在入住后第 2 天开始出现，第 3、4 天达高峰。否认是患者对疾病的心理防御反应。这类患者经抢救后病情好转，急性症状初步控制，患者表现为否认有病，或认为自己的病很轻，不需住院监护治疗。

3. 中期抑郁　抑郁症状一般在第 5 天后再现，可见于 30% 的患者。这是心理损伤感的反应，患者感到失去了工作、生活处理和社交能力，不愿病友和同事知道病因及患病，对探视、治疗和护理多采取回避态度。

4. 撤离时的焦虑　由于患者对 ICU 的适应和心理方面的要求，对离开 ICU 缺乏充分心理准备，或已对监护病房产生依赖，结果患者在离开监护室时产生焦虑反应。常表现出行为幼稚退化，希望得到全面照顾的倾向。

5. 急躁、消极与绝望　患者对家庭、工作的担忧不能消除，往往会迁怒于他人，或压抑在心底而表现消沉，表现对诊断治疗无动于衷。

（三）护理

1. 一般的心理护理　监护病房的患者受很多因素的影响，这些因素常掺杂在一起，使患者心理活动复杂化，并可相互转化。要抓住患者的心理活动，必须通过多种渠道探索患者的心理状况。首先要理解、同情患者，掌握 ICU 中常见的心理反应问题，以及常见的心理特征。要善于观察患者行为和情绪反应，根据具体情况有的放矢，对他们加以安慰、解释和开导，以消除心理障碍，并且切实地帮助患者解决一些问题。如患者在护理人员的温暖和关怀下表现出积极的反应，预示着心理护理的成功。

2. 环境心理护理法　环境心理护理的方法是改善ICU的环境，逐步缓解患者对ICU的陌生感。具体的方法是主动向患者介绍监护病房的基本情况。说明各仪器设备及其在应用中出现的声响，使患者明白仪器是为检测病情而使用，并非意味是病危，让患者坦然对待自己的病情，尽快适应新环境。

为避免仪器监测和特殊治疗对患者的心理刺激，在不影响诊疗规程的情况下，尽量将特殊诊疗操作集中一次完成，例如对需要做血气分析者，给予桡动脉穿刺置管，不仅可以持续监测血压，还可以通过三通开关随时采血，以减轻患者痛苦及心理负担。

设法缓和监护室的紧张气氛，如张贴振奋情绪的壁画，室内放置花卉、盆景，唤起患者乐观情绪。每日清晨拉开窗帘时，主动向患者报告气象，室内悬挂日历和时钟，增加患者的时空感，减轻患者紧张和恐惧情绪。

3. 语言心理护理法　语言心理护理法是通过护患交流中的语言技巧，改善患者心理状态的一种护理方法。重症患者住在ICU，与周围的语言交流减少，加之对自身病情的猜疑和忧虑，易于出现抑郁和孤独感，对信息的需求，尤其对诊疗及其他信息需求十分迫切。护理人员要加强以提供信息、沟通感情为主的语言护理，及时向患者解释其诊疗情况。除对患者心理上难以承受的信息保密外，一般应如实告诉患者，使其对诊疗情况心中有数，减少不必要的猜测和恐惧，主动配合治疗。另外要主动热情地与患者进行其他方面的交谈，通过交谈不但了解患者的思想状况，还可以融洽护患关系，减少其紧张和恐惧感。

4. 遵医行为护理法　患者的遵医行为是保证治疗、护理措施得以实现的重要条件。心理否认反应对患者的精神具有保护作用，是一种心理防御反应，但否认反应可使患者对严重疾病存有侥幸心理，使患者对治疗缺乏充分思想准备，有的拒绝住在ICU。通过遵医行为护理法可以转化患者的心理状态，要以认真、科学的态度向患者解释病情及诊疗方案，并注意方式、方法。由于患者是因恐惧而产生否认心理，突然的、过重的刺激会使患者心理难以承受，故需根据患者的心理承受能力，逐步地使其认识到自己的病情及其治疗措施，以充分的信心配合医护完成治疗工作。但是遇到病前即有心理缺陷的患者，往往有长期持续的心理否认，患者常拒绝执行医嘱。此时，要采取与患者协商的办法，尊重他们的合理要求，帮助他们恢复自制能力，防止对立情绪发生。

5. 支持性心理护理法　是护士通过以心理学的原则与方法和患者交谈，提高患者对精神刺激的防御能力，建立心理平衡的一种护理方法。ICU的患者中期忧郁所产生的强烈心理损失感可表现烦躁、易怒、抑郁、自卑、情绪低沉，甚至出现自杀念头。这些心理损伤感是影响患者康复的重要因素，尤其是高血压病、心脏疾患等，情绪是诱发病情恶化的一个常见原因。所以此时的心理护理应列为监护的重要内容之一。对焦虑与抑郁所造成的心理损伤感可采用支持性心理护理疗法。支持性心理护理法的原则：接受、支持和保证。接受就是护理者要以同情、关心、亲切的态度，耐心听取患者意见、想法和自我感受，切忌以武断和轻率否定态度和患者讲话。护士不能机械地听取患者叙述，要深入了解其内心世界，注意言谈和态度所表达的心理症结所在，引导患者倾吐内心的损失感受。这种方法本身就有宣泄治疗作用。支持原则是通过以上“接受”，掌握患者的损失感受，然后给予患者精神上的支持，尤其对消极悲观的患者，应反复予以鼓励。支持原则不是信口开河，必须有科学依据，有一定的文学修养，懂得社会心理学等。支持语调要坚定慎重，充满信心，使患者感受到极大的心理安慰。保证原则是进一步对患者的身心症状、客观存在的病情加以说明，以劝导或启发等方式消除患者的疑虑或错误概念，指出其存在的价值和能力，以缓解或减轻患者的精神压力。保证原则要求护士必须切合实际，缺乏根据的语言，常使患者失去对护士的信赖而使治疗失败。保证的目的是为患者创立一种希望和积极的气氛，切忌任何方式的欺骗和愚弄。

总之，支持心理护理法是以同情体贴的态度，给予患者心理支持；以科学的态度向患者保证，使之树立征服病魔的决心，唤起患者抗御疾病的信心。同时还要动员社会、家庭各方面的力量，为患者解决生活上、工作上、学习上的后顾之忧，使患者安心治病，战胜疾苦。

6. 心理调节护理法　心理调节护理主要调动患者自身不断地进行内部协调，以适应客观现实和环境，最终达到恢复心理平衡的目的。对于心理矛盾冲突严重的患者，可针对病情采取治疗性心理护理，以调动患者心理调节机制，恢复心理平衡。如以宣泄法使患者发泄压抑的情绪；以升华法转移其心理矛盾；以调查法使患者正视自己的病情，正确对待疾病、对待生活。

7. 消除依赖心理　有些患者在病情恢复、即将离开 ICU 时，却又产生抑郁和依赖心理，担心以后病情复发而产生抑郁感及依赖心理。对这类患者，护士一方面要做好说服解释工作，使患者既明确自身疾病已经缓解，又要明确树立战胜疾病的信心，增强自身抗病能力。另一方面，对原治疗方案不能突然停用，要制定强化治疗和预防复发的治疗措施，以解除患者后顾之忧。

三、危重症护理和护士应具备的心理品质

人们在社会生活中，对社会都承担着一定责任和从事一项专门业务，其特定的专业和工作，规定着人们应具备相应的心理品质和行为规范。心理品质是一个人认识活动、情感活动和意志活动的有机结合。危重患者护理责任重大，分分秒秒都决定着患者的生命，哪点疏忽都可造成不可挽回的损失。敏锐的观察力可以获得珍贵的诊断依据；积极稳定的情绪可以安抚患者的心境，唤起患者治病的信心，所以，做好危重患者的护理，必须要求护士具备相应的心理品质。

1. 高尚的道德感　道德感是关于人的言论、行为、思想及意图是否符合人的道德需要而产生的情感，是对于自我行为从理智和情感两方面所进行的统一评价。道德感的具体体现就是职业道德，其突出特点是利他精神和无私的奉献。做危重患者的护理，必须视患者的痛苦和生命高于一切。道德感是驱动人们道德行为的强大动力，具有高尚道德的护士会竭尽全力、千方百计解除患者痛苦；会设身处地为患者着想，和患者“角色互换”，视患者如亲人，以患者之忧而忧，以患者之乐而乐。

2. 良好的能力技巧　所谓能力，就是直接影响人们顺利而有效地完成某项活动的个性心理特征。所谓技巧就是在能力素质的基础上，通过练习形成的熟练活动。技巧与某项专业结合就形成了专业技术。救治危重患者仅具备良好的动机，而缺乏相应的能力就不可能取得良好的效果，甚至会延误抢救的时机。所以，必须具备良好的能力素质，经过勤奋的训练，娴熟地掌握护理技术。①稳：动作轻柔、协调、灵巧、稳定及富有条理。②准：熟悉患者，了解病情，处置操作做到规范化，准确无误。③快：动作熟练，眼疾手快，干净利落，用较少的时间高质量地完成操作任务。④好：技术质量高，效果好，举止行为美，自己满意，患者也满意。

娴熟的技术往往能赢得时间，赢得安全，挽救生命。在临床实践中时间就是生命，比如颅脑外伤，从接诊、测血压、量体温、数脉搏、记录瞳孔变化及意识情况，到采血、验血型、备血、做药物过敏试验、理发，直到送进手术室，这一系列工作要求护士约在 15min 内准确、无误地全部完成，如果不是一个训练有素的护士是很难办到的。

3. 积极而稳定的情绪　情绪是人对客观世界的一种特殊反映形式，即人对客观事物是否符合自己需要的内在体验。在医院这个特殊的环境里，特别是在 ICU，面对的是与死神抗争的患者，还有充满忧、悲、愁的患者亲属。对此，护士要有真挚的同情心和高尚的道德情操，但又不能在这复杂的情感漩涡里随波逐流，产生情绪波动。

生活中，人人都会受挫折；时时事事都可能有不顺心、不愉快的时候，护士自己也在所难免，这就要求护士对自己的情绪、情感要有一定的调节控制能力，做到急事不慌，纠缠不怒，悲喜有节，沉着冷静，以保持病房和治疗环境稳定。

护士的情绪变化，尤其是面部表情，对患者及家属都有直接感染作用。在一个危重患者治疗护理中，如果护士面孔紧张，动作惊慌，即会使患者感到自己处于险境之中，必定加重心理负担。所以，护士积极的情绪、和善可亲的表情和举止、热爱生活的愉快态度，不仅能调节病房和治疗环境气氛，而且能转换患者不良的心境，唤起患者治病的信心，增强安全感。

4. 敏锐的观察能力　观察是知觉的一种特殊形式，即有目的和有计划的主动的知觉过程。观察力是护理危重患者必备的能力和衡量其心理品质的一个重要标志。护士首先运用视、听、触、嗅等感觉直观地去得到患者资料，再判断患者的需要，帮助医生诊断、评价治疗和护理效果，以及预测可能发生的问题。

观察必须有科学性和系统性。护士除观察患者生命体征外，还应观察患者的面部表情、举止行为、患者睡态和进食情况等。对患者的哭泣声、叹息声、呻吟声等应有敏锐的察觉。护士从这些细微的外表行为、躯体动作语言中，可以了解一些患者的内心活动和躯体的情况。

护士的观察力实际上是广泛的知识、熟练的技巧和高尚情感的结合。如何培养自己的观察力，可以从以下几个方面入手。①观察目的明确：这是良好观察能力的前提。否则易被一些非本质的表象所迷惑，获得一堆杂乱无章的材料。②丰富的专业知识：这样才能抓住现象本质，使观察结果全面而且精确。③制定周密的计划：有的病情或生理变化迅速，如果不明确观察顺序，就会手忙脚乱。④观察中多思考：观察不能被动地收集、罗列印象，而是边观察边思考，不断地通过分析、综合、比较，主动地获取资料。⑤良好的记录习惯：有条理地详细记录，及时总结、不断提高。

5. 独立的思维能力　危重症患者抢救过程中，病情时刻呈现动态的变化，这就要求护士迅速执行医嘱。但是如果护士机械地执行医嘱，不假思索，也可能会在盲目执行中出现医疗差错或事故。有独立思维能力的护士并不把医嘱当作金科玉律，而是先按医生的思路去认真思考，再在病情的动态变化中发现问题，运用科学的思维方式去独立分析，然后提出自己的观点。这一点在危重症患者抢救护理中尤其重要，因为病情经常变化，不能机械地执行医嘱，要密切观察病情，给医生提出治疗的依据。

良好的独立思维能力，还表现在制订全面的护理计划中。当前所推行的责任制护理，要求护士充分发挥护理的相对独立功能，制定出有针对性的护理计划。一般说来，凡是善于独立思考的护士，抢救配合中多能正确理解医嘱，工作起来心中有数，有较强的应变能力；而缺乏独立思维能力的护士则往往手忙脚乱，遇到紧急情况更是不知所措，所以独立的思维能力是护士做好危重症护理的一个重要的心理品质。

6. 具备良好的沟通技巧　所谓沟通，就是人与人之间的信息传递和交流。日常护理活动中时时处处有着护士与患者之间的沟通，而在危重患者的护理中往往被护士忽略。常以为对危重患者只是救命而已，忽略了沟通的重要，不利于调动患者自身与疾病斗争的能力。

沟通可分为语言沟通和非语言沟通两种方式。语言沟通是指使用语言交流的沟通方式。做好危重患者的护理要有良好的语言沟通技巧，护理人员美好的语言，对患者可产生积极作用。在紧张繁忙的护理工作中，要抓住时机对患者说些安慰性、鼓励性、积极暗示性和健康指令性语言，这样就会改善患者的心理状况，有利调动患者自身抗病能力。

非语言沟通是指举止、行为和表情动作的沟通方式。据分析，在一个信息传递和交流（即沟通）的反应中，词语占7%，语调占38%，面部表情占55%，可见非语言沟通更为重要。因此，要求护士在紧张的气氛中，要注意保持面部表情的平和。在表情中，微笑是最美的语言。

护士在危重患者救治中，扮演着举足轻重的重要角色，护士与患者接触的时间多，与患者家属的联系也多于医生。护士与患者有效地沟通，增加了患者与疾病斗争的信心，有助于医疗护理计划顺利进行。护士与家属有效地沟通，就能更深入地了解患者的心理情况，并可以发挥家属的积极性，更好地解除患者的心理问题。因此，护士的沟通技巧不仅是文明礼貌问题，也不只是涉及人际关系的问题，而是直接影响着危重患者心理护理是否成功的问题，因此，做好危重症患者护理，护士必须具备良好的沟通技巧。

（范晓燕）

参考文献

[1] 屈红，秦爱玲，杜明娟．专科护理常规．北京：科学出版社，2016.
[2] 潘瑞红．专科护理技术操作规范．武汉：华中科技大学出版社，2016.
[3] 唐英姿，左右清．外科护理．上海：上海第二军医大学出版社，2016.
[4] 郎红娟，侯芳．神经外科专科护士实用手册．北京：化学工业出版社，2016.
[5] 王骏，万晓燕，许燕玲．内科护理学．大连：大连理工大学出版社，2016.
[6] 姚景鹏，吴瑛，陈垦．内科护理学．北京：北京大学医学出版社，2015.
[7] 沈翠珍．内科护理．北京：中国中医药出版社，2016.
[8] 游桂英，方进博．心血管内科护理手册．北京：科学出版社，2015.
[9] 李海燕，李帼英．心血管介入标准化护理管理手册．北京：人民军医出版社，2015.
[10] 徐燕，周兰姝．现代护理学．北京：人民军医出版社，2015.
[11] 李麟荪，徐阳，林汉英．介入护理学．北京：人民卫生出版社，2015.
[12] 林惠凤．实用血液净化护理．上海：上海科学技术出版社，2016.
[13] 丁淑贞．心内科护理学．北京：中国协和医科大学出版社，2015.
[14] 谢红，赵素梅．护理管理学．北京：北京大学医学出版社，2016.
[15] 黄人健，李秀华．现代护理学高级教程．北京：人民军医出版社，2014.
[16] 王爱平．现代临床护理学．北京：人民卫生出版社，2015.
[17] 史淑杰．神经系统疾病护理指南．北京：人民卫生出版社，2013.
[18] 唐少兰，杨建芬．外科护理．北京：科学出版社，2015.
[19] 黄素梅，张燕京．外科护理学．北京：中国医药科技出版社，2013.
[20] 李建民，孙玉倩．外科护理学．北京：清华大学出版社，2014.
[21] 杨辉．新编 ICU 常用护理操作指南．北京：人民卫生出版社，2015.
[22] 尹安春，史铁英．内科疾病临床护理路径．北京：人民卫生出版社，2014.
[23] 丁淑贞，张素．ICU 护理学．北京：中国协和医科大学出版社，2015.